DIE
MONTIGNAC-METHODE

ARTULEN VERLAG GMBH
Luisenstraße 4
77654 Offenburg
DEUTSCHLAND
Telefon: 0781 9481883
Fax: 0781 9481782
E-Mail: post@artulen-verlag.de
Internet: www.montignac.de

Neunte deutsche
überarbeitete Auflage 2004

Über die MONTIGNAC-METHODE
sind folgende Bücher erschienen:

- **Die Montignac-Methode für Einsteiger**
  (Hans Finck und Michel Montignac)
- **Essen gehen und dabei abnehmen**
  (Michel Montignac)
- **Ich esse, um abzunehmen nach dem GLYX**
  (Michel Montignac)
- **Essen und dabei jung bleiben**
  (Michel Montignac)
- **Kochen, essen und dabei abnehmen Band 1**
  (Michel Montignac)
- **Kochen, essen und dabei abnehmen Band 2**
  (Michel Montignac)
- **Meine Rezepte aus der Provence**
  (Michel Montignac)
- **Montignac Rezepte und Menüs**
  (Michel Montignac)
- **Satt & Schlank**
  (Gabriele Lehner)
- **Schlank & Schnell**
  (Ria Tummers)

Vom selben Autor sind folgende
zusätzliche Werke erschienen:

- **Gesund mit Schokolade**
  (Michel Montignac)
- **Jeden Tag Wein**
  (Michel Montignac)

Die Originalausgabe erschien unter
dem Titel *Je mange donc je maigris...
et je reste mince! Nouvelle édition*

© 1999 Artulen-Verlag GmbH, Offenburg
Alle Rechte vorbehalten

® Montignac und ℳ sind eingetragene
Warenzeichen

Lektorat: Regine Schmidt, Angela Strzeletz

Titelfoto: Denis Jeannerot (Photo Création)

Layout: Sybille Zerling, Berlin
Rotation Verlags-Service

Druck & Bindung: Westermann Druck
Gedruckt auf umweltfreundlichem Papier

ISBN 3-930989-11-5

Internationale Ausgaben:

Frankreich:
- Comment maigrir en faisant des repas d'affaires
- Je mange donc je maigris!
- La méthode Montignac: Spécial Femme
- Mettez un turbo dans votre assiette!
- Recettes et Menus Montignac
- Je cuisine Montignac (Band I und II)
- Restez jeune en mangeant mieux
- Boire du vin pour rester en bonne santé
- La méthode Montignac de A à Z

Weitere internationale Ausgaben sind
in folgenden Ländern erschienen:

- Finnland
- Großbritannien
- Italien
- Island
- Israel
- Kanada
- Kroatien
- Lettland
- Niederlande
- Polen
- Portugal
- Rumänien
- Russland
- Schweden
- Spanien
- Türkei
- USA

Michel Montignac

DIE
MONTIGNAC-METHODE

... essen und dabei abnehmen

Vorwort von
Professor Jean G. Dumesnil

Aus dem Französischen
von Regine Strauß und Julia Zelm

ARTULEN VERLAG

Inhaltsverzeichnis

VORWORT 9

VORREDE 12

EINFÜHRUNG 14

KAPITEL 1:
DER MYTHOS VON DEN KALORIEN 19
Der Ursprung der Kalorientheorie 19
Die Kalorientheorie:
eine illusorische Rechnung 20
Das Kalorienparadoxon 21

KAPITEL 2:
LEBENSMITTELGRUPPEN 27
Proteine 27
Kohlenhydrate 29
• Klassifizierung der Kohlenhydrate
nach der Komplexität ihrer Moleküle 29
• Die Einteilung in langsam
und schnell resorbierbare Zucker
ist falsch! 29
• Was ist Glykämie? 31
• Der glykämische Index 32
• Schlechte Kohlenhydrate 33
• Gute Kohlenhydrate 35
Lipide 35
Ballaststoffe 37
Zusammenfassung 40

KAPITEL 3:
WARUM NIMMT MAN ZU? 41
Die Hyperinsulinismus-Fährte 41
Die andere Hypothese 44
• Das glykämische Resultat
der Mahlzeit 45

• Die Verschlechterung
unserer Ernährungsgewohnheiten 46
• Das amerikanische
Ernährungsmodell 48
• Das Ende des französischen
Modells 49

KAPITEL 4:
DIE METHODE 51
PHASE I: GEWICHTSABNAHME 51
Nahrungsmittel, vor denen man sich
besonders in Acht nehmen sollte 52
• Zucker 52
• Brot 53
Stärkehaltige Nahrungsmittel 54
• Kartoffeln 55
• Karotten 56
• Reis 56
• Mais 57
• Teigwaren 58
Hülsenfrüchte 59
Obst 60
Alkoholische Getränke 61
Digestif 62
Bier 63
Wein 63
Kaffee 64
Limonaden und Erfrischungsgetränke 65
Milch 66
Fruchtsäfte 67

INHALTSVERZEICHNIS

DURCHFÜHRUNG VON PHASE I
(GEWICHTSABNAHME)   67
Frühstück   68
• Frühstück Typ 1   68
• Frühstück Typ 2   70
• Frühstücksgetränke   70
Mittagessen   71
• Vorspeise   71
• Hauptgericht   72
• Käse   73
• Nachspeise   74
• Getränke   75
Abendessen   78
• Abendessen Typ 1   79
• Abendessen Typ 2   80
Imbiss unterwegs   82
• Nachmittagsimbiss   84
Weitere Empfehlungen   84
Dauer von Phase I   87
Zusammenfassung der
Grundprinzipien von Phase I   88
Zusammenfassung   89
Tabellen (Beispiele)   91

KAPITEL 5:
PHASE II:
GEWICHTSSTABILISIERUNG   100
Phase II ohne Ausnahmen   104
Phase II mit Ausnahmen   105
Beispiele für den Ausgleich
von Ausnahmen   115
Durchschnittliche reine Kohlen-
hydratkonzentration pro 100 g
kohlenhydrathaltiges Lebensmittel   116

KAPITEL 6:
HYPOGLYKÄMIE,
DAS ÜBEL DES JAHRHUNDERTS   119

KAPITEL 7:
VITAMINE, MINERALSALZE
UND SPURENELEMENTE   123
Vitamine   123
Mineralsalze und Spurenelemente   128

KAPITEL 8:
HYPERCHOLESTERINÄMIE,
HERZ-KREISLAUF-ERKRANKUNGEN
UND ERNÄHRUNGSGEWOHNHEITEN   130
Cholesterin: kein Eindringling   130
Gutes und schlechtes Cholesterin   131
Bestimmung der Konzentration
im Blut   132
Risiko von
Herz-Kreislauf-Erkrankungen   132
Diätetische Behandlung   133

KAPITEL 9:
ZUCKER IST GIFT   139
Künstliche Süßstoffe   142

KAPITEL 10:
WIE SOLLEN KINDER ERNÄHRT
WERDEN, DAMIT SIE IM
ERWACHSENENALTER NICHT
FETTLEIBIG WERDEN?   146
Beklagenswerte Lebensmittelqualität   147
Nahrungsmittel, vor denen man sich
in Acht nehmen sollte   148

INHALTSVERZEICHNIS

• Brot	148
• Stärkehaltige Nahrungsmittel	148
• Obst	149
• Getränke	149
• Zucker und Süßigkeiten	150
Soll man bei der Kinderernährung	
Zucker durch Süßstoff ersetzen?	151
Die Mahlzeiten	151
Frühstück	152
Mittagessen	153
Nachmittagsimbiss	153
Abendessen	153
Ausnahmefälle	155
• Übergewichtige Kinder	155
• Müde Kinder	156

KAPITEL 11:
ERNÄHRUNG UND SPORT 158

KAPITEL 12:
DAS IDEALGEWICHT 162

SCHLUSSBETRACHTUNG 165

ANHANG I:
Kritik an der Montignac-Methode 170

ANHANG II:
Besondere Empfehlungen
für Vegetarier 177

ANHANG III:
Für Frauen, die nicht abnehmen 180

ANHANG IV:
Wie kann man eine
ausreichende Eiweißzufuhr
gewährleisten? 182

ANHANG V:
Berichte über die Wirksamkeit
der Montignac-Methode:
durchgeführte Studien 184
Wissenschaftliche Studien
über die Methode 185

ANHANG VI:
Speisenzubereitung und Rezepte	192
• Mousse au Chocolat	194
• Fondant mit Bitterschokolade	195
• Naturreis mit Tomate	196
• Auberginenauflauf	197
• Thunfischflan mit Lauchcreme	198
• Seeteufelterrine	199
• Käsesoufflé ohne Mehl	200
• Tomatenauflauf	201
• Moussaka	202
• Thunfischmousse in Gelee	203
• Gurkenterrine	204
• Blumenkohlterrine	205
• Geeiste Erdbeercreme mit Sauce	206
• Himbeercreme mit Himbeersauce	207

ANHANG VII:
Michel-Montignac-Produkte	208
Register	209
Bibliographie	216

VORWORT

Die Montignac-Methode kenne ich aus eigener Erfahrung:

Im Alter von 52 Jahren hatte ich starkes Übergewicht: 90 Kilogramm bei einer Größe von 1,60 m.

Ein befreundeter Kollege hatte mir schon vor einiger Zeit das Buch „Ich esse, um abzunehmen" von einem gewissen Michel Montignac empfohlen. Er sagte, dass sich diese neue Methode insofern von herkömmlichen Diäten unterscheide, als sie keine Mengenbeschränkungen auferlege, sondern auf der Auswahl der richtigen Lebensmittel beruhe.

Er war begeistert, da er stark abgenommen hatte und sich seitdem viel besser fühlte. Außerdem hielt er seit längerer Zeit problemlos sein Idealgewicht.

Zugegebenermaßen war ich anfangs skeptisch. In der Vergangenheit hatte ich andere Diäten ausprobiert und wie die meisten Menschen nach Beendigung der Diät sehr viel mehr zugenommen, als ich vorher abgenommen hatte. Die Hauptursache für dieses Scheitern war natürlich das Gefühl des Verzichts, das sich aus dem ständigen Zwang ergibt, weniger zu essen, um nicht wieder zuzunehmen. Bei keinem der Versuche habe ich mehr als neun Kilo abgenommen, was bei weitem nicht ausreichte, um mein Idealgewicht zu erreichen.

Eines Tages wurden meine Frau und ich zu einem Empfang eingeladen und trafen dort besagten Freund und seine Gattin. Als ich sah, was sie aßen, war das für mich eine wahre Offenbarung. Am nächsten Tag kaufte meine Frau das Buch und dann geschah etwas Unglaubliches:

Ich nahm sofort ab: 1,5 bis 2 Kilo in den ersten Wochen und dann etwas weniger.

Nach einem halben Jahr hatte ich ohne die geringsten Schwierigkeiten 21 Kilo abgenommen und fühlte mich topfit.

Als Kardiologe und Wissenschaftler wollte ich wissen, warum die Montignac-Methode so gut funktioniert und fragte mich, ob man sie nicht in einem größeren Rahmen erfolgreich anwenden könnte.

In Nordamerika wird Fettleibigkeit nämlich zu einer Volkskrankheit. Laut Weltgesundheitsorganisation sind circa 50 % der US-Amerikaner fettleibig oder stark übergewichtig. Das führt zu einem dramatischen Anstieg von Diabetes und Herz-Kreislauf-Erkrankungen.

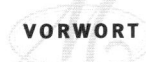

Bisher war die Behandlung von Fettleibigkeit sehr enttäuschend bzw. ein absoluter Fehlschlag.

Einige Medikamente haben zwar zu Ergebnissen geführt, mussten aber wegen der untragbaren Nebenwirkungen bald darauf wieder vom Markt genommen werden. Abgesehen davon wäre es im Hinblick auf die wachsende Zahl von Fettleibigen unvernünftig und in wirtschaftlicher Hinsicht unmöglich, einem so großen Teil der Bevölkerung Medikamente zu verschreiben.

Die langfristige Erfolgsquote herkömmlicher Diäten ist sehr niedrig, denn weniger als 5 % der Menschen, die eine Diät gemacht haben, können das erreichte Gewicht halten. Das ist sehr wenig im Vergleich zu der 15- bis 20-prozentigen Erfolgsquote bei Entziehungskuren für Alkoholiker und Raucher.

Man kann sich also nur freuen, dass eine Methode entwickelt wurde, mit der man relativ einfach mehr denn je abnehmen kann, auf nichts verzichtet, sondern satt wird.

Deswegen habe ich mich mit zwei Kollegen, die ebenfalls mit der Methode Erfolg hatten, an die Kollegen der Universität Laval in Quebec gewandt. Sie sind Koryphäen auf dem Gebiet der Ernährungswissenschaft und der Epidemiologie von Adipositas.

Anfangs waren sie von unserer Anfrage überrascht. Als sie jedoch merkten, wie begeistert wir waren, ließen sie sich auf unseren Vorschlag ein, eine von uns finanzierte Pilotstudie durchzuführen.

An der Studie nahmen 12 fettleibige Männer teil, die jeweils sechs Tage lang drei verschiedene Diäten befolgten. Alle Mahlzeiten wurden im Krankenhaus eingenommen.

Die Mahlzeiten wurden im Hinblick auf ihren Kalorien- und Makronährstoffgehalt (Kohlenhydrate, Lipide, Proteine) sorgsam zusammengestellt. Vor und nach jeder Diät wurde Blut entnommen, um Parameter wie den Blutzuckergehalt, Insulin, Cholesterin und andere Blutfettwerte zu messen.

Im Laufe der ersten Woche befolgte die Gruppe eine von der *American Heart Association* empfohlene fettarme Diät ohne Mengenbeschränkungen.

Während der zweiten Woche wandten die zwölf Testpersonen die Montignac-Methode an und konnten so viel essen, wie sie wollten.

Die Diät der dritten Woche hatte gleich viele Kalorien wie die der Vorwoche, die Makronährstoff-Zusammensetzung entsprach dahingegen der der ersten Woche.

In allen drei Fällen sollten die Probanden Standard-Fragebögen ausfüllen, um ihren Hunger- und Sättigungsgrad vor und nach der Mahlzeit zu ermitteln.

Am Ende der Studie waren wir von den Ergebnissen überrascht. Während der Montignac-Woche hatten die Testpersonen spontan weniger gegessen als in der ersten Woche (obwohl es keine Mengenbeschränkungen gab) und fühlten sich dennoch voll gesättigt.

In der dritten Woche, in der die Probanden genauso viele Kalorien zu sich genommen hatten wie in der Montignac-Woche, verspürten sie dagegen noch so starken Appetit und Hunger, dass einige von ihnen die Studie aufgeben wollten.

Außerdem war die Gewichtsreduktion während der Montignac-Woche größer als im Verlauf der dritten Woche. Positive Auswirkungen auf die Insulin- und Blutfettwerte konnten auch nur im Laufe der Montignac-Woche verzeichnet werden.

Die von Michel Montignac erarbeitete Methode beruht auf dem ausschließlichen Verzehr von Kohlenhydraten mit niedrigem glykämischem Index und ist in mehrfacher Hinsicht sehr interessant.

Zum einen kann man mit ihr sehr gut abnehmen.

Zum anderen ist es nicht schwer, sie zu befolgen, da der Hunger gestillt wird und es zu einem angenehmen Sättigungsgefühl kommt.

Im Vergleich zu herkömmlichen kalorienreduzierten Diäten ist es somit einfacher, langfristig das erreichte Gewicht zu halten.

Bekanntlich scheitern die meisten Diäten auf längere Sicht, da sie zu restriktiv sind und nicht befriedigend sättigen.

Im Übrigen deutet das Ergebnis unserer Studie darauf hin, dass nur die Montignac-Methode positive Auswirkungen auf die Insulin- und Blutfettwerte hat.

Das vorliegende Buch behandelt außerdem eingehend die Vorbeugung von Hypercholesterinämie und Herz-Kreislauf-Erkrankungen (Kapitel 8).

Daher halten wir die Montignac-Methode für vielversprechend. Wir möchten nicht nur die Mechanismen weiter erforschen, aufgrund derer sie so wirksam ist, sondern auch ihr langfristiges Potential bei der Vorbeugung von Krankheiten wie Diabetes und Herz-Kreislauf-Erkrankungen.

Was meine Person betrifft, so befolge ich nun seit Jahren die Montignac-Methode. Ich fühle mich fit und halte mein Gewicht problemlos.

Jean G. DUMESNIL

Kardiologe am *Quebec Heart Institut*
am *Hôpital Laval*
Professor für Kardiologie an der Universität Laval, Ste Foye
Quebec, Kanada

VORREDE

Übergewicht und vor allem Fettleibigkeit sind Gesellschaftsphänomene. Sie sind gewissermaßen ein Nebenprodukt der Zivilisation.

Betrachtet man primitive Gesellschaften, so stellt man fest, dass sich dieses Problem dort nicht stellt.

Auch im Tierreich gibt es keine Fettleibigkeit, zumindest nicht bei Arten, die in ihrem natürlichen Umfeld leben. Nur Haustiere weisen diese Symptome auf.

Paradoxerweise ist Übergewicht in den am weitesten entwickelten Gesellschaften am höchsten.

Alles deutet darauf hin, dass es die Begleiterscheinung eines gewissen Lebensstandards ist. Dieses Phänomen können wir im Laufe der Geschichte immer wieder feststellen.

Von Ausnahmen abgesehen, gehörten die Dicken immer zu den reichsten Gesellschaftsschichten.

Häufig galt Übergewicht als Tugend. Es war das Symbol von sozialem Erfolg, aber auch von Gesundheit. Sagte man nicht, dass Dicke gut beisammen seien?

Heutzutage ist man anderer Ansicht, da man sich, abgesehen von den neuen Schönheitsidealen, zunehmend bewusst geworden ist, welche Schäden Übergewicht anrichtet.

Fettleibigkeit gilt mittlerweile als großes Gesundheitsrisiko.

Wenn man die Verbreitung von Fettleibigkeit auf der Welt analysiert, so stellt man fest, dass die Situation in den Vereinigten Staaten am schlimmsten ist, obwohl sie inzwischen in zahlreichen anderen Ländern, vor allem in Russland, ein ähnliches Ausmaß erreicht hat.

Betrachtet man das Essverhalten der Amerikaner, so kann man daraus leicht schließen, dass die zunehmende Fettleibigkeit auf schlechte Ernährungsgewohnheiten zurückzuführen ist. Jährlich steigt die Zahl der Fettleibigen in den USA sowie in all den Ländern, die das amerikanische Essverhalten übernommen haben.

Entgegen der Meinung einiger Ärzte ist Fettleibigkeit kein Schicksal. Selbst wenn die Veranlagung zur Fettsucht meist vererbt wird, ist sie auch immer die Konsequenz einer falschen Ernährung.

Wenn man diesen Aspekt bei der Betrachtung von Fettleibigkeit außer Acht lässt, beschäftigt man sich nur mit der Wirkung (dem Gewicht), nicht aber mit der Ursache. Das Scheitern der herkömmlichen Diätetik ist auf diesen unvollständigen Ansatz zurückzuführen. Anstatt zu versuchen, sich der überflüssigen Pfunde mit Hungerdiäten zu entledigen, sollte man lieber analysieren, weshalb man zunimmt. Anstatt stumpfsinnig eine Liste von fertig zusammengestellten Menüs zu befolgen und dabei Kalorien zu zählen und Lebensmittel auszuwiegen, sollte man sich lieber dafür interessieren, wie unser Organismus funktioniert und wie er die unterschiedlichen Lebensmittelgruppen verarbeitet.

Um abzunehmen und sein Gewicht zu stabilisieren, muss man meiner Meinung nach eine Lernphase durchlaufen. Daher schlage ich vor, dass Sie sich während der Lektüre der ersten drei Kapitel dieses Buches erst die Problematik klarmachen, bevor Sie dann die Prinzipien der Methode umsetzen.

D.h. zuallererst müssen Sie sich darüber bewusst werden, welche verheerenden Ernährungsgewohnheiten wir im Laufe der letzten Jahrzehnte entwickelt haben. Wir verzehren übermäßig viele raffinierte Nahrungsmittel, was zu einer fortschreitenden Destabilisierung unseres Stoffwechsels führt.

Dann müssen Sie die Körperfunktionen verstehen. Sie müssen lernen, wie unser Stoffwechsel und unser Verdauungssystem funktionieren.

Schließlich müssen Sie wissen, welche Eigenschaften Lebensmittel haben und zu welcher Klasse sie gehören.

So kann man konkret einen intelligenten Ernährungsansatz entwickeln, auf dessen Grundlage man nicht nur eigenständig für sich sorgen und seine Ernährung organisieren kann, sondern auch (dauerhaft) das gewünschte Gewicht hält.

Dazu lade ich Sie in den folgenden Kapiteln ein.

EINFÜHRUNG

Wenn ich im Laufe der letzten Jahre gefragt wurde, wie ich abgenommen habe oder wie ich es schaffe, mein Gewicht zu halten, so habe ich immer das Gleiche geantwortet: „Indem ich im Restaurant esse und an Geschäftsessen teilnehme". Diese Antwort wurde mit einem Lächeln aufgenommen, überzeugte jedoch nicht.

Auch Ihnen wird das wahrscheinlich paradox erscheinen, insbesondere wenn Sie Ihr Übergewicht den familiären, sozialen und vielleicht geschäftlichen Verpflichtungen zuschreiben, aufgrund derer Sie der Gastronomie Ihres Landes etwas zu häufig die Ehre erweisen.

Auch Sie haben sicherlich schon versucht, die unzähligen Diätregeln anzuwenden, die in der Öffentlichkeit kursieren und schon seit langem unter die Rubrik Allgemeinplätze fallen. Sie mussten jedoch immer feststellen, dass diese Regeln nicht nur häufig widersprüchlich sind und zu keinem dauerhaften Ergebnis führen, sondern vor allem mit einem normalen Lebensstil fast nicht vereinbar sind. Selbst wenn man zu Hause kocht, schränken die Regeln einen so ein, dass man sehr schnell den Mut verliert.

Ihr Übergewicht bekümmert Sie also schon seit einigen Jahren.

Viele von Ihnen werden sich wahrscheinlich wie ich seit langem mit Ihren überflüssigen Pfunden herumschlagen.

Schon als Achtjähriger war ich viel zu dick. Mein Vater war fettleibig, und in meiner Familie hatten die meisten Männer ein (weit) überdurchschnittliches Gewicht.

Während der Vorpubertät litt ich stark darunter, dicker als meine Altersgenossen zu sein. Denn die machten sich über meine Rettungsringe lustig und bedachten mich mit wenig schmeichelhaften Bezeichnungen.

In den folgenden Jahren hatte ich zum Glück einen großen Wachstumsschub und nahm zunächst nicht weiter zu.

Als ich jedoch mein erstes Vierteljahrhundert hinter mir hatte, brachte ich die überflüssigen Pfunde bald wieder auf die Waage, obwohl ich mir von Zeit zu Zeit Restriktionen auferlegte und damals viel Sport trieb.

Zehn Jahre später, zu Beginn der achtziger Jahre, war mein Übergewicht schon kritisch: elf Kilo zu viel.

Dann änderte sich meine berufliche Situation von einem Tag auf den anderen. Ich wurde mit internationalen Aufgaben in der europäischen Hauptverwaltung eines großen amerikanischen Pharmaunternehmens betraut.

Von da an war ich die meiste Zeit auf Reisen, und die Besuche in den Filialen, die ich in meinem Fachbereich zu kontrollieren hatte, waren gespickt mit Zusammenkünften gastronomischer Art.

Zurück in Paris, musste ich im Rahmen meiner internen Public-Relations-Aufgaben die zumeist ausländischen Gäste in die besten französischen Restaurants der Hauptstadt begleiten. Das war Teil meiner beruflichen Pflichten und ich muss gestehen: nicht der unangenehmste.

Nachdem ich aber drei Monate in dem neuen Aufgabenbereich gearbeitet hatte, brachte ich fünf weitere Kilo auf die Waage. Dabei muss man sagen, dass ich während dieser Zeitspanne drei Wochen in England verbracht habe, was der Gewichtszunahme noch Vorschub leistete.

Jetzt hieß es, die Notbremse zu ziehen. Ich musste dringend etwas unternehmen.

Wie jeder mit Gewichtsproblemen versuchte ich also, die herkömmlichen Diätempfehlungen zu befolgen, die darin bestehen, die Energiezufuhr (vor allem Fette) zu reduzieren und dabei Sport zu treiben.

Die Ergebnisse waren mehr als enttäuschend.

Während eines langen Aufenthalts in den Vereinigten Staaten traf ich zufällig Ernährungswissenschaftler, die keinesfalls die Ansichten der herkömmlichen Diätetik teilten, jedoch auch keine Alternative boten. Meine besessene Suche nach einer Lösung für meine Gewichtsprobleme amüsierte sie. Daher verschafften sie mir Zugang zu einer Bibliothek mit Hunderten von wissenschaftlichen Studien zu dem Thema, das mich interessierte.

Beim Durcharbeiten diverser Veröffentlichungen zum Thema Diabetes entdeckte ich die Spur, die mich auf den richtigen Weg bringen sollte.

Die Studien zeigten, dass 80 % der Diabetiker auch fettleibig waren. Man konnte sich also vorstellen, dass beide Krankheiten den gleichen Ursprung haben. Versuche ergaben, dass der ausschließliche Verzehr von Kohlenhydraten mit niedrigem glykämischem Index bei Diabetikern des Typs II (nicht insulinabhängig) zu einer entscheidenden Verbesserung des Diabetes führt.

Es genügte also, diesen Ernährungsansatz auszuprobieren, um zu prüfen, ob er sich auch positiv auf die Gewichtsreduktion auswirken würde. Das Ergebnis war spektakulär. In kurzer Zeit verlor ich viel Gewicht. Ich entschloss mich daher, die Frage weiter zu vertiefen, was mir relativ leicht fiel, da ich in einem wissenschaftlichen Umfeld arbeitete.

Binnen weniger Monate nahm ich insgesamt 16 Kilo ab, ohne dabei weniger zu essen. Ich wählte einfach nur das Richtige aus.

Das war für mich besonders einfach, da ich sehr oft im Restaurant aß und so mein Menü aus einer Karte zusammenstellen konnte. Wenn Sie dieses Buch lesen, werden Sie erfahren und begreifen, wie ich mich von meinem gravierenden Gewichtsproblem befreien konnte, indem ich die richtigen Nahrungsmittel auswählte, ohne dass ich dabei die Mengen beschränken oder zusätzlich Sport treiben musste.

Nach einigen Monaten gab ich der Bitte meiner Kollegen und Freunde statt und fasste die von mir entwickelte Methode auf drei maschinengeschriebenen Seiten für sie zusammen.

Man bedrängte mich ständig mit Fragen. Alle wollten wissen, wie mir dieses Wunder gelungen sei: abzunehmen und dabei zu essen! Im Rahmen des Möglichen habe ich versucht, jedem Interessenten mindestens eine Stunde zu widmen, um ihm die wissenschaftlichen Grundlagen der Methode zu erklären. Das reichte aber nicht immer aus. Grobe Fehler, die versehentlich unterliefen, stellten das Ergebnis allzu häufig in Frage. Herkömmliche Vorstellungen, die in krassem Widerspruch zu meinen neuen Ernährungsprinzipien standen, waren übermächtig und führten dazu, dass die Methode nicht eindeutig verstanden wurde. Mir wurde zunehmend klar, dass es nötig war, etwas Ausführlicheres zu schreiben.

Dieses Buch hat den bescheidenen Anspruch, eine Art *Ratgeber* zu sein. Während des Schreibens habe ich im Interesse der Leser folgende Ziele verfolgt:

- althergebrachte Vorstellungen durch eine ausreichend überzeugende Argumentation zu entmystifizieren, damit sie endgültig aufgegeben werden;
- wissenschaftliche Grundlagen zu liefern, die für das Verständnis der bei der Gewichtszunahme beteiligten Stoffwechselvorgänge unerlässlich sind;
- einfache Regeln aufzustellen unter Angabe der wesentlichen fachlichen und wissenschaftlichen Begründungen;
- bis ins letzte Detail alle Anwendungsbedingungen der Methode aufzuzeigen;
- nach Möglichkeit eine Methodik zu entwickeln und so einen praktischen Ratgeber zu schaffen;

Im Laufe der letzten Jahre habe ich unter fachlicher Beratung beobachtet, geforscht, getestet, experimentiert und geprüft. Heute bin ich davon überzeugt, dass ich eine wirksame und leicht durchführbare Methode erarbeitet habe.

Sie werden in diesem Buch lernen, *dass man nicht zunimmt, weil man zu viel isst, sondern weil man falsch isst.*

Sie werden lernen, mit der Nahrungszufuhr wie mit einem Budget zu wirtschaften.

Sie werden lernen, Ihre familiären, sozialen und beruflichen Verpflichtungen mit Ihrem persönlichen Vergnügen in Einklang zu bringen.

Schließlich werden Sie lernen, *gesünder und trotzdem mit Freude zu essen.*

Dieses Buch stellt keine „Diät" vor, sondern eine neue Ernährungsmethode, mit der man *lernt, sein Gewicht zu halten, und dabei nicht auf Tafelfreuden verzichten muss,* ob zu Hause, bei Freunden oder im Restaurant.

Nebenbei werden Sie überrascht feststellen, dass Sie bei der Anwendung dieser neuen Ernährungsprinzipien wie durch Zauberei eine physische und geistige Vitalität wiedererlangen, die Ihnen seit langem verloren gegangen war. Ich werde Ihnen erklären weshalb.

Sie werden lernen, dass bestimmte Ernährungsgewohnheiten sehr häufig die Ursache für mangelnde Energie und damit für unzureichende sportliche oder berufliche Leistungsfähigkeit sind.

Sie werden merken, dass Sie mit einigen leicht durchführbaren Änderungen Ihrer Ernährungsprinzipien die Leistungseinbrüche verhindern können, die Sie wahrscheinlich regelmäßig feststellen, und so eine optimale Vitalität wiedererlangen.

Es zahlt sich daher aus, die Methode samt der Prinzipien für eine gute Organisation der Ernährung zu erlernen und anzuwenden, selbst wenn Sie kaum oder gar kein Übergewicht haben.

Auf jeden Fall werden Sie eine neue Energie entdecken, die Sie privat wie beruflich weiterbringt.

Außerdem werden Sie feststellen, dass Magen-Darm-Beschwerden, mit denen Sie sich vielleicht schon abgefunden haben, vollständig und endgültig verschwinden, da Ihr Verdauungssystem ein neues Gleichgewicht findet.

Obwohl ich in diesem Werk die gute französische Küche und speziell Wein und Schokolade lobpreise, möchte ich keinen weiteren Restaurantführer verfassen. Ich gestehe jedoch, dass ich gelegentlich versucht war, dies zu tun, da es für mich immer schwer war, Essen vom Vergnügen und Kochen von Gastronomie zu trennen.

Ich habe seit einigen Jahren das Glück, die besten Restaurants der Welt besuchen zu können, und der Händedruck eines großen Kochs hat mir immer Respekt und Bewunderung eingeflößt.

Die hohe Kochkunst, die übrigens häufig die einfachste ist, ist als Kunstform längst anerkannt. Ich bin versucht, diese Kunstform über alle anderen zu stellen.

Hinweis:

Die erste Ausgabe dieses Buches erschien 1987 in Frankreich.

Damals fand ich keinen Verleger. Die Tatsache, dass der Autor ein Unbekannter war und [dass] der Inhalt die Position der offiziellen Diätetik total in Frage stellte, war wenig Erfolg versprechend.

Dieses Buch erschien also ursprünglich im Selbstverlag. Anfänglich wurde es nicht über Buchhandlungen, sondern ausschließlich per Versandhandel vertrieben. Da aber mit jedem gelieferten Buch über Mundpropaganda ein Dutzend weiterer Bücher verkauft wurden, lag die Verkaufszahl nach vier Jahren bei über einer Million. Ungefähr 10 Jahre später waren mehr als 5 Millionen Exemplare in Frankreich und 7 Millionen auf der ganzen Welt verkauft.

Heute erscheint dieses Buch in **fünfundzwanzig Ländern** und ist in achtzehn Sprachen übersetzt.

Seit der Veröffentlichung dieses Buches wurden die darin gemachten Aussagen fortwährend ergänzt und präzisiert. Als Grundlage dienten Tausende von Leserbriefen, aber vor allem Beobachtungen von zahlreichen Ärzten, die die Methode empfehlen.

Im Laufe all dieser Jahre habe ich persönlich einen Großteil meiner Zeit und meines Einkommens in die Fortsetzung der Forschungsarbeiten investiert, um eine noch eindeutigere Botschaft zu vermitteln.

Die systematische Kritik meiner Gegner jeder Couleur hat mir insofern viel geholfen, als sie mich gezwungen hat, die wissenschaftlichen Grundlagen meiner Methode zu vertiefen, obwohl deren Wirksamkeit bereits offensichtlich war.

Ich kann mich heute nicht nur auf Beobachtungen beziehen, die Hunderte von Wissenschaftlern in ihren Veröffentlichungen dargelegt haben (siehe Bibliographie), sondern mich außerdem auf spezifische Studien zur Montignac-Methode berufen, deren positive Ergebnisse all meine Hoffnungen übertreffen.

Obwohl diese Neubearbeitung den entscheidenden Fortschritt meiner Arbeit widerspiegelt, werde ich mich in der Zukunft weiterhin bemühen, den Inhalt noch zu verbessern, denn in der Ernährungswissenschaft bleibt das Wesentliche noch zu entdecken. In aller Bescheidenheit denke ich, dass der von mir eingeschlagene neue Weg sehr viel versprechend ist.

KAPITEL 1

DER MYTHOS VON DEN KALORIEN

Die Theorie von der kalorienreduzierten Diät bleibt sicherlich der größte wissenschaftliche Fehler des 20. Jahrhunderts.

Sie ist eine Falle, ein Schwindel, eine grob vereinfachte und gefährliche „Hypothese" ohne wissenschaftliche Grundlage. Nichtsdestoweniger bestimmt sie unser Ernährungsverhalten seit mehr als einem halben Jahrhundert.

Schauen Sie sich um und beobachten Sie Ihr Umfeld: Je wohlbeleibter, dicker, fettleibiger die Menschen sind, um so verbissener zählen sie die Kalorien, die sie verschlingen.

Von wenigen Ausnahmen abgesehen, basieren alle sogenannten „Diäten" seit Beginn dieses Jahrhunderts auf einer Verringerung der Kalorienzahl.

Zu Unrecht! Denn damit konnte keine nennenswerte und dauerhafte Gewichtsreduktion erzielt werden – ganz zu schweigen von den verheerenden Nebenwirkungen.

Am Ende dieses Kapitels werde ich auf das skandalöse soziokulturelle Phänomen zurückkommen, das sich aufgrund der Kalorientheorie entwickelt hat, denn nach dem heutigen Stand der Dinge kann man ohne Übertreibung von einer „kollektiven Konditionierung" sprechen.

DER URSPRUNG
DER KALORIENTHEORIE

1930 brachten zwei amerikanische Ärzte der Universität Michigan in einer ihrer Veröffentlichungen die Idee auf, dass Fettleibigkeit auf zu *gehaltvolle*, also kalorienreiche Nahrung und nicht auf eine Stoffwechselstörung zurückzuführen sei.

Die von ihnen erstellte Studie über das Energiegleichgewicht stützte sich nur auf sehr wenige Beobachtungen und umfasste vor allem einen viel zu kurzen Zeitraum, um als seriöse wissenschaftliche Grundlage dienen zu können.

Trotzdem wurde sie sofort nach ihrer Veröffentlichung als unumstößliche wissenschaftliche Wahrheit anerkannt und von da an als der Weisheit letzter Schluss erachtet.

Einige Jahre später jedoch äußerten die beiden Forscher, offensichtlich besorgt über das Aufsehen, das ihre Entdeckung erregt hatte, erstmals starke Vorbehalte gegenüber ihren eigenen Schlussfolgerungen. Dem wurde aber keine Beachtung geschenkt. Ihre Theorie hatte bereits in die Studienpläne für Medizin an den Universitäten der meisten westlichen Industrieländer Eingang gefunden, wo sie noch heute einen bevorzugten Platz einnimmt.

DIE KALORIENTHEORIE:
EINE ILLUSORISCHE RECHNUNG

Eine Kalorie ist die Energiemenge, die man braucht, um die Temperatur von einem Gramm Wasser von 14 auf 15 Grad Celsius zu erwärmen.

Der menschliche Körper benötigt Energie. Zum einen, um seine Körpertemperatur auf 37°C zu halten. Das ist sozusagen der Primärbedarf. Sobald der Körper in Aktion tritt, sei es nur, um sich aufrecht zu halten, sich zu bewegen, Laute von sich zu geben usw., ergibt sich ein zusätzlicher Energiebedarf. Um zu essen, zu verdauen und die wesentlichen Handlungen des Lebens zu vollziehen, benötigt er weitere Energie.

Der tägliche Energiebedarf variiert abhängig von Alter und Geschlecht individuell.

Inhalt der Kalorientheorie:

Wenn der Energiebedarf eines Menschen zum Beispiel 2.500 Kalorien pro Tag beträgt, er jedoch nur 2.000 Kalorien zu sich nimmt, entsteht ein Defizit von 500 Kalorien. Um dieses Defizit auszugleichen, wird der Körper die entsprechende Energiemenge aus den Fettreserven mobilisieren, was zu einem Gewichtsverlust führt.

Nimmt ein Mensch dagegen täglich 3.500 Kalorien zu sich, obwohl er eigentlich nur 2.500 benötigt, schafft er einen Überschuss von 1.000 Kalorien, die automatisch als Fettreserven gespeichert werden.

Die Theorie geht also von dem Postulat aus, dass es in der einen wie in der anderen Richtung zu keinem Energieverlust kommt. Das ist reine Mathematik! Die Formel resultiert aus einer Gleichung, die sich an Lavoisiers Theorie von den thermodynamischen Gesetzen anlehnt.

Schon in diesem Stadium kann man sich fragen, wie Häftlinge in Arbeitslagern mit nur 700 bis 800 Kalorien pro Tag überleben konnten. Wäre die

Kalorientheorie stichhaltig gewesen, wären die Häftlinge nach der Erschöpfung ihrer Fettreserven und Muskelmasse, also nach einigen Monaten, gestorben.

Ebenso kann man sich fragen, weshalb Menschen, die 4.000 bis 5.000 Kalorien pro Tag verschlingen, nicht viel fetter sind (einige bleiben sogar immer schlank).

Hätte die Kalorientheorie ihre Berechtigung, so müssten diese starken Esser nach einigen Jahren 400 bis 500 Kilo wiegen.

Wie kann man erklären, dass manche Menschen weniger essen, ihre tägliche Kalorienzufuhr also reduzieren, und weiterhin zunehmen? In der Tat hungern Tausende von Menschen und nehmen dabei sogar noch zu.

DAS KALORIENPARADOXON

Warum kommt es trotz Kalorienreduzierung nicht zum Gewichtsverlust?

Tatsächlich setzt zunächst ein Gewichtsverlust ein, der aber nur vorübergehend ist. Deswegen haben sich die Forscher der Universität Michigan auch geirrt. Ihre Beobachtungen bezogen sich auf einen viel zu kurzen Zeitraum.

Es kommt zu folgendem Phänomen:

Nehmen wir an, dass der Tagesbedarf des Menschen 2.500 Kalorien beträgt und dass die Kalorienzufuhr über einen längeren Zeitraum entsprechend diesem Bedarf erfolgt. Wenn die Kalorienzufuhr plötzlich auf 2.000 sinkt, wird tatsächlich eine entsprechende Menge an Fettreserven verbraucht, um diesen Mangel auszugleichen, und man wird einen Gewichtsverlust feststellen.

Wenn dagegen die Energiezufuhr von ursprünglich 2.500 Kalorien pro Tag auf 2.000 Kalorien sinkt, wird der vom Überlebensinstinkt geleitete Körper seinen Energiebedarf sehr schnell der Energiezufuhr anpassen. Da man ihm nur 2.000 Kalorien zuführt, wird er auch nur 2.000 Kalorien verbrauchen. Der Gewichtsverlust wird also rasch unterbrochen. Der Organismus geht aber noch weiter. Sein Überlebensinstinkt veranlasst ihn zu einer weiteren Vorsichtsmaßnahme, die darin besteht, Reserven zu bilden. Wenn man ihm von nun an nur noch 2.000 Kalorien zuführt, reduziert er seinen Energiebedarf zum Beispiel auf 1.700 Kalorien und speichert die restlichen 300 Kalorien als Fettreserven.

So erreicht man genau das Gegenteil von dem, was man erzielen wollte, denn paradoxerweise nimmt der Mensch trotz verringerter Nahrungszufuhr allmählich wieder zu.

Körperfülle, Nahrungsaufnahme und Beruf des Vaters
bei Kindern von 7 bis 12 Jahren

nach ROLLAND-CACHERA und BELLISLE 1986

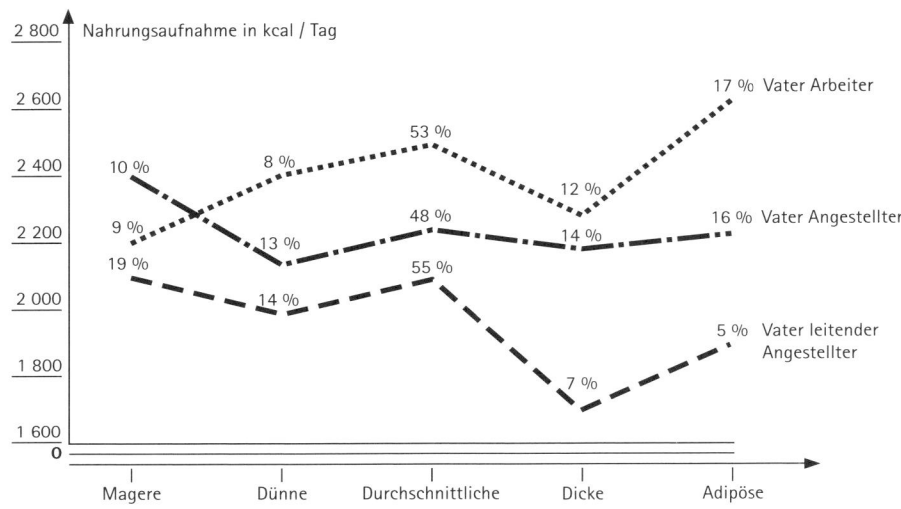

Körperfülle, Nahrungsaufnahme und Beruf des Vaters
bei Kindern von 1 bis 13 Jahren

nach BELLISLE 1989

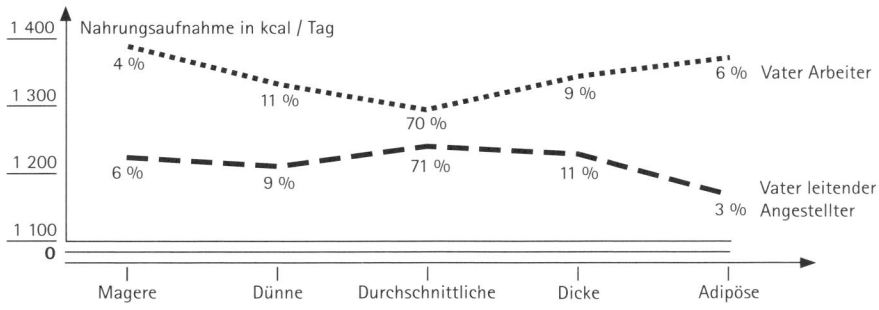

Der Mensch wird von dem gleichen Überlebensinstinkt geleitet wie ein Hund, der seinen Knochen vergräbt, obwohl er am Verhungern ist. Interessanterweise bricht dieser ererbte Instinkt dann hervor, wenn der Hund sehr unregelmäßig gefüttert wird: Dann vergräbt er sein Futter, um Reserven gegen den Hungertod zu schaffen.

Im Übrigen ist das Kalorienzählen aus folgenden Gründen immer sehr theoretisch und absolut ungenau:

- Vergleicht man die Angaben der verschiedenen Kalorientabellen, stellt man fest, dass sie stark variieren.

- Der Kaloriengehalt von Nahrungsmitteln variiert, je nachdem, ob sie roh oder gekocht verzehrt werden (mit Fetten oder ohne Fette).

- Der Fettanteil (der den Kaloriengehalt beträchtlich verändert) kann von einem Stück Fleisch zum anderen stark abweichen. Er hängt davon ab, wie das Tier aufgezogen wurde und wie das Fleisch zubereitet wird.

- Das (theoretische) Berechnen der Kalorien berücksichtigt nie die Bedingungen, unter denen Fette und Kohlenhydrate im Dünndarm absorbiert werden. Die Absorption variiert je nach Ballaststoffgehalt der Nahrung, während einer Mahlzeit.

  Wenn die Nahrung viele (vor allem lösliche) Ballaststoffe enthält, kann die Absorption der sogenannten Kalorien entscheidend reduziert werden.

- Die Arbeit von L. Fakambi hat gezeigt, dass fermentierte Käse viel Kalzium enthalten (Greyerzer), das einen Teil der nicht absorbierten Fette bindet. Die entsprechenden Kalorien gelangen in den Stuhl.

- Die „Art" der Kalorien beeinflusst auch ihre weitere Verwertung. Gesättigte Fette können leichter gespeichert werden, während mehrfach ungesättigte Fette (vor allem Omega-3-Fettsäuren) leichter genutzt und damit verbrannt werden können.

- Schließlich wird beim einfachen Kalorienzählen nicht die Uhrzeit berücksichtigt, zu der die Nahrung verzehrt wird. Man hat festgestellt, dass die Absorption von Kohlenhydraten, Fetten und Eiweißen je nach Tageszeit, ja sogar Jahreszeit (Chronobiologie) variiert. Sie hängt aber auch vom chemischen Milieu ab, auf das die Nahrungsmittel im Darm stoßen. Dieses Umfeld wird durch die Eigenschaften der Nährstoffe, die Reihenfolge, in der sie im Darm ankommen, sowie ihre Menge beeinflusst.

Daher ist eine Berechnung der Kalorien ohne die Einbeziehung dieser Zusatzparameter sinnlos.

Wer von Ihnen ist nicht schon dieser haltlosen Theorie vom energetischen Gleichgewicht zum Opfer gefallen, mit der man uns weismachen wollte, dass der menschliche Organismus wie ein einfacher Kessel funktioniert?

Sie kennen sicherlich fettleibige Menschen, die „vor Hunger sterben". Das beobachtet man vor allem bei Frauen. Sobald manche Frauen in den Teufelskreis von Diäten geraten, werden sie rasch zu Sklavinnen der Theorie, da sie wissen, dass sie nach jeder Unterbrechung mehr zunehmen, als sie vorher abgenommen haben. Die meisten Mediziner halten sich bedeckt. Sie bemerken sehr wohl, dass ihre Patienten nicht abnehmen, unterstellen ihnen jedoch eher, die Diätregeln nicht einzuhalten und heimlich zu essen. Einige Diät-Pseudo-Profis haben sogar Gruppentherapien veranstaltet, bei denen jeder Übergewichtige vor allen anderen seinen Gewichtsverlust oder seine Gewichtszunahme bekanntgibt, und dafür von den anderen beklatscht bzw. ausgepfiffen wird.

Solche Methoden sind lächerlich und gleichzeitig brutal.

Darüber hinaus ist es unverantwortlich, eine Diät mit 1.500 Kalorien pro Tag zu verordnen, ohne dabei die Zusammensetzung vorzugeben. Sonst konzentriert man sich nämlich ausschließlich auf den energetischen Wert der Nahrungsmittel und vernachlässigt ihren Nährwert.

Die meisten Träger des Äskulapstabs (mit Ausnahme einiger Spezialisten) haben nur spärliche wissenschaftliche Kenntnisse in puncto Ernährung.

Außerdem interessieren sich Ärzte nicht besonders für Ernährung. Ich habe festgestellt, dass von all den Ärzten, mit denen ich zusammengearbeitet habe, bevor ich dieses Buch schrieb, sich ausnahmslos alle deshalb mit Ernährungsfragen befassten und Untersuchungen anstellten, weil sie selbst einmal Gewichtsprobleme hatten.

Wirklich ärgerlich, ja empörend ist die Tatsache, dass sich die Kalorientheorie in der Öffentlichkeit so weit verbreiten konnte – im Glauben, sie habe eine echte wissenschaftliche Grundlage. Diese Theorie hat sich leider einen Namen gemacht und wird mittlerweile in unserer westlichen Zivilisation als gegeben hingenommen.

Die Kalorientheorie ist so in den Köpfen verankert, dass es kaum eine Kantine, Cafeteria oder Großküche gibt, die nicht den Kaloriengehalt für jedes Gericht angibt, damit der Gast auch „weiß", was er isst. Kaum eine Woche vergeht, ohne dass eine der zahlreichen Frauenzeitschriften ihre Titelseite dem Thema Diät widmet und uns die neuesten kalorienreduzierten Menüs vorstellt, die von einem ernährungswissenschaftlichen Team zusammengestellt worden sind. Im Sinne der Kalorientheorie empfiehlt man uns, etwas überspitzt ausgedrückt, etwa „eine Mandarine zum Frühstück, einen halben Zwieback um elf Uhr, eine Kichererbse zum Mittagessen und eine Olive am Abend ...".

Tonangebend sind dabei immer ausgebildete Ernährungswissenschaftler.

In seinem Buch „La cuisine du bien maigrir" (Kochen, um richtig abzunehmen) schlägt Doktor Jacques FRICKER uns Rezepte vor, deren Kalorien ganz genau berechnet wurden: Krebsaspik: 119 Kalorien, Mailänder Kalbsragout: 299 Kalorien, Birnensoufflé: 156 Kalorien... nicht mehr und nicht weniger! Diese Genauigkeit ist bei einer so unzuverlässigen Angelegenheit lächerlich.

Man muss sich nun fragen, wie sich die illusorische Kalorientheorie so lange halten konnte. Darauf kann man zum einen antworten, dass kalorienreduzierte Diäten sehr oft zu Ergebnissen führen. Der Nahrungsverzicht, auf dem sie basieren, führt zwangsläufig zu einer gewissen Gewichtsabnahme. Wie wir gesehen haben, ist dieses Ergebnis aber **immer nur vorübergehend**. Früher oder später wiegt man nicht nur so viel wie vor der Diät, sondern meistens noch mehr. Zum anderen ist der Begriff „kalorienarm" heutzutage ein enormer Wirtschaftsfaktor, von dem eine Lobby aus Vertretern der Nahrungsmittelindustrie, einigen verirrten Köchen und Ernährungswissenschaftlern profitiert.

Die Kalorientheorie ist falsch, und Sie wissen nun auch weshalb, haben sich aber noch nicht von ihr befreit. Sie ist so stark in Ihrem Kopf verankert, dass Sie sich noch lange dabei überraschen werden, wie Sie sich nach ihren Prinzipien verhalten.

Wenn wir auf die Ernährungsmethode zu sprechen kommen, die ich Ihnen in diesem Buch empfehle, werden Sie wahrscheinlich anfangs irritiert sein, da der Eindruck entstehen kann, dass sie in krassem Gegensatz zur Kalorientheorie steht.

Tritt dieser Fall ein, bitte ich Sie, dieses Kapitel so oft zu lesen, bis Sie es richtig verstanden haben.

Leidensweg des „unterernährten" Übergewichtigen

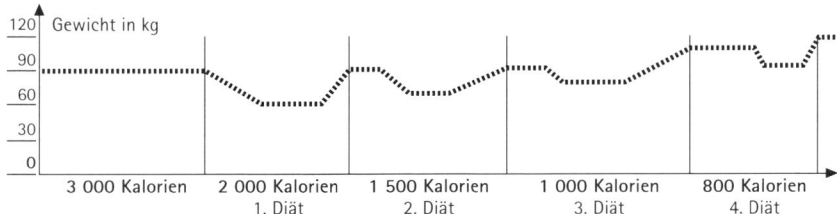

Nach **Dr. JP.** RUASSE

Diese Kurve zeigt, dass aufeinander folgende kalorienreduzierte Diäten dazu führen, dass der Körper gegen das Abnehmen resistent bzw. wirklich fettleibig wird.

Man stellt also fest, dass mit abnehmender Kalorienzufuhr das Ergebnis der Diät immer geringfügiger wird und der Organismus nicht nur zu seinem Ausgangsgewicht zurückkehrt, sondern noch zusätzliche Reserven bildet.

KAPITEL 2

LEBENSMITTELGRUPPEN

Dieses Kapitel ist das einzige, das sich etwas schwieriger liest, da es fachlicher ist als die Übrigen. Den Rest des Buches können Sie (fast) wie einen Roman lesen, wenn Sie möchten.

Im Folgenden werde ich immer wieder die Lebensmittelgruppen erwähnen. Sie müssen wissen, wovon ich spreche, sonst könnte Ihnen das generelle Verständnis für die Methode verloren gehen.

Ich habe versucht, dieses Kapitel so einfach wie möglich zu halten. Das bedeutet, dass nur die Dinge angesprochen werden, die Sie wissen müssen.

Wenn Sie trotz allem anfangen zu gähnen und nach zehn Zeilen schläfrig werden, sollten Sie das Buch zuklappen und sich erst einmal ausruhen.

Öffnen Sie es wieder, wenn Sie aufmerksam genug sind, um das Kapitel bis zum Ende durchzulesen.

Lebensmittel sind essbare Substanzen, die eine bestimmte Anzahl Nährstoffe enthalten wie Proteine, Lipide und Kohlenhydrate.

Außerdem enthalten sie Wasser, unverdauliche Substanzen wie Ballaststoffe, aber auch Mikronährstoffe: Vitamine, Mineralsalze und Spurenelemente.

PROTEINE (EIWEISSE)

Proteine sind die organischen Bestandteile der lebenden Zellen und Gewebe. Sie bilden die Struktur der Muskeln, der Leber, des Gehirns, der Knochen usw. Sie bestehen aus einfacheren Molekülen, die man Aminosäuren nennt, von denen einige vom Organismus produziert werden. Die meisten vom Körper benötigten Aminosäuren werden allerdings über die Nahrung aufgenommen, wobei die Proteine zweierlei Ursprung haben können:

- tierisch: in Fleisch, Fisch, Käse, Eiern und Milchprodukten enthalten;

- pflanzlich: in Soja, Mandeln, Haselnüssen, Vollkorngetreide und einigen Hülsenfrüchten (Bohnen, Linsen ...).

  Im Idealfall sollte man so viele Proteine pflanzlichen wie tierischen Ursprungs zu sich nehmen. Das ist aber nicht immer einfach.

Proteine sind für den Organismus **unerlässlich**:

- für die Bildung der Zellstrukturen,
- für die Produktion bestimmter Hormone und Neurotransmitter[1],
- für die Bildung von Nukleinsäuren (notwendig für die Fortpflanzung),
- als mögliche Energiequelle zur Umwandlung in Glucose (Krebs-Zyklus) bei Bedarf.

Eine unzureichende Proteinzufuhr über die Nahrung kann gravierende Auswirkungen auf den Organismus haben: Muskelschwund, Minderung der Abwehrreaktionen, welke Haut usw.

Der Tagesbedarf an Proteinen beträgt beim Kind mindestens 60 g und beim Jugendlichen 90 g.

Ein Erwachsener sollte täglich 1 g Protein pro Kilo Gewicht zu sich nehmen, Frauen mindestens 55 g pro Tag und Männer mindestens 70 g pro Tag.

Bei einem Erwachsenen sollten Proteine 15 % der täglichen Energiezufuhr ausmachen.

Die Proteinzufuhr kann jedoch auch höher sein (1,2 bis 1,5 g Protein pro Kilo Körpergewicht und Tag), wenn man genug trinkt, um die Stoffwechselrückstände des Proteins (Harnsäure, Harnstoff) zu beseitigen. Eine Erhöhung der Proteinzufuhr kann in der Abnahmephase eine wirksame Hilfe sein. Die Aufnahme von Eiweiß in den Stoffwechsel verbraucht nämlich mehr Energie als die von anderen Nährstoffen und führt schneller zu einem befriedigenden Sättigungsgefühl. Nach Professor D. Tomé können Erwachsene durch Regelmechanismen eine Bandbreite zwischen 0,6 und 2,0 g Protein pro Kilogramm Körpergewicht und Tag zu sich nehmen, ohne dass dies größere Auswirkungen auf ihre Gesundheit hat.

Abgesehen von Eiern liefern die verschiedenen tierischen oder pflanzlichen Proteine nicht das notwendige Gleichgewicht an Aminosäuren.

Das Fehlen einer Aminosäure ist ein „einschränkender Faktor", der die Assimilation der übrigen Aminosäuren stören kann. Daher muss die Nahrung sowohl tierische als auch pflanzliche Proteine enthalten.

Ernährungsformen, die ausschließlich auf pflanzlichen Proteinen basieren (Veganer), sind unausgewogen. Es kommt zu Zysteinmangel, was zu Störungen bei den Hautanhangsgebilden (Nägel, Haare) führt.

Eine vegetarische Ernährung mit Eiern und Milchprodukten ist hingegen völlig ausgewogen.

---

1 Neurotransmitter: chemische Substanzen, die von den Nervenzellen unter dem Einfluss einer Erregung freigesetzt werden und die einen angemessenen biologischen Effekt produzieren.

KOHLENHYDRATE

Kohlenhydrate sind Moleküle, die aus Kohlenstoff, Wasserstoff und Sauerstoff bestehen. Sie werden durch den Stoffwechsel in Glucose verwandelt, die eine wichtige Energiequelle für den Körper ist, weil sie schnell mobilisiert werden kann.

Man kann die Kohlenhydrate entsprechend der Komplexität ihrer Moleküle in verschiedene Arten einteilen.

Klassifizierung der Kohlenhydrate nach der Komplexität ihrer Moleküle

Kohlenhydrate aus einem Molekül (einfache Zucker)
- Glucose, kommt in Honig und Obst vor.
- Fructose, kommt auch in Honig und Obst vor.
- Galactose, kommt in Milch vor.

Kohlenhydrate aus zwei Molekülen (doppelte Zucker)
- Saccharose (weißer Zucker, den man aus Rüben oder Zuckerrohr gewinnt), bestehend aus Glucose und Fructose.
- Lactose (Glucose + Galactose), kommt in der Milch von Säugetieren vor.
- Maltose (Glucose + Glucose), Hauptzucker in Bier, kommt auch in Mais vor.

Kohlenhydrate aus mehreren Molekülen (komplexe Zucker)
Stärke, deren Molekül sich aus Hunderten von Glucosemolekülen zusammensetzt, kommt in folgenden Nahrungsmitteln vor:
- Getreide: Weizen, Mais, Reis, Quinoa;
- Knollen: Kartoffel, Yamswurzel, Topinambur;
- Wurzeln: Kohl-, Steckrüben;
- Hülsenfrüchte: Bohnen, Linsen, Erbsen, Kichererbsen, Saubohnen, Soja.

Die Einteilung in langsam und schnell resorbierbare Zucker ist falsch!

Lange Zeit teilte man die Kohlenhydrate entsprechend ihrer vermeintlichen Assimilationsgeschwindigkeit durch den Organismus in zwei unterschiedliche

Kategorien ein: die **schnellen Zucker** auf der einen Seite und die **langsamen Zucker** auf der anderen. Unter die Rubrik „schnelle Zucker" fielen die einfachen und doppelten Zucker wie Glucose und Saccharose, die in raffiniertem Zucker (Rohr- oder Rübenzucker), in Honig und in Obst vorkommen.

Die Bezeichnung „schnelle Zucker" gründete sich auf die Annahme, dass diese Kohlenhydrate durch den Organismus aufgrund ihrer einfachen Molekülstruktur rasch assimiliert werden, bereits kurz nach dem Verzehr.

Im Gegensatz dazu gehörten zur Kategorie „langsame Zucker" alle Kohlenhydrate, von denen man annahm, dass ihr komplexes Molekül im Laufe der Verdauung chemisch in einfache Zucker (Glucose) verwandelt wird. Das trifft vor allem auf die Stärke von stärkehaltigen Nahrungsmitteln zu, deren Glucose im Organismus langsam und stufenweise freigesetzt wird.

Diese Einteilung ist heute völlig überholt, da sie auf einer **falschen** Annahme beruht.

Neueste Versuche beweisen, dass die Komplexität des Kohlenhydratmoleküls keine Auswirkungen auf die Geschwindigkeit hat, mit der Glucose freigesetzt und vom Körper assimiliert wird.

Man stellt mittlerweile fest, dass die Blutzuckerspitze aller Kohlenhydrate (das heißt ihre maximale Absorption) gleich schnell, d.h. ungefähr 30 Minuten nach dem Verzehr auf nüchternen Magen erfolgt.

Absorptionsgeschwindigkeit der Kohlenhydrate

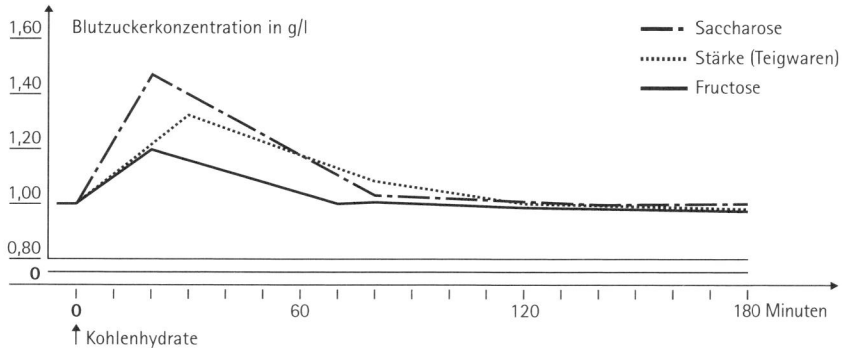

Anstelle der Assimilationsgeschwindigkeit sollte die blutzuckersteigernde Wirkung der Kohlenhydrate untersucht werden, d.h. die Menge der produzierten Glucose.

Heute stimmen also alle Wissenschaftler (siehe Bibliographie) überein, dass die Kohlenhydrate nach ihrer **hyperglykämischen (blutzuckersteigernden) Wirkung**, die durch den glykämischen Index bestimmt wird, klassifiziert werden sollen.

Um den Begriff „glykämischer Index" richtig zu verstehen, was entscheidend für die Beherrschung der Montignac-Methode ist, muss man sich zuerst mit dem Begriff „Glykämie" befassen.

Was ist Glykämie?

Erinnern wir uns zuerst, dass Glucose ein wichtiger „Treibstoff" für den Organismus ist. Sie ist unerlässlich für das Funktionieren des Gehirns.

Daher ist sie auch ständig im Blut vorhanden. Unter Glykämie versteht man den Glucosegehalt des Blutes, der nüchtern „normalerweise" 1 g Glucose (Zucker) pro Liter Blut beträgt.

Fällt die Glykämie unter diesen Wert, wird sie durch die Sekretion des Bauchspeicheldrüsenhormons Glucagon wieder auf den Normalwert gebracht.

Wenn man ein Kohlenhydrat zu sich nimmt, führt die entsprechende Absorption von Glucose zu einem Ansteigen der Glykämie.

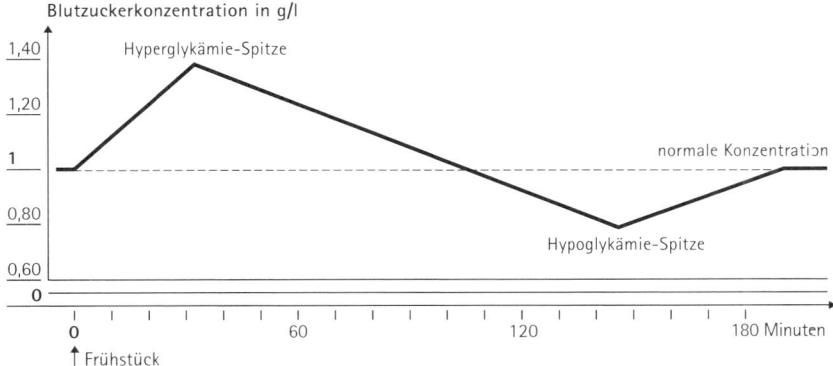

Zuerst steigt die Glykämie je nach Art des Kohlenhydrats mehr oder weniger an, bis das Maximum, die sogenannte Glykämiespitze (Blutzuckerspitze), erreicht ist. Die Bauchspeicheldrüse, die bei der Regulierung der Stoffwechselvorgänge eine wichtige Rolle spielt, sondert daraufhin das Hormon Insulin ab, damit die überschüssige Glucose aus dem Blut dorthin gelangt (Leber, Muskeln), wo sie bei Bedarf genutzt werden kann.

Durch das Insulin wird die Glykämie gesenkt und normalisiert sich schließlich wieder.

Der glykämische Index (GI)

Das Glykämiepotential jedes Kohlenhydrats wird durch seine glykämische Amplitude definiert und mit dem 1976 entwickelten glykämischen Index gemessen. Er entspricht der Fläche des Dreiecks der Hyperglykämiekurve, die von dem verzehrten Kohlenhydrat ausgelöst wird.

Glucose erhält willkürlich den Index 100, der die Fläche des Dreiecks der entsprechenden Hyperglykämiekurve darstellt.

Der glykämische Index der übrigen Kohlenhydrate wird nach folgender Formel berechnet:

$$\frac{\text{Fläche des Dreiecks des getesteten Kohlenhydrats}}{\text{Fläche des Dreiecks der Glucose}} \times 100$$

Der glykämische Index ist um so höher, je stärker die durch das untersuchte Kohlenhydrat verursachte Hyperglykämie ist.

Hoher glykämischer Index   **Niedriger glykämischer Index**

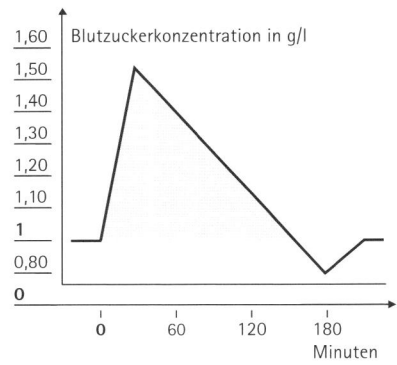
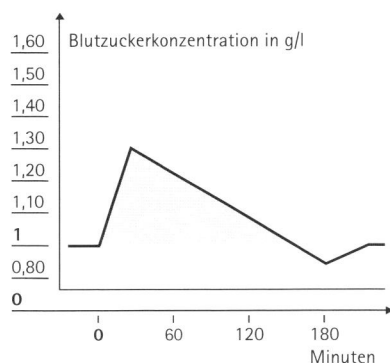

Man hat herausgefunden, dass der glykämische Index von Kohlenhydraten nach industrieller Verarbeitung sowie bestimmten Zubereitungsmethoden steigt (Cornflakes: 85, Mais: 70, Instant-Kartoffelzubereitungen: 95, Salzkartoffeln: 70).

Außerdem wurde festgestellt, dass der glykämische Index eines kohlenhydrathaltigen Nahrungsmittels nicht nur von der Stärkezusammensetzung (Verhältnis Amylose/Amylopektin) abhängt, sondern auch von der Menge der enthaltenen Proteine und Ballaststoffe und der Art der Ballaststoffe (sehr weißes Hamburger-Brötchen: 95, Weißbrot, Baguette: 70, Brot mit Vollkornmehl: 50, Vollkornbrot: 40, Weißreis: 70, Naturreis: 50).

Der Einfachheit halber schlage ich vor, die Kohlenhydrate in zwei Kategorien einzuteilen: die „guten Kohlenhydrate" (niedriger glykämischer Index) und die „schlechten Kohlenhydrate" (hoher glykämischer Index). Anhand dieser Unterscheidung werden Sie in den folgenden Kapiteln die Gründe für Ihr Übergewicht finden.

Schlechte Kohlenhydrate

Dazu zählen alle Kohlenhydrate, deren Assimilation zu einem starken Glucoseanstieg im Blut führt (Hyperglykämie).

Das gilt für alle Formen von weißem Zucker (pur oder in Kombination mit anderen Nahrungsmitteln wie in Gebäck), aber auch für alle industriell verarbeiteten Kohlenhydrate wie Weißmehl, Weißreis sowie Kartoffel- und Maiszubereitungen.

TABELLE DER GLYKÄMISCHEN INDEXE

Kohlenhydrate mit hohem glykämischem Index		Kohlenhydrate mit niedrigem glykämischem Index	
Maltose (Bier)	110	Vollkorn- oder Kleiebrot (Type 1500)	50
Glucose	100	Basmatireis (Langkorn)	50
Bratkartoffeln	95	Naturreis	50
Pommes frites	95	Erbsen aus der Dose	50
Reismehl	95	Süßkartoffeln	50
modifizierte Stärke	95	Vollkornteigwaren (Vollweizen)	50
Kartoffelpüreepulver	90	Spaghetti (al dente)	45
Chips	90	frische Erbsen	40
Honig	85	Vollkorngetreideflocken ohne Zucker	40
sehr weißes Brot		Haferflocken	40
(Hamburgerbrötchen)	85	rote Bohnen	40
gekochte Karotten	85	frischer Fruchtsaft ohne Zucker	40
Cornflakes, Popcorn	85	Pumpernickel	40
Schnellkochreis	85	100 %iges Vollkornbrot (Type 2000)	40
Reispudding	85	Eis mit Alginaten	
Puffreis	85	(z.B. Agar-Agar, Carrageen)	40
gekochte Saubohnen		Vollkornteigwaren (al dente)	40
(bzw. Dicke Bohnen)	80	Feigen, getrocknete Aprikosen	35
Wassermelone	75	indianischer Mais	35
Riesenkürbis	75	Wildreis	35
Zucker (Saccharose)	70	Quinoa	35
Weißbrot (Baguette)	70	rohe Karotten	30
gezuckerte raffinierte Getreideflocken	70	Milchprodukte	30
Schokoladenriegel	70	Trockenbohnen	
Salzkartoffeln	70	(außer Dicke Bohnen	
Coca-Cola, Limonade	70	bzw. Saubohnen)	30
Kekse	70	braune/gelbe Linsen	30
Mais	70	Kichererbsen	30
Weißreis	70	andere frische Früchte	30
Teigwaren, Ravioli	70	grüne Bohnen	30
Rosinen	65	Glasnudeln (Soja)	30
Mischbrot	65	Fruchtaufstrich (ohne Zuckerzusatz)	22
Pellkartoffeln	65	grüne Linsen	22
Steckrüben	65	Trockenerbsen, ungeschält	22
Melone	65	schwarze Schokolade (>70% Kakao)	22
gezuckerte Konfitüre	65	Fructose	20
weißer Grieß	60	Soja, Erdnüsse	15
Langkornreis	60	frische Aprikosen	15
Banane	60	grünes Gemüse, Tomaten	
weiße Spaghetti, weich gekocht	55	Auberginen, Zucchini	
Sandgebäck	55	Knoblauch, Zwiebeln ...	< 15

Gute Kohlenhydrate

Im Gegensatz zu den schlechten Kohlenhydraten werden die guten Kohlenhydrate nur geringfügig vom Organismus assimiliert und führen daher nur zu einem geringen Anstieg der Glucose im Blut (Glykämie).

Das ist der Fall bei Vollkorngetreide (ballaststoffreiches Mehl), Naturreis, bestimmten Hülsenfrüchten wie Linsen und Trockenbohnen, vor allem aber bei den meisten Früchten und allen Gemüsesorten, die auch unter die Kategorie ballaststoffreiche Lebensmittel fallen (Lauch, Kohl, Brokkoli, Blumenkohl, Salate, grüne Bohnen) und die alle eine gewisse Menge Kohlenhydrate enthalten.

LIPIDE (oder FETTE)

Lipide sind komplexe Moleküle, die vor allem Fettsäuren enthalten.
Man unterscheidet zwei große Gruppen von Lipiden nach ihrer Herkunft:

- *Lipide tierischen Ursprungs:* enthalten in Fleisch, Fisch, Butter, Eiern, Käse, Crème fraîche usw.;
- *Lipide pflanzlichen Ursprungs:* enthalten in Erdnuss-, Oliven-, Walnussöl, Margarine usw.;

Lipide lassen sich auch nach der Art der Fettsäuren in drei Kategorien einteilen:

- *gesättigte Fettsäuren:* enthalten in Fleisch, Wurstwaren, Eiern und Vollmilchprodukten (Milch, Butter, Sahne, Käse);
- *einfach ungesättigte Fettsäuren:* enthalten vor allem in Olivenöl, Gänse- und Entenfett sowie Gänseleberpastete;
- *mehrfach ungesättigte pflanzliche Fettsäuren*: aus Ölsamen gewonnenes Öl (vor allem Sonnenblumenöl), Ölfrüchte. Mehrfach ungesättigte Fettsäuren werden zur Margarineherstellung durch Hydrierung gehärtet.
- *mehrfach ungesättigte tierische Fettsäuren:* enthalten vor allem in Fisch, aber auch in Schalentieren.

Lipide sind unentbehrliche Lebensmittelbestandteile. Sie liefern Energie, die gespeichert werden kann und jederzeit entsprechend dem Bedarf zur Verfügung steht. Sie sind der Ausgangsstoff für die Bildung der Membranen und Zellen und Bestandteil des Gewebes des Nervensystems.

Später werden wir sehen, dass man zwischen guten und schlechten Fetten unterscheiden muss.

Außerdem enthalten fetthaltige Lebensmittel zahlreiche Vitamine (A, D, E, K) sowie essentielle Fettsäuren (Linolsäure und Linolensäure) und ermöglichen die Bildung von verschiedenen Hormonen.

Wir verwenden beim Kochen häufig zu viel Fett, zum Beispiel beim Fritieren, Braten oder der Herstellung von unnötigen Saucen, obwohl man genauso köstliche Gerichte mit weniger Fett zubereiten kann.

Einige Lipide führen zu einem hohen Blutcholesterinspiegel. Tatsächlich gibt es „gutes" und „schlechtes" Cholesterin. Uns geht es darum, den Gesamt-Cholesterinspiegel auf einem normalen Niveau zu halten, indem wir versuchen, optimale Bedingungen zu schaffen, damit die Konzentration des guten Cholesterins (HDL-Cholesterin) so hoch wie möglich und die des schlechten Cholesterins (LDL) so niedrig wie möglich ist.[2] Dazu muss man wissen, dass nicht alle Lipide den Anstieg von „schlechtem" Cholesterin begünstigen. Im Gegenteil, es gibt sogar Lipide, die das „schlechte" Cholesterin senken.

Es ist zweckmäßig, die Fette entsprechend ihren Eigenschaften in drei Kategorien einzuteilen:

1. Fette, die den Cholesterinspiegel erhöhen können:
   Es handelt sich dabei um gesättigte Fettsäuren, die man in Fleisch, Wurstwaren, Butter, Käse, Schweineschmalz, Vollmilchprodukten und Palmöl findet.

2. Fette, die den Cholesterinspiegel kaum beeinflussen:
   Man findet sie in Geflügel (ohne Haut), Schalentieren und Eiern.

3. Fette, die den Cholesterinspiegel senken:
   Dies sind pflanzliche Öle wie Oliven-, Raps-, Sonnenblumen-, Maiskeimöl etc.
   Fischfette haben keinen wirklichen Einfluss auf den Cholesterin-Stoffwechsel, beugen jedoch Herz-Kreislauf-Erkrankungen vor, da sie den Triglyzeridspiegel senken und Thrombosen verhindern. Man sollte also fetten Fisch essen (Lachs, Thunfisch, Makrelen, Hering, Sardinen).

Die Methode zum Abnehmen, die ich Ihnen in diesem Buch vorschlage, beruht vor allem auf der richtigen Wahl zwischen den „guten" und den „schlech-

---

2 Siehe Kapitel 8 über Hypercholesterinämie

ten" Kohlenhydraten. Ebenso müssen Sie auch zwischen den „guten" und „schlechten" Lipiden wählen, wenn Sie zu einem erhöhten Cholesterinspiegel neigen, um sich dauerhaft gegen dieses Risiko und ganz allgemein gegen Herz-Kreislauf-Erkrankungen zu schützen[3].

BALLASTSTOFFE

Ballaststoffe sind vor allem in Kohlenhydraten mit niedrigem glykämischem Index enthalten, also in Gemüse, Hülsenfrüchten, Obst, ballaststoffreichem Vollkorngetreide sowie in sogenannten Vollwertprodukten.

Sie liefern keine zusätzlichen Kalorien, spielen aber bei der Verdauung eine extrem wichtige Rolle. Sie senken die Kohlenhydratabsorption und damit die Glykämie.

Es gibt zwei Arten von Ballaststoffen:

Die *unlöslichen* Ballaststoffe (Zellulose, Hemizellulose) verkürzen die Transitzeit (Zeitdauer zwischen Nahrungsaufnahme und Ausscheidung) und verhindern Verstopfung.

Die *löslichen* Ballaststoffe (Pflanzenmehl- und Quellstoffe, Pektine) reduzieren die Absorption von Lipiden im Darm und beugen so der Arteriosklerose vor.

Darüber hinaus enthalten ballaststoffreiche Lebensmittel viele Vitamine, Spurenelemente[4] und Mineralsalze, deren Fehlen zu gravierenden Mangelerscheinungen führen kann.

Außerdem haben Ballaststoffe den Vorteil, den toxischen Effekt einiger chemischer Substanzen wie Farb- und Zusatzstoffe zu begrenzen. Fachärzte sind der Ansicht, dass einige Ballaststoffe auch vor Dickdarm- und Mastdarmkrebs schützen.

Der gestiegene Lebensstandard in den westlichen Industrieländern im Laufe der letzten Jahrzehnte hat dazu geführt, dass der Verzehr von Ballaststoffen stark zurückgegangen ist.

1925 lag der Pro-Kopf-Verbrauch von Hülsenfrüchten (besonders ballaststoffreich) in Frankreich bei 7,3 kg. Heute ist er mit 1,3 kg 5,6-mal niedriger.

---

3 Ein ganzes Kapitel ist der Hypercholesterinämie und ihrem Einfluss auf Herz-Kreislauf-Erkrankungen gewidmet, siehe Kapitel 8.
4 Spurenelemente sind Metalle oder Metalloide, die in sehr geringen Mengen im menschlichen Körper vorkommen und die als Katalysatoren bei einigen chemischen Reaktionen im Organismus notwendig sind.

Teigwaren sind von jeher die Grundlage der italienischen Küche gewesen. Vor 30 Jahren bestand ein Großteil der Mahlzeiten aus Gemüse (ballaststoffreich) und aus Vollkornteigwaren, die Weizenfasern enthielten.

Mit steigendem Lebensstandard wurden Hülsenfrüchte und Gemüse zumeist durch Fleisch ersetzt. Teigwaren werden aus ballaststoffarmem Weißmehl hergestellt, aus dem die Fasern entfernt wurden. Das hat dazu geführt, dass die Gesundheitsbehörden in Italien einen alarmierenden Anstieg von Fettleibigkeit und Darmkrebs[5] verzeichnen.

BALLASTSTOFFQUELLEN
GEHALT IN 100 G LEBENSMITTEL

Getreideprodukte		Hülsenfrüchte		ölhaltige Trockenfrüchte	
Kleie	40 g	Trockenbohnen	25 g	getrocknete Kokosnuss	24 g
Vollkornbrot	13 g	Trockenerbsen	23 g	Trockenfeigen	18 g
Vollkornmehl	9 g	Linsen	12 g	Mandeln	14 g
Weißbrot	2,5 g	Erdnüsse	8 g	Datteln	9 g
Naturreis	1 g	Kichererbsen	2 g	Rosinen	7 g

grünes Gemüse				frische Früchte	
Petersilie	19 g	Kohl	4 g	Himbeeren	8 g
gekochte Erbsen	12 g	Radieschen	3 g	Birne mit Schale	3 g
gekochter Spinat	7 g	Pilze	2,5 g	Apfel mit Schale	3 g
Feldsalat	5 g	Karotten	2 g	Erdbeeren	2 g
Artischocken	4 g	Kopfsalat	2 g	Pfirsich	2 g
Lauch	4 g				

Es wurde bewiesen, dass Ballaststoffe indirekt einen positiven Einfluss auf Fettleibigkeit haben. Ihr Vorhandensein in der Nahrung senkt die Glykämie und die Insulinämie, das heißt den Insulingehalt im Blut, der, wie wir im nächsten Kapitel sehen werden, für die Bildung von Fettreserven verantwortlich ist. Die folgenden Schemata zeigen, dass die Insulinämie gesenkt wird, wenn ein Kohlenhydrat mit hohem glykämischem Index zusammen mit Ballaststoffen verzehrt wird.

---

5 Siehe Veröffentlichungen von Prof. Giacosa, Vorsitzender der Ernährungsabteilung des Nationalen Krebsforschungszentrums in Genua

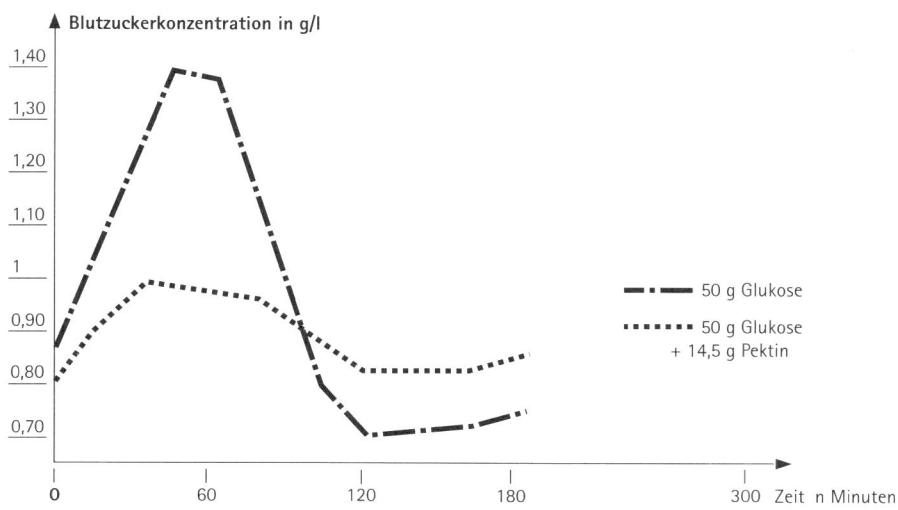

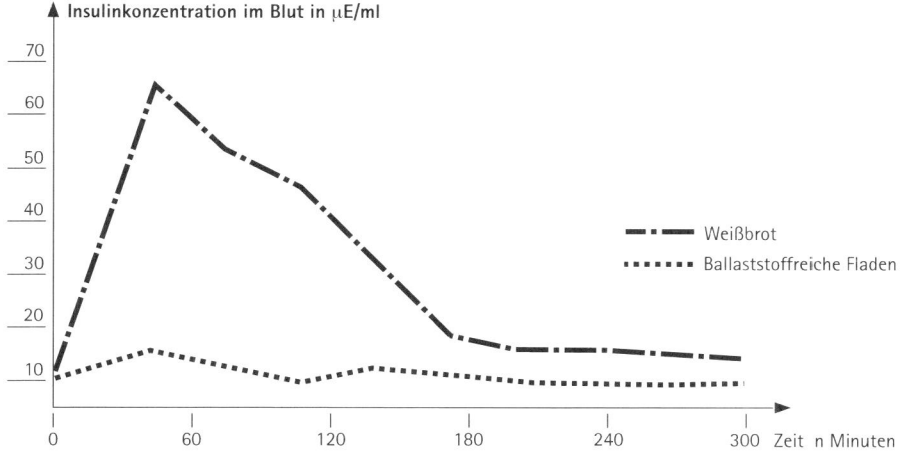

ZUSAMMENFASSUNG

Proteine sind Substanzen, die in zahlreichen Lebensmitteln tierischen und pflanzlichen Ursprungs enthalten sind. Sie befinden sich in Fleisch, Fisch, Eiern, Milchprodukten, Hülsenfrüchten, Vollkornprodukten und einigen Sojaprodukten. Sie sind für den Organismus unverzichtbar und machen nicht dick.

Kohlenhydrate sind Substanzen, die in Glucose umgewandelt werden. Man findet sie in Nahrungsmitteln mit süßem Geschmack (Früchten oder Honig) oder in Form von Stärke in stärkehaltigen Nahrungsmitteln (Hülsenfrüchten, Mehl, Knollen, Getreide und Getreideprodukten). Alle Kohlenhydrate werden nach ihrem Verzehr (auf nüchternen Magen) gleich schnell aufgenommen: Daher ist die alte Unterteilung in „langsame" und „schnelle" Zucker falsch. Die Kohlenhydrate werden heute nach ihrem glykämischen Potential klassifiziert, das anhand des glykämischen Indexes gemessen wird. Man kann so zwischen den „guten Kohlenhydraten" mit niedrigem glykämischem Index und den „schlechten Kohlenhydraten" mit hohem glykämischem Index unterscheiden.

Lipide sind Substanzen tierischen oder pflanzlichen Ursprungs. Es handelt sich um die Fettsäuren in Fleisch, Wurstwaren, Fischen, Milchprodukten oder Ölen (Oliven-, Sonnenblumen-, Walnussöl etc.). Einige Fettsäuren können dazu beitragen, den Cholesterinspiegel zu erhöhen (fettes Fleisch und fette Wurstwaren, Vollmilchprodukte, Palmöl), andere hingegen, ihn zu senken (Olivenöl, Ölsamen, Schokolade mind. 70 % Kakaoanteil).

Ballaststoffe sind nichtenergetische Substanzen, die in Lebensmitteln mit niedrigem glykämischem Index vorkommen: in grünem Gemüse (Salat, Chicorée, Lauch, Spinat, grüne Bohnen...), aber auch in einigen Hülsenfrüchten, Obst und ballaststoffreichem Vollkornmehl. Sie sollten aufgrund ihres Nährwerts und der unterstützenden Wirkung beim Abnehmen in großen Mengen aufgenommen werden.

KAPITEL 3

WARUM NIMMT MAN ZU?

Wir haben im Kapitel 1 gesehen, dass die Theorie der traditionellen Diätetik, die den energetischen Faktor für die Gewichtszunahme verantwortlich macht, falsch ist. Ernährungswissenschaftler und Diätexperten haben lange vermutet, dass der menschliche Organismus wie ein einfacher Kessel funktioniert, bei dem auf der einen Seite (über die Nahrung) Energie zugeführt wird und auf der anderen Seite durch die Wärmeerzeugung des menschlichen Körpers Energie verbraucht wird.

So nahm man lange an, dass Menschen zu dick sind, weil sie zu viel essen und sich nicht genug bewegen.

In diesem Kapitel werden Sie erfahren, warum diese Hypothese falsch ist. Sie werden vor allem verstehen, dass Übergewicht auf eine **anormale** Energiespeicherung zurückzuführen ist, die durch Stoffwechselvorgänge begünstigt wird, die wiederum durch eine falsche Nahrungsmittelauswahl ausgelöst werden.

Sie werden so begreifen, dass bei der Gewichtszunahme eher der **qualitative** als der **quantitative** Aspekt des jeweiligen Nahrungsmittels eine Rolle spielt.

Menschen nehmen also nicht unbedingt zu, weil sie zu viel essen, sondern weil sie sich falsch ernähren.

DIE HYPERINSULINISMUS-FÄHRTE

Seit 1979 haben Ernährungswissenschaftler eindeutig den Stoffwechselvorgang bei der Gewichtszunahme aufgezeigt.

Man ist sich einig, „dass es in allen Fällen von Fettleibigkeit auch zu Hyperinsulinismus kommt, unabhängig von der Art und dem Mechanismus"[1]. Alle Studien zeigen, dass dieser Hyperinsulinismus proportional zum Übergewicht ist.

Er ist allerdings bei männlicher Adipositas (Oberkörperfett) stärker ausgeprägt als bei weiblicher Adipositas (Unterkörperfett).

Das bedeutet, dass ein fettleibiger Mensch **viel stärker an Hyperinsulinismus leidet** als ein Mensch, der nur 5 oder 10 Kilogramm zu viel wiegt.

---

1 JEANRENAUD B.; Insulin and obesity, in Diabetologia 1979, 17, 133-138.

Man kann daraus schließen, dass der Hauptunterschied zwischen übergewichtigen und schlanken Menschen darin besteht, dass es bei Übergewichtigen zu Hyperinsulinismus kommt und bei Schlanken nicht.

Stellen wir uns vor, dass zwei Menschen zusammenleben und jeden Tag genau die gleiche Nahrung mit identischem Energiegehalt zu sich nehmen. Wenn der eine von ihnen nach mehreren Jahren übergewichtig ist, der andere dagegen nicht, dann gibt es dafür nur einen Grund: der Übergewichtige leidet unter Hyperinsulinismus, der Schlanke nicht.

Um genau zu verstehen, was Hyperinsulinismus ist, muss man zuerst wissen, was Insulin ist.

Im vorigen Kapitel haben Sie bereits erfahren, dass mit Glykämie der Glucosegehalt (Zuckergehalt) im Blut gemeint ist. Wie wir bereits gesagt haben, liegt der normale Glykämiewert in nüchternem Zustand bei ungefähr 1 g pro Liter Blut.

Wir haben auch gesehen, dass beim Abfallen dieses Werts (Hypoglykämie) die Bauchspeicheldrüse (ein wichtiges Stoffwechselorgan) das Hormon **Glucagon** absondert, das eine Wiederversorgung des Bluts mit Glucose bewirkt. Glucagon hebt also die Glykämie an.

Steigt die Glykämie an, was nach dem Essen der Fall ist, vor allem wenn man Kohlenhydrate zu sich nimmt, sondert die Bauchspeicheldrüse das Hormon **Insulin** ab, dessen Aufgabe darin besteht, **die Glykämie zu senken**.

Normalerweise ist die Insulinmenge, die notwendig ist, um den Glucosegehalt des Blutes auf den Normalwert zu senken, proportional zum Ausmaß der Glykämie. Anders gesagt: Ist die Glykämie schwach, wird die Insulinsekretion schwach sein; ist die Glykämie sehr hoch, wird die Insulinsekretion stark sein.

Genau das passiert bei einem schlanken Menschen.

Die von der Bauchspeicheldrüse abgesonderte Insulinmenge ist immer genau proportional zu dem Ausmaß der Glykämie.

Bei Übergewichtigen und vor allem bei Fettleibigen laufen die Dinge anders.

Sobald die Glykämiespitze erreicht ist, löst die Bauchspeicheldrüse die Insulinsekretion aus. Anstatt nun genau die Menge ins Blut zu sezernieren (abzusondern), die erforderlich ist, um die Glykämie auf das normale Niveau zu senken, sondert die Bauchspeicheldrüse etwas bzw. **viel zu viel Insulin ab**.

Bei Hyperinsulinismus schüttet die Bauchspeicheldrüse also im Verhältnis zur Glykämie disproportional viel Insulin aus.

Es wurde gezeigt, dass Hyperinsulinismus für die Gewichtszunahme verantwortlich ist[2], da er Stoffwechselvorgänge (Lipogenese) auslöst, die dazu

---

2 CREFF A.F., HERSCHBERG A.D.: Obésités. Ed. Masson, 1988.

führen, dass der Organismus einen Teil der während der letzten Mahlzeit verzehrten Fette anormal als Fettreserven speichert.

Die so gespeicherten Fette wären ohne Hyperinsulinismus im Stoffwechsel anders umgesetzt worden. Sie wären oxidiert worden und hätten so besser vom Organismus genutzt werden können.

Daher sagt man, dass schlanke Menschen die gesamte aufgenommene Energie „verbrennen", vor allem die der Fette. Fettleibige hingegen neigen aufgrund ihres Hyperinsulinismus und einer eventuellen Insulinresistenz (siehe Kasten) eher dazu, Fette zu speichern.

Erschwerender Faktor: Insulinresistenz

Bei Fettleibigen wird Hyperinsulinismus durch eine Insulinresistenz verstärkt. Als Reaktion auf die Hyperglykämie sondert die Bauchspeicheldrüse zuviel Insulin ab. Obwohl die Dosierung zu hoch ist, wird sie vom Körper schlecht erkannt, wahrscheinlich weil die Sensibilität der Rezeptoren fehlerhaft ist.

Da die Hyperglykämie anormal weiter besteht, spielt die Bauchspeicheldrüse verrückt und sondert erneut Insulin ab, was den Hyperinsulinismus noch verschlimmert. Es kommt zu einem wahren Teufelskreis, in dem der Hyperinsulinismus die Insulinresistenz verstärkt. Neben der bekannten Bildung von Fettreserven besteht aufgrund der Insulinresistenz ein zusätzliches Risiko von reaktiver Hyperglykämie.

Hyperinsulinismus ist also eine Stoffwechselstörung bzw. -krankheit. Dicke und Fettleibige haben eine mehr oder weniger schwere Bauchspeicheldrüsenstörung.

Als man dies zu Beginn der 80er Jahre entdeckte, vermuteten Wissenschaftler (wie die meisten von ihnen heute immer noch), dass Hyperinsulinismus vererbt wird, man also einfach „Pech gehabt hat".

Deswegen wurde Fettleibigen immer nur geraten abzunehmen. Wissenschaftler hatten nämlich festgestellt, dass Hyperinsulinismus mit den Pfunden verschwindet. Daraus schlossen einige von ihnen, dass Hyperinsulinismus nur aus Übergewicht und Fettleibigkeit resultiert, die wiederum auf eine übermäßige Energiezufuhr und zu wenig Bewegung zurückzuführen sind.

All diese „Experten" zogen daraus also folgende einfache Schlussfolgerung: „Hyperinsulinismus kann nur durch Gewichtsreduktion bekämpft werden, die wiederum nur durch die Verringerung der Gesamtkalorienzufuhr und mehr körperliche Aktivität erfolgen kann"[3].

Eine Hyperinsulinismus-Theorie, die auf so einer Schwarzweißmalerei beruht, konnte die Wissenschaft nicht sehr weit bringen.

DIE ANDERE HYPOTHESE

Auf der Grundlage dessen, was ich in der Diabetes-Forschung über die neue Einteilung der Kohlenhydrate nach ihrem glykämischen Index entdeckt hatte, ging ich das Problem von einer anderen Seite an.

Anders als diejenigen, die Hyperinsulinismus nur für die Konsequenz von Fettleibigkeit hielten, stellte ich die Hypothese auf, **dass vielmehr Fettleibigkeit die Folge von Hyperinsulinismus ist**.

Aus eigener Erfahrung konnte ich folgende Bilanz ziehen:

Der Verzehr von Kohlenhydraten mit niedrigem glykämischem Index stoppt die Gewichtszunahme (und führt sogar zur Abnahme), weil ihre Ursache, der Hyperinsulinismus, reduziert bzw. beseitigt wird.

Fettleibigkeit kann sich nur aus Hyperinsulinismus ergeben. Hyperinsulinismus ist die Folge von starken Hyperglykämien. Hyperglykämien resultieren wiederum aus übermäßigem Verzehr von Kohlenhydraten mit hohem glykämischem Index.

Das bedeutet also, dass der Verzehr von Kohlenhydraten mit hohem glykämischem Index indirekt (via Hyperglykämie und Hyperinsulinismus) zu Gewichtszunahme führt, da er die Speicherung von Lipiden begünstigt. Hyperinsulinismus ist gewissermaßen das Trojanische Pferd der Lipide und der Katalysator der Fettleibigkeit.

Um Übergewicht vorzubeugen (bzw. es zu vermeiden), genügt es also, die Ernährungsgewohnheiten umzustellen, indem man sich von Lebensmitteln ernährt, die ausschließlich niedrige glykämische Indexe haben.

3 Dr. JACQUES FRICKER: Le métabolisme de l'obésité, La recherche 1989, 20, 207, 200-208.

DAS GLYKÄMISCHE RESULTAT
DER MAHLZEIT

Seit den 80er Jahren sind im Rahmen der Diabetes-Forschung zahlreiche Studien zum glykämischen Index durchgeführt worden.

Dank dieser Arbeiten verstehen wir heute die verschiedenen Stoffwechselvorgänge, die sich aus der Auswahl der Kohlenhydrate ergeben.

So wissen wir, dass der glykämische Index eines Kohlenhydrats entsprechend mehreren Parametern variieren kann:

- **unterschiedliche Sorten:** einige Reissorten (z. B. Basmatireis) haben einen niedrigen Index (50), während andere (klebriger Reis) einen hohen Index (70) haben.

- **Zubereitungsmethode:** rohe Karotten haben einen niedrigen Index (30), während der Index von gekochten Karotten hoch ist (85). Der Index von Kartoffeln steigt je nach Zubereitungsmethode: 65, wenn sie mit Schale in Wasser gekocht werden; 70, wenn sie vor dem Kochen geschält werden; 90, wenn sie zu Püree verarbeitet werden und 95, wenn sie im Ofen gebacken oder fritiert werden.

- **(industrieller) Verarbeitungsprozess:** naturbelassener Mais hat einen Index von 70, der bei der Verarbeitung zu Cornflakes oder Popcorn auf 85 steigt. Weiße Teigwaren, die mit hohem Druck hergestellt werden wie Spaghetti, haben einen niedrigen glykämischen Index (40 bis 45) wenn sie *al dente* max. 5 Minuten gekocht sind, während Ravioli oder Makkaroni, die nicht mit hohem Druck erzeugt werden, einen hohen Index haben (70).

- **Ballaststoff- und Proteingehalt:** Linsen, die Ballaststoffe (vor allem lösliche) und Proteine enthalten, haben im Vergleich zu anderen stärkehaltigen Nahrungsmitteln wie Kartoffeln einen sehr niedrigen glykämischen Index (22 bis 33). Die stark eiweißhaltige Sojabohne hat ebenfalls einen sehr niedrigen glykämischen Index.

Eine Mahlzeit ist insofern komplex, als sie aus unterschiedlichen Lebensmitteln besteht. Einige Lebensmittel können die Glykämie steigern, andere dagegen tragen dazu bei, sie zu senken. Wichtig ist das **glykämische Resultat** der Mahlzeit, denn sie wird das Ausmaß der Hyperglykämie nach dem Essen und damit auch indirekt (wenn die Hyperglykämie hoch ist) den Hyperinsulinismus bestimmen, der für die anormale Bildung von Fettreserven verantwortlich ist.

DIE VERSCHLECHTERUNG
UNSERER ERNÄHRUNGSGEWOHNHEITEN

In den vorangegangenen Abschnitten haben wir gesehen, dass die Gewichtszunahme auf den Verzehr von Kohlenhydraten mit hohem glykämischem Index zurückzuführen ist, der zu einer anormalen Speicherung der aufgenommenen Fette führt. Wir können uns nun zu Recht fragen, weshalb manche
Menschen jeden Tag Kohlenhydrate mit hohem glykämischem Index essen
können und trotzdem gertenschlank bleiben. Die Antwort ist einfach: ihre
Bauchspeicheldrüse ist (noch) in gutem Zustand und leidet (noch) nicht unter
Hyperinsulinismus.

Ist es also möglich, sein Leben lang schlank zu bleiben, obwohl man sich
hyperglykämisch ernährt? Das ist tatsächlich möglich, aber, wie wir sehen
werden, immer unwahrscheinlicher.
  Einige Menschen können trotz schlechter Ernährungsgewohnheiten ihr ganzes Leben lang schlank bleiben. Das bedeutet, dass sie von Geburt an eine sehr
gut funktionierende Bauchspeicheldrüse haben, die sich das ganze Leben lang
gegen die schlechten Kohlenhydrate wehren kann, und es so nicht zu Hyperinsulinismus kommt.

Andere Menschen (und das sind die meisten) haben anfangs eine gut funktionierende Bauchspeicheldrüse, dank derer sie trotz schlechter Ernährungsgewohnheiten lange schlank blieben. Und dann, mit 30, 35 und vor allem ab
40 nehmen sie zu. Manche werden auf ihre alten Tage fettleibig und bekommen Diabetes.
  Das bedeutet, dass ihre Bauchspeicheldrüse über mehrere Jahrzehnte Wi-
derstand geleistet hat, dass sie aber schließlich den „Geist aufgegeben hat", da
sie Tag für Tag, Jahr für Jahr in ihrem Kampf gegen die Hyperglykämien
überbeansprucht wurde. Ein bisschen wie ein Motor, den man immer malträ-
tiert und der allmählich immer schlechter funktioniert.

Und dann gibt es diejenigen (zu denen ich gehörte), die schon mit einer schlecht
funktionierenden Bauchspeicheldrüse auf die Welt gekommen sind. Deswegen schiebt man diese Schwäche dann automatisch auf die Vererbung.
  Es ist tatsächlich so, dass Kinder mit fettleibigen Eltern (die also an
Hyperinsulinismus leiden) viel eher Gefahr laufen, eine schwache Bauchspeicheldrüse zu haben. Das ist fast immer der Fall, wenn sie von frühester Ju-
gend an hyperglykämisch ernährt werden.

1997 warnte die Weltgesundheitsorganisation vor einer weltweiten Fettleibig-keits-Epidemie.

Bisher hatte man angenommen, dass nur Amerikaner stark übergewichtig sei-en. Dann stellte man fest, dass es auch in den übrigen westlichen Industrieländern immer mehr Fettleibige gibt. Besonders überraschend ist aber die Tatsache, dass mittlerweile alle Länder der Welt von dieser „Seuche" betroffen sind.

1997 hat eine große Studie in den Vereinigten Staaten[4] gezeigt, dass parado-xerweise die Zahl der Fettleibigen in den letzten 10 Jahren um 31 % anstieg, obwohl die durchschnittliche Energiezufuhr im gleichen Zeitraum vermindert wurde, der Fettverbrauch um 11 % sank und die Zahl der Verbraucher von kalorienreduzierten Produkten von 19 auf 76 % stieg.

Diese Umfrage zeigt deutlich, dass die Gewichtszunahme nicht von der Kalorienzufuhr abhängt, da diese beträchtlich gesunken ist. Die zunehmende Fettleibigkeit ist vielmehr auf den sinkenden Nährwert der modernen Nah-rung zurückzuführen.

Studiert man aufmerksam die Tabelle der glykämischen Indexe (S. 34), so stellt man fest, dass alle Nahrungsmittel in der linken Spalte einen **hohen gly-kämischen Index** haben und **raffinierte** (Zucker, Mehl, Weißreis) oder **indu-striell verarbeitete** (Cornflakes, Puffreis, modifizierte Stärke, Schokoladenrie-gel) oder „neue" Nahrungsmittel sind, zum Beispiel Kartoffeln, Weißmehl oder Zucker, die erst seit weniger als zwei Jahrhunderten verwendet werden.

Genau diese Nahrungsmittel werden heutzutage in den meisten westlichen Industrieländern bevorzugt und halten im Zuge der Globalisierung zuneh-mend Einzug in die Speisepläne der anderen Länder.

Betrachtet man dahingegen die rechte Spalte der Tabelle mit den niedrigen glykämischen Indexen, so stellt man fest, dass ein Großteil der dort aufgeli-steten Lebensmittel heute kaum mehr oder immer **seltener** verzehrt wird (Voll-kornbrot, Vollkorngetreide, ballaststoffreiches Mehl, Naturreis, Linsen, Trocken-bohnen, Trockenerbsen, Kichererbsen...) bzw. nicht in ausreichender Menge (Obst, grünes Gemüse).

All diese Lebensmittel standen noch vor fünfzig Jahren regelmäßig auf dem Speisezettel.

Wir müssen uns also bewusst machen, dass die Ernährung früher (erst vor weni-gen Jahrzehnten) vor allem aus Lebensmitteln mit niedrigem glykämischem In-

4 ADRIAN F.: Divergent trends in obesity and fat intake pattern "The American paradox ',
   in Am. J. Med. 1997, 102, 259-264.

dex, also **geringer glykämischer Wirkung**, bestand. Das glykämische Resultat der Mahlzeiten war geringfügig, die Bauchspeicheldrüse unserer Vorfahren wurde wenig beansprucht, und das Risiko von Hyperinsulinismus war somit gering.

Das erklärt auch die Tatsache, dass Fettleibigkeit zu Beginn des zwanzigsten Jahrhunderts in den westlichen Industrieländern nur selten auftrat (bei weniger als 3 % der Bevölkerung gegenüber 20 bis 33 % heutzutage) und dass nur 10 bis 20 % der Bevölkerung übergewichtig waren, während es heute je nach Land 30 bis 65 % sind.

Die moderne Ernährung basiert auf Nahrungsmitteln mit hohem glykämischen Index. Das glykämische Resultat der Mahlzeiten unserer Zeitgenossen ist also außerordentlich hoch, so dass die Bauchspeicheldrüse übermäßig angeregt wird und es zunehmend zu einer Insulinhypersekretion kommt: dem Hyperinsulinismus.

Über Jahrtausende hinweg ist die Ernährung relativ gleich geblieben. Erst zu Beginn des zwanzigsten Jahrhunderts haben sich die Ernährungsgewohnheiten in den westlichen Industrieländern drastisch verschlechtert.

Wir sind schrittweise von einer wenig glykämischen Ernährung zu einer stark glykämischen Ernährung übergegangen.

Unter dem Einfluss der zunehmend hyperglykämischen Ernährung wurde die Bauchspeicheldrüse unserer Zeitgenossen immer mehr beansprucht und reagierte somit hyperinsulinisch, was schließlich dazu geführt hat, dass es immer mehr dicke und fettleibige Menschen gibt.

Wenn sich die Tendenz der letzten dreißig Jahre in der Zukunft fortsetzt, so eine Studie aus dem Jahr 1997, wird Fettleibigkeit in 50 Jahren weltweit zum Alltagsbild gehören.

DAS AMERIKANISCHE ERNÄHRUNGSMODELL

Wir haben bereits gesehen, dass es die meisten Fälle von Fettleibigkeit in den USA gibt, dreimal mehr als in Frankreich.

Betrachten wir also die Hauptbestandteile der amerikanischen Ernährung, die mittlerweile größtenteils aus Fast Food besteht. Hauptbestandteile sind:

- **ballaststoffarmes Weißmehl** (Index 95), das man für Hamburger, Hot dogs, Sandwiches, Kekse, Kräcker usw. verwendet.

- **Zucker** (Index 100), der in Industrieprodukten (Konserven, Senf, Ketchup, Kräcker, Keksen, Fertiggerichten...) und Getränken (Limonaden, Fruchtsäften, Eistee, Coca-Cola...) vorkommt.

- **Mais** (Index 70), der unverarbeitet verzehrt oder zu Cornflakes bzw. Popcorn (Index 85) verarbeitet wird.

- **Weißreis** (ertragreiche Art, Index 70) oder verarbeitet zu Puffreis (Index 85) oder Reispudding (Index 85).

Abgesehen davon bevorzugen die Amerikaner Bier (Index 110) und Fertiggerichte, die Glucosesirup (Index 100), Maltodextrin (Index 100) und modifizierte Stärke (Index 95) enthalten.

Man kann daraus also schließen, dass eine enge Beziehung zwischen der amerikanischen Ernährungsweise und den Stoffwechselkrankheiten besteht, die sich indirekt aus ihr ergeben: Fettleibigkeit und Diabetes.

Es ist kein Zufall, dass Fettleibigkeit in den USA in den unterprivilegierten Schichten am weitesten verbreitet ist. Genau in dieser Bevölkerungsgruppe ist der Anteil der oben genannten hyperglykämischen Lebensmittel nämlich am höchsten. Je wohlsituierter die Amerikaner hingegen sind, um so gesünder ernähren sie sich und desto schlanker sind sie.

DAS ENDE DES FRANZÖSISCHEN MODELLS

Die französische Bevölkerung hat in der westlichen Welt immer noch die niedrigste Gewichtskurve. Das heißt, dass es zwar auch in Frankreich immer mehr dicke und fettleibige Menschen gibt, der Anstieg jedoch nicht so stark ist wie in den angelsächsischen Ländern.

Man muss nur das französische Ernährungsverhalten betrachten, um zu verstehen, weshalb das so ist. Aufgrund ihrer starken kulinarischen Tradition konnten sich die Franzosen der Globalisierung der nordamerikanischen Ernährungsweise besser widersetzen. Jüngeren Franzosen fällt das indessen schwerer als ihren Eltern. Deshalb hat die Fettleibigkeit unter Jugendlichen seit 20 Jahren auch gravierend zugenommen.

Man muss also damit rechnen, dass in zwei oder drei Generationen die Gesamtheit der französischen Bevölkerung genauso hyperinsulinisch (also fettleibig) wie die der angelsächsischen Länder sein wird.

Zusammenfassend können wir also sagen, dass man zunimmt, wenn man vor allem Kohlenhydrate mit hohem glykämischem Index (in Verbindung mit Fetten) zu sich nimmt.

Im nächsten Kapitel werden wir sehen, wie wir uns der überschüssigen Pfunde ein für allemal entledigen können, denn genau darauf zielt die Montignac-Methode ja ab.

KAPITEL 4

DIE METHODE

Jetzt kommen wir zum eigentlichen Thema. Die vorherigen Kapitel erschienen Ihnen möglicherweise etwas langatmig, da Sie ungeduldig auf die eigentliche Methode warteten, um dann unverzüglich die neuen Prinzipien anzuwenden, die Sie zu Ihrem Ziel führen: *abnehmen, nie mehr zunehmen* und dabei gesellschaftlich und beruflich weiterleben wie bisher.

Ich weise aber ausdrücklich darauf hin, dass die Lektüre der vorangegangenen Kapitel *absolut unerlässlich* ist, um die Umsetzung der Prinzipien auch richtig zu verstehen und erfolgreich anzuwenden. Man muss die zugrunde liegenden Mechanismen kennen und sich von überholten Vorstellungen wie der Kalorien-Theorie für immer verabschieden.

Die Methode wird in zwei Schritten beschrieben:

1. *Die eigentliche Gewichtsabnahme erfolgt in der Abnahmephase, die in diesem Kapitel erklärt wird.*
2. *Das Halten des Gewichts, das heißt die Stabilisierungsphase, wird im folgenden Kapitel dargelegt.*

PHASE I:

DIE GEWICHTSABNAHME

Wenn man ein ehrgeiziges Projekt durchführen möchte, muss man sich zuerst ein Ziel setzen. Lesen Sie dazu in Kapitel 12, wie Sie Ihren BMI (Body Mass Index) berechnen können.

Sie müssen also feststellen, wie viele überflüssige Pfunde Sie auf die Waage bringen. Dabei sollten Sie aber in Betracht ziehen, dass jeder Organismus anders funktioniert. Sie müssen auch andere Faktoren wie das Geschlecht, Alter, Erbgut sowie die Ernährungsgewohnheiten und Diäten in der Vergangenheit mit einbeziehen.

Deswegen ist es schwierig zu sagen, wie viel Sie pro Woche abnehmen werden. Die einen werden ein Kilo abnehmen, die anderen etwas weniger. Bei vielen wird es so sein, dass sie am Anfang schnell viel abnehmen werden und dann nur noch langsam. Seien Sie also nicht besorgt, wenn es bei Ihnen länger dauert als bei jemand anderem in Ihrem Umfeld.

Vielleicht haben Sie auch schon eine mehr oder weniger genaue Vorstellung davon, wie viel Sie abnehmen möchten. Aus Erfahrung weiß ich, dass viele von Ihnen schon sehr glücklich wären, wenn sie 4 oder 5 kg abnehmen würden (obwohl Sie vielleicht 10 oder 12 kg Übergewicht haben).

Fordern Sie sich ruhig noch etwas mehr! In Ihrem Privat- und Berufsleben stecken Sie sich sicherlich ehrgeizige Ziele. Tun Sie das auch im Hinblick auf Ihre Linie.

In Kapitel 12 erfahren Sie Ihr Idealgewicht und können so Ihr Übergewicht berechnen.

NAHRUNGSMITTEL, VOR DENEN MAN SICH BESONDERS IN ACHT NEHMEN SOLLTE

Das Grundprinzip der Montignac-Methode besteht darin, das glykämische Resultat der Mahlzeit so niedrig wie möglich zu halten und sich dabei ausgewogen zu ernähren, also Kohlenhydrate in normalen Mengen zu sich zu nehmen.

Die Kohlenhydrate werden allerdings entsprechend ihrem glykämischen Index ausgewählt.

Bevor wir lernen, die richtige Auswahl zu treffen, sollten wir uns genauer ansehen, weshalb man sich vor einigen Kohlenhydraten hüten muss.

Zucker

Zucker ist der Spitzenreiter der „schlechten Kohlenhydrate".

Er müsste eigentlich immer mit dem Totenkopfsymbol gekennzeichnet sein. *Denn Zucker kann ein gefährliches Produkt sein*, wenn er in zu großen Mengen verzehrt wird, was leider bei den meisten Menschen, insbesondere bei Kindern, der Fall ist.

Ich habe ihm ein ganzes Kapitel gewidmet, denn Sie sollten von seinem verheerenden Einfluss in der Ernährung und den Folgeerscheinungen überzeugt sein, nicht nur bei Übergewicht, sondern auch im Hinblick auf Müdigkeit (siehe Kapitel über Hypoglykämie), Diabetes, Karies und koronare Herzerkrankungen.

Einige von Ihnen werden vielleicht von dieser Aussage irritiert sein und denken, dass Zucker unentbehrlich ist.

Das ist er nicht! Der beste Beweis dafür ist, dass der Mensch Zehntausende von Jahren ohne Zucker auskommen musste und es ihm dabei nicht schlechter ging, ganz im Gegenteil.

Zucker war noch vor weniger als zwei Jahrhunderten ein Luxusartikel, zu dem die Mehrheit der Bevölkerung keinen Zugang hatte. Da er heutzutage übermäßig konsumiert wird, richtet er vielleicht indirekt ebenso viel Unheil an wie Alkohol und Drogen zusammen.

Nun werden Sie sich fragen: Wenn man Zucker ganz weglässt, wie bleibt dann die notwendige Mindestkonzentration im Blut erhalten?

Gute Frage!

Wie Sie in den vorhergehenden Kapiteln gelesen haben, braucht der Körper Glucose (ein Energiesubstrat) und keinen Zucker. Obst, Vollkornprodukte, Hülsenfrüchte und Getreide liefern diese Glucose. Wenn es zu vorübergehendem Glucosemangel kommt (z. B. beim Sport), kann der Körper bei Bedarf andere Energieformen nutzen, zum Beispiel die Fettreserven. Essen Sie also keinen Zucker mehr!

Entweder Sie verzichten von Anfang an auf den süßen Geschmack (herzlichen Glückwunsch!) oder Sie ersetzen ihn vorübergehend durch künstlichen Süßstoff. [1]

Brot

Brot hätte man ein ganzes Kapitel widmen können, da es so viel zu dem Thema zu sagen gibt: Gutes zu dem „guten Brot", das heutzutage leider selten geworden ist, insbesondere aber viel Schlechtes zu dem enttäuschenden Produkt, das mittlerweile in den meisten Bäckereien verkauft wird.

Herkömmliches Brot wird mit ballaststoffarmem Mehl hergestellt und entbehrt daher aller ernährungsphysiologisch wichtigen Substanzen, die für einen normalen Stoffwechsel erforderlich sind.

(AdV: Der Ausmahlungsgrad entspricht dem Gewichtsanteil des beim Vermahlen von Getreide erzielten Mehls in Prozent vom Ausgangsgewicht des Getreides. Vollkornbrot hat einen Ausmahlungsgrad von 100 %. Man spricht daher auch von ballaststoffreichem Mehl, im Gegensatz zum ballaststoffarmen Mehl bei Auszugs-, Fein oder Weißmehl.

Die Mehltypen geben den mittleren Mineralstoffgehalt in mg pro 100 g Mehl-Trockensubstanz an. Die Mehltype 405 hat demnach einen mittleren Nährstoff-

---

1 Siehe Kapitel 9 über Zucker

gehalt von 405 mg pro 100 g Trockensubstanz. Die Mehltypen stehen in Beziehung zum Ausmahlungsgrad.

Je höher der Ausmahlungsgrad, desto mehr mineralstoffreiche Randschichten enthält das Mehl, um so höher ist der Mineralstoffgehalt und damit die Mehltype und desto dunkler ist die Farbe.)

Je weißer das Brot ist, desto mehr ist es also ein schlechtes Kohlenhydrat.

Sie sollten ausschließlich Vollkornbrot verzehren, das aufgrund seines hohen Ballaststoffgehalts einen niedrigeren glykämischen Index hat. (In Deutschland ist bei der Herstellung von Vollkornbrot ein 10%iger Zusatz von niedrig ausgemahlenen helleren Mehltypen erlaubt, d.h. der Vollkornanteil beträgt mindestens 90%.) Der glykämische Index liegt bei 50.

100%iges Vollkornbrot[2], das nach altem Rezept mit Vollkornmehl aus biologischem Anbau gebacken wird, hat einen glykämischen Index von 40.

Es macht also weniger dick, da es zu einem weniger hohen Glykämieanstieg kommt.

So gut das Brot auch ist, während der zwei Hauptmahlzeiten sollten Sie darauf verzichten. Sein glykämischer Index ist zwar niedrig, aber immer noch zu hoch (> 35). Außerdem steigt (in Phase I) mit zunehmender Kohlenhydratmenge pro Mahlzeit selbst bei niedrigen glykämischen Indexen auch das Risiko des Insulinämieanstiegs[3]. Wenn man bereits ein anderes stärkehaltiges Nahrungsmittel wie Spaghetti oder Linsen in beträchtlichen Mengen verzehrt, sollte man kein Brot dazu essen. Außerdem muss Brot mit einem glykämischen Index von 40 aus 100% Vollkornmehl (**ungesiebt**) bestehen, sollte möglichst grob gemahlen sein und ganze Körner enthalten.

Zum Frühstück hingegen kann man wie gewohnt Brot essen (das wird sogar sehr empfohlen), was wir später noch genauer sehen werden.

STÄRKEHALTIGE NAHRUNGSMITTEL

Diese komplexen (mehligen) Kohlenhydrate bestehen vor allem aus Stärke. Einige wie Linsen oder Erbsen führen zu niedriger Glykämie, sind also gute Kohlenhydrate. Andere dagegen, zum Beispiel Kartoffeln, sind Kohlenhydrate mit hohem glykämischem Index. Daher müssen sie in Phase I gemieden werden.

---

2 In 100 g Vollkornbrot sind 90 mg Magnesium, in Weißbrot nur 25 mg enthalten.
3 Insulinämie = Insulinspiegel.

Kartoffeln

Beginnen wir mit einem kleinen geschichtlichen Exkurs: Als die Kartoffel 1540 von den Seefahrern aus der Neuen Welt mitgebracht wurde, lehnten die Franzosen die Knolle kategorisch ab, da sie ihrer Meinung nach nur als Schweinefutter verwendet werden konnte. Kartoffeln schmeckten ihnen so schlecht, dass sie sich weigerten, sie zu essen, anders als die Germanen, Skandinavier und Iren, die sich eher mit ihnen anfreunden konnten. Man muss dazu sagen, dass die nordischen Völker keine große Wahl hatten, da es häufig nichts anderes zu essen gab.

Mehr als zwei Jahrhunderte straften die Franzosen die „Schweineknolle" mit Verachtung. Erst nach der Veröffentlichung von Parmentiers *Abhandlung über den Anbau und die Verwendung der Kartoffel* im Jahr 1789 stand die Knolle auch in Frankreich auf dem Speiseplan. Hinzu kam die damalige Hungersnot, die viele Franzosen zwang, die Knolle nicht länger zu verschmähen.

In rohem Zustand ist die Kartoffel ohne Zweifel reich an Vitaminen und Mineralsalzen. Leider enthält sie resistente Stärke, die der Mensch nicht verdauen kann. Im Gegensatz zum Schwein hat er nämlich nicht die richtigen Verdauungsenzyme dafür.

Daher müssen wir Kartoffeln vor dem Essen kochen. Zwar kann die Kartoffel durch den Garvorgang besser verdaut werden, gleichzeitig wird aber auch die Stärke verändert, was katastrophale Stoffwechseleffekte mit sich bringt.

Alle in den letzten zwanzig Jahren durchgeführten Studien über Kartoffeln zeigen, dass sie ein großes Hyperglykämie-Potential haben.

Der hohe glykämische Index der Kartoffel macht sie zu einem der „schlechtesten" Kohlenhydrate. Der glykämische Index von Salzkartoffeln liegt bei 70, was dem von Zucker entspricht. Die Zubereitungsmethode kann den Index allerdings stark verändern. Bei Kartoffelpüree beläuft er sich auf 90 und bei Pommes frites oder Kartoffelauflauf sogar auf 95.

Der Index kann auf 65 gesenkt werden, wenn Kartoffeln mit der Schale gekocht werden. So wurden sie auch früher meistens zubereitet. Dazu gab es Gemüse, also Ballaststoffe, die dazu beitrugen, das glykämische Resultat der Mahlzeit zu senken.

Heutzutage werden Kartoffeln vor allem in ihren hyperglykämischen Formen (frittiert oder gebacken) verzehrt und normalerweise zu Fleisch, das heißt gesättigten Fetten gereicht. Nach dem Verzehr kommt es zu Hyperinsulinismus, der wiederum zu Gewichtszunahme führt, und zwar umso stärker, je fetter das Fleisch der Mahlzeit ist.

Steak mit Pommes frites ist also ein Sakrileg!

Ich weiß sehr wohl, was es bedeutet, auf Kartoffeln zu verzichten, aber das ist der Preis, den Sie zahlen müssen, um zum Ziel zu gelangen. Ist das angestrebte Ergebnis erst erreicht, werden Sie den Verzicht nicht bereuen.

Außerdem sollten Sie wissen, dass Fritierfett häufig viele gesättigte Fettsäuren enthält, die ein beträchtliches Risiko für Herz und Kreislauf bergen.

Wenn Sie in Phase II sind, können Sie ausnahmsweise ab und an Pommes frites essen – nicht weil Sie schwach werden, sondern weil Sie sich bewusst dafür entscheiden. Wenn man sein Idealgewicht erreicht hat, kann man sich für alles entscheiden, aber nicht um jeden Preis. Diese Entscheidung erfolgt dann im Rahmen der sogenannten Ausnahmen.

Wenn Sie im Restaurant Fleisch bestellen, sollten Sie automatisch fragen, welche Beilagen es gibt. In neun von zehn Fällen laufen Sie nämlich leider Gefahr, dass Ihr Fleisch mit Reis oder Kartoffeln serviert wird. Bestellen Sie also grüne Bohnen, Tomaten, Spinat, Auberginen, Sellerie, Blumenkohl, Zucchini oder sogar Linsen. Wenn es unglücklicherweise als Beilage nur schlechte Kohlenhydrate gibt, dann nehmen Sie einfach einen Salat.

Zu Hause sollten Sie als Beilage zu Fleisch auch immer Gemüse reichen.

Karotten

Die Stärke von Karotten ist wie die von Kartoffeln besonders wärmeempfindlich. Daher sind gekochte Karotten „schlechte" Kohlenhydrate und rohe Karotten „gute" Kohlenhydrate. Rohe Karotten haben einen sehr niedrigen glykämischen Index von 30 und sind in dieser Form nur zu empfehlen.

Durch das Garen wird die Stärke verändert, was dazu führt, dass das Hyperglykämie-Potential stark ansteigt. Der glykämische Index liegt bei 85.

Wenn man Gewicht verlieren möchte, sollte man also keine gekochten Karotten essen.

Paradoxerweise nimmt man ab, wenn man rohe Karotten verzehrt, vor allem in geriebener Form oder als Salat. Im Gegensatz zu Kartoffeln sind rohe Karotten gut verdaulich.

Reis

Die meisten traditionellen asiatischen Reissorten (vor allem Langkornreis) wie zum Beispiel Basmatireis haben einen glykämischen Index von ca. 50.

Die in den westlichen Industrieländern angebauten ertragreichen Arten haben dagegen höhere glykämische Indexe. Je klebriger der Reis ist, desto höher ist sein glykämischer Index. Das gilt auch für Schnellkochreis.

Wie bei Karotten und Kartoffeln beeinflusst die Garmethode das Glykämie-Potential von Reis. Je länger Reis gekocht und je mehr Wasser zum Kochen verwendet wird, desto eher geliert er, wodurch der glykämische Index ansteigt.

Deswegen sollte man Reis immer nach asiatischer Art zubereiten, indem man zwei Teile Wasser auf einen Teil Reis verwendet und den Reis nach kurzem Aufkochen ohne weitere Wärmezufuhr aufquellen lässt.

Die industrielle Verarbeitung sowie langes Kochen von Reis steigern seinen glykämischen Index. Das trifft auf Schnellkochreis (85), Reispudding (85) oder Puffreis (85) zu.

Die Zerstörung der Reisstärke (und damit der Anstieg des Glykämie-Potentials) kann am besten vermieden werden, wenn man Naturreis und vor allem Langkornreis verwendet.

Den gibt es aber nicht immer im Restaurant.

Indianischer Wildreis ist gar kein Reis, sondern eine Haferart. Er kann uneingeschränkt verzehrt werden, da sein glykämischer Index bei 35 liegt.

Mais

Mais wurde von den amerikanischen Ureinwohnern über Jahrtausende angebaut. Der ursprüngliche (indianische) Mais, dessen verschiedene Arten noch in Landwirtschaftsmuseen zu besichtigen sind, hatte einen niedrigen glykämischen Index, da er viele lösliche Ballaststoffe enthielt.

Nach der Entdeckung der Neuen Welt bauten die westlichen Zivilisationen Mais für den Eigenbedarf, vor allem aber als Futtermittel an. Mit besonderen Züchtungen wollten sie den Ertrag steigern.

Im Laufe einiger Jahrzehnte hat sich der glykämische Index von modernem Mais fast verdoppelt (70).

Wie wir bereits bei anderen Lebensmitteln gesehen haben, ist auch die Stärke von Mais so empfindlich, dass sich ihre Struktur durch Verarbeitung verändern kann. Durch die Verarbeitung von Mais zu Cornflakes oder zu Popcorn (die am meisten verzehrten Maisprodukte in den USA) ist der glykämische Index somit von 70 auf 85 gestiegen.

Die modernen Maisarten enthalten sehr viel weniger Nährstoffe als die traditionellen Arten. Außerdem müssen sie ständig bewässert werden, was zu

einem Absinken des Grundwasserspiegels geführt hat und damit auch ein öko-
logisches Problem darstellt.

In Europa baut man Mais seit Jahrhunderten an, isst ihn jedoch erst seit
einigen Jahrzehnten. In der Vergangenheit wurde Mais fast ausschließlich als
Viehfutter verwendet.

Vor fünfzig Jahren fand man in Frankreich noch keine einzige Dose Mais,
da er den Tieren vorbehalten war. Erst durch den amerikanischen Einfluss in
der Nachkriegszeit haben die Franzosen Mais allmählich in ihren Speiseplan
aufgenommen.

Teigwaren

Bekanntlich werden Teigwaren aus Weißmehl hergestellt. Deswegen haben
Sie wahrscheinlich auch erwartet, dass ich von ihnen abrate. Sie werden sicher überrascht sein, dass das nicht der Fall ist. Im Laufe der Jahre bin ich zu
der Überzeugung gelangt, dass **zumindest einige Sorten** nicht nur nicht dick
machen, sondern sogar beim Abnehmen helfen.

Das muss ich aber genauer erklären.

Zuerst muss man wissen, dass echte Teigwaren aus Hartweizen bestehen
müssen, während Brot aus Weichweizen hergestellt wird.

Der Unterschied besteht darin, dass Hartweizen mehr Eiweiß und mehr Ballaststoffe enthält (selbst bei ballaststoffarmem Mehl), was dazu beiträgt, den
glykämischen Index zu senken.

Außerdem muss man wissen, dass einige Teigwaren (vor allem Spaghetti)
pastifiziert werden. Bei der Pastifizierung handelt es sich um einen mechani-
schen Prozess, bei dem Teigwaren mit sehr hohem Druck extrudiert werden.
Durch dieses Verfahren bildet sich eine Schutzschicht um die Teigwaren, was
die Gelierung der Stärke während des Kochens einschränkt, vorausgesetzt,
dass die Kochzeit so kurz wie möglich ist (*al dente,* wie die Italiener sagen),
also höchstens 5 bis 6 Minuten.

Fassen wir zusammen:

Weiße pastifizierte Teigwaren (Spaghetti) haben bei einer durchschnittli-
chen Kochzeit (8 bis 12 Minuten) aufgrund der Eigenschaften von Hartweizen und dem Pastifizierungsverfahren einen niedrigen glykämischen Index
(50). Ist die Kochzeit länger (12 bis 16 Minuten), steigt der Index auf 55. Ist
die Kochzeit kürzer (5 bis 6 Minuten), ist der GI viel niedriger (45).

Das Erkalten der Teigwaren reduziert den glykämischen Index noch zusätzlich (Rückbildung der Stärke).

So kommt es, dass pastifizierte Hartweizenspaghetti, die *al dente* gekocht sind, einen glykämischen Index von 40 haben, wenn sie kalt (z. B. als Salat) verzehrt werden.

Bei Vollkornteigwaren liegt der glykämische Index unter den oben genannten Bedingungen noch ungefähr 5 Punkte niedriger.

Was wir eben gesagt haben, gilt nicht für Teigwaren, die aus Weichweizen bestehen, und noch weniger für nicht pastifizierte Teigwaren wie Bandnudeln, Makkaroni, Lasagne und Ravioli.

Deswegen muss man **bei der Auswahl der Teigwaren besonders vorsichtig sein**. In einigen Ländern wie Frankreich muss der Nudelhersteller Hartweizen verwenden. In den nordeuropäischen Ländern ist das nicht der Fall. Dort werden häufig Teigwaren aus Weichweizen angeboten. Außerdem ist es nicht einfach zu überprüfen, ob die Teigwaren pastifiziert worden sind, da der Hersteller nicht zu einer Angabe auf der Verpackung verpflichtet ist. **Spaghetti werden immer pastifiziert.**

Tagliatelle dagegen werden nicht systematisch pastifiziert. Je dünner sie sind (wenn sie industriell hergestellt wurden), desto eher sind sie pastifiziert worden. Hüten Sie sich vor frischen Teigwaren, die in manchen Restaurants angeboten werden, da sie nicht pastifiziert werden, sondern mit einer kleinen Maschine hergestellt werden, die aus einem hausgemachten Teig (ähnlich wie Pizzateig) schmale Streifen ausschneidet.

Empfehlenswert sind hingegen chinesische Glasnudeln, die aus Sojamehl oder Mungobohnenmehl mit einem sehr niedrigen glykämischen Index bestehen. Da sie außerdem pastifiziert und nur ganz kurz gekocht werden, sind sie das Nonplusultra unter den „Nudeln" mit niedrigem glykämischem Index.

Gewöhnen Sie sich also an, Spaghetti (so dünn wie möglich) *al dente* mit unterschiedlichen Saucen (Tomaten-, Champignon-, Currysauce) oder Salat (als Vorspeise) zu essen.

HÜLSENFRÜCHTE

Ein Fettleibiger erzählte mir einmal: „Ich esse niemals Linsen oder Bohnen, weil meine Frau sagt, dass sie Stärke enthalten und damit dick machen". Statt dessen aß er viele Kartoffeln, was, wie Sie sich vorstellen können, nicht viel half. Er hatte natürlich unrecht, da einige Hülsenfrüchte zur Gewichtsabnahme beitragen können. Das gilt für Trockenbohnen, Kichererbsen und vor allem für Linsen. Grüne Linsen und Trockenerbsen haben mit 22 sogar einen niedrigeren Index als grüne Bohnen.

OBST

Obst ist eine heilige Kuh. Würde ich die Empfehlung wagen, es vom Speiseplan zu streichen, dann würden viele von Ihnen vor lauter Empörung das Buch an dieser Stelle zuklappen.

Denn Obst ist in unserer Kultur ein Symbol. Es steht für Vitalität, Reichtum und Gesundheit. Ich beruhige Sie gleich, wir werden Obst nicht weglassen, da es unersetzlich ist. Wir müssen es nur anders essen, um alle Vorteile zu nutzen und gleichzeitig die Nachteile (Blähungen) zu vermeiden.

Obst enthält Kohlenhydrate (Glucose, Saccharose und vor allem Fructose), aber auch Ballaststoffe, die den glykämischen Index senken und so die Absorption von Zucker reduzieren.

Äpfel und Birnen enthalten besonders viel Pektin (löslicher Ballaststoff), durch das der Glykämieanstieg begrenzt werden kann.

Die Energie von Obst kann von den Muskeln einfach genutzt werden und wird daher kaum als Fettreserve gespeichert.

(Frisches) Obst sollte aber vorzugsweise auf nüchternen Magen verzehrt werden.

Diese Empfehlung hat wenig mit Gewichtsabnahme und mehr mit Verdauung zu tun. Isst man Obst nämlich wie gewohnt am Ende der Mahlzeit, kann es zu Verdauungsbeschwerden kommen. Gerade ältere Menschen reagieren darauf besonders empfindlich, Kinder sehr viel weniger. Bei Erwachsenen hängt alles von der individuellen Empfindlichkeit ab. Was ist der Grund dafür?

Die Verdauung beginnt mit dem Kauen im Mund und endet im Dünndarm. Obst sollte den Magen also schnell passieren.

Wird Obst nach eiweiß-fetthaltigen Lebensmitteln wie Fleisch oder Käse verzehrt, wird es so lange im Magen blockiert, bis die Eiweiße und Fette verdaut werden, obwohl es eigentlich schnell in den Darm übergehen sollte.

Das Obst wird also im Magen eingeschlossen und fängt in dem warmen und feuchten Milieu an zu gären, wobei es sogar zu einer leichten Alkoholbildung kommen kann. Die gesamte Verdauung kann darunter leiden (Blähungen).

Obst muss also pur gegessen werden!

Diese Regel sollte man vielleicht in der Schule lernen, obwohl der Organismus von Kindern noch besser reagieren kann. Erwachsene und vor allem ältere Menschen sollten am Ende einer Mahlzeit kein Obst essen.

Wann soll man es also verzehren?

Immer dann, wenn man nüchtern ist. Zum Beispiel morgens vor dem Frühstück. Sie sollten 15 Minuten warten, bevor Sie etwas anderes essen, damit das Obst den Magen ungestört passieren kann.

Man kann es aber auch spät abends vor dem Zubettgehen essen. Das heißt mindestens drei Stunden nach dem Ende des Abendessens.

Auch nachmittags kann man ein Stück Obst essen, vorausgesetzt, dass der zeitliche Abstand zum Mittag- bzw. Abendessen lang genug ist.

Da aber jede Regel ihre Ausnahme hat, gibt es auch bei den Obstsorten Ausnahmen, die wegen ihrer geringen Zuckerkonzentration fast kein Gärungspotential haben. Das ist bei Erdbeeren, Himbeeren, Brombeeren, roten Johannisbeeren und Heidelbeeren der Fall, die Sie problemlos am Ende einer Mahlzeit essen können.

Auch **gekochtes** Obst können Sie am Ende einer Mahlzeit essen, da es nicht mehr im Magen gärt. Man darf aber nicht vergessen, dass durch das Garen das meiste Vitamin C verloren geht.

Zitrone gärt auch nicht, man kann also jederzeit ihren Saft (ungezuckert) trinken oder ihn zum Würzen (auf Fisch oder in Salatsaucen) verwenden.

Ich werde den Abschnitt über Obst mit einem zusätzlichen Hinweis abschließen. Wann immer möglich, sollten Sie Obst mit Schale essen, nachdem Sie es sorgfältig gewaschen haben. Die Schale enthält viele Ballaststoffe und häufig die höchste Vitaminkonzentration.

Außerdem hat das Mitessen der Schale den Vorteil, dass der glykämische Index von Obst noch gesenkt wird. Sie werden also besser abnehmen, wenn Sie diese Regel beachten.

Zu den wichtigen Lebensmitteln gehören auch Getränke, vor allem alkoholische.

ALKOHOLISCHE GETRÄNKE

Alkohol macht dick! Das glauben Sie, weil man es Ihnen gesagt hat. Man hat Ihnen vielleicht sogar ein schlechtes Gewissen eingeredet, indem man all Ihre überflüssigen Pfunde auf die alkoholischen Getränke geschoben hat. die Sie regelmäßig trinken. Wir wollen versuchen, diese Frage objektiv zu klären.

Es ist wahr, dass Alkohol zur Gewichtszunahme beitragen kann, wenn er in übermäßigen Mengen genossen wird. Hält man jedoch Maß, so kann er neutral sein. In der Gewichtsabnahme-Phase sollten Sie Ihren Alkoholkonsum auf ein kleines Glas (0,1 l) Wein beschränken, das am Ende der Mahlzeit getrunken wird. Will man auf Nummer Sicher gehen, sollte man auch auf diese kleine symbolische Dosis verzichten, um nicht in Versuchung zu geraten, mehr zu trinken.

Wir werden sehen, dass es aber ohne weiteres möglich ist, zwei oder drei Gläser Wein pro Tag zu trinken, wenn Sie abgenommen haben, ohne dabei wieder zuzunehmen.

Alkohol liefert Energie, die vorrangig vom Organismus genutzt wird. Während dieser Zeit wird der Körper also nicht dazu neigen, seine Fettreserven als Brennstoff zu nutzen. So wird die Abnahme blockiert. Das passiert vor allem, wenn man nüchtern ist.

Befinden sich im Magen bereits Eiweiße und Fette (Fleisch, Fisch, Käse), dann geht der Alkohol sehr viel langsamer in den Organismus über und trägt damit wenig zur Bildung von Fettreserven bei.

Den Aperitif müssen Sie dagegen aufgeben. Wenn Sie unbedingt mit Ihren Gästen trinken müssen, dann wählen Sie ein alkoholfreies Getränk wie Tomatensaft oder Mineralwasser.

Der einzig edle Aperitif ist meiner Meinung nach ein Glas guter Champagner, Crémant oder guter Wein. Lassen Sie aber um Himmels Willen nicht zu, dass man (meist um die mittelmäßige Qualität des Weins oder Champagners zu verdecken) Cassis-Likör oder andere seltsame Sirupe hinzufügt – Mischungen, mit der jeder seine Originalität unter Beweis stellen will.

Wenn Sie nicht anders können, dann akzeptieren Sie als Aperitif ein Glas Champagner, *trinken Sie es aber auf keinen Fall auf nüchternen Magen.* Essen Sie zuerst einige Häppchen. Sie werden sehr schnell lernen, die richtigen zu erkennen. Untersagt sind: Chips, Salzgebäck, Kanapees mit Toastbrot ...

Erlaubt sind: Oliven, Käse, bestimmte Wurst (z. B. getrocknete Salami) oder Fisch (z. B. geräuchert).

Zwei bis drei Käsewürfel oder eine Scheibe Wurst genügen, um den Pylorus (Schließmuskel, der sich zwischen dem Magen und dem Dünndarm befindet) zu schließen und so den Übergang des Alkohols ins Blut zu verzögern.

In Phase I sollten sie jedoch versuchen, ganz auf den Aperitif zu verzichten, da in dieser Phase die Grundregeln der Methode konsequent angewandt werden müssen, um eine wirksame Gewichtsabnahme zu gewährleisten.

DIGESTIF

Ziehen Sie einen Schlussstrich unter alle Branntweine. Weinbrände und viele Korn- und Obstschnäpse sind köstlich (wenn man sie verträgt), aber in jeder Beziehung schlecht für Ihre Linie.

Vielleicht schätzen Sie den Digestif aber nur wegen seiner vermeintlich ver-
dauungsfördernden Wirkung. Ich versichere Ihnen, dass Sie selbst nach einem
üppigen Mahl keine Verdauungsprobleme mehr haben werden, wenn Sie die
in diesem Buch beschriebenen Ernährungsprinzipien anwenden.

BIER

Auch Bier ist ein Getränk, das man nur in geringen Mengen genießen sollte.
Seine Nebenwirkungen sind nur allzu bekannt: Aufgedunsenheit, Gewichtszunahme (vor allem, wenn es außerhalb der Mahlzeiten getrunken wird),
schlechter Atem, Verdauungsstörungen trotz Arbeit der Diastasen (wichtige
Enzyme, deren Aufgabe darin besteht, die Verdauung zu aktivieren).

Man muss mit Bier also vorsichtig sein, da es Alkohol, aber vor allem ein
Kohlenhydrat (Maltose) enthält, dessen glykämischer Index sehr hoch ist (110).

Außerdem begünstigt die Verbindung von Alkohol und Zucker das Auftreten von Hypoglykämie, einer Ursache für Müdigkeit und damit für Leistungs-
minderung (siehe Kapitel 6 über Hypoglykämie). Wenn Sie bisher viel Bier
getrunken haben, sollten Sie Ihren Verbrauch stark einschränken, vor allem
außerhalb der Mahlzeiten. Während der Mahlzeit können Sie eventuell maximal 0,2 l trinken, müssen dabei aber wissen, dass Sie effizienter abnehmen
könnten, wenn Sie in Phase I bereit wären, darauf zu verzichten.

WEIN

Wir haben bereits vom Wein gesprochen, aber es lässt sich noch manches
Interessante über ihn sagen.

Seit Beginn der achtziger Jahre haben viele wissenschaftliche Studien gezeigt, dass Wein (vor allem Rotwein) unbestrittene gesundheitsfördernde und
präventive Qualitäten aufweist.

Ein mäßiger, aber regelmäßiger Weingenuss kann das Risiko von Herz-Kreislauf-Erkrankungen senken. Das in den Studien beschriebene "French Paradox"
besteht darin, dass das Herzinfarktrisiko der Franzosen nur ein Drittel so hoch wie
das der Amerikaner ist, eben weil die Franzosen elfmal mehr Wein trinken.

1995 wurde belegt, dass die wohltuende Wirkung von Wein vor allem auf
die enthaltenen Antioxidantien zurückzuführen ist: die hochwirksamen Poly-

phenole. Es wurde sogar bewiesen, dass einige dieser Polyphenole im Zuge eines mäßigen Weinkonsums vorbeugend gegen bestimmte Krebsarten und sogar die Alzheimerkrankheit wirken.

Uns interessiert hier besonders, ob Weinkonsum zu einer Gewichtszunahme führt.

Wir haben bereits gesagt, dass übermäßiger Wein- bzw. Alkoholgenuss dick machen kann. Zwei bis drei Gläser wirken dagegen mehr oder weniger neutral.

Ein kleines Glas Wein (0,1 l) am Ende der Mahlzeit könnte nach der Meinung einiger Experten sogar positive Auswirkungen auf die Insulinsekretion haben.

Wenn Sie genug Willensstärke besitzen, sich an diese kleinen Mengen zu halten, wird die Effizienz der Gewichtsabnahme dadurch allenfalls noch gesteigert. Wenn das nicht so ist, sollten Sie während der gesamten Gewichtsabnahme Phase I lieber auf Wein verzichten.

Wir werden später sehen, dass Sie in Phase II Wein trinken können, ohne dass sich das negativ auf Ihr Gewicht auswirkt. Der Weingenuss muss jedoch geschickt mit dem Verzehr der Kohlenhydrate abgestimmt werden.

Wenn Sie in Phase I sind, in der die Prinzipien streng befolgt werden müssen, wird es Ihnen vielleicht schwerfallen, an einem Familienfest oder einem Treffen mit Freunden teilzunehmen, ohne einen Tropfen Wein zu trinken. Wenn Sie nämlich verkünden, dass Sie nicht trinken, kann das für die anderen unangenehm sein.

Ich empfehle Ihnen daher Folgendes: Lassen Sie Ihr Glas füllen und greifen Sie nach ihm, als ob Sie normal trinken würden. Benetzen Sie die Lippen statt zu trinken. Kurzum: Tun Sie so als ob, was nicht einfach ist; da gebe ich Ihnen Recht.

Ich habe diese Methode mehrere Wochen angewandt und glauben Sie mir: Niemand hat bemerkt, dass ich nicht „mitgemacht" habe.

Genauso hat auch nie jemand bemerkt, dass ich nicht einen Krümel Brot gegessen habe. Um so zu tun, greife ich immer nach meinem Stück Brot, lasse es aber gebrochen auf dem Tisch liegen. Ich nehme es nicht wirklich „zu mir".

Lassen Sie mich abschließend noch erwähnen, dass die Alkoholmenge in Essig unwesentlich ist. Sie können ihn also zum Würzen Ihrer Rohkost und Salate verwenden, es sei denn, Sie ziehen Zitrone vor.

KAFFEE

Manche denken, dass der aromatische italienische Espresso am schädlichsten sei. Sie irren sich, da der Koffeingehalt durch den Druck bei der Zubereitung nicht unbedingt höher, der Geschmack jedoch ausgeprägter ist.

Filterkaffee ist viel bedenklicher. Selbst wenn er vermeintlich schwach ist, enthält er viel Koffein.

Wenn das Abnahmeprogramm gelingen soll, muss man optimale Bedingungen schaffen. In diesem Zusammenhang muss man wissen dass Koffein zwar kein schlechtes Kohlenhydrat ist, jedoch vor allem bei Menschen, die unter starkem Hyperinsulinismus leiden, zu einer leichten Verstärkung der Insulinsekretion führen kann. Deswegen empfiehlt es sich, den Kaffeekonsum einzuschränken bzw. am Anfang ganz darauf zu verzichten.

Wenn Sie viel starken Kaffee trinken, so sicher deshalb, weil Sie sich durch seine anregende Wirkung wacher fühlen möchten.

Haben sie regelmäßig gegen elf Uhr morgens oder während der Verdauung am Nachmittag einen Leistungseinbruch, liegt das daran, dass Sie hypoglykämisch reagieren (siehe Kapitel 6 zu diesem Thema).

Trinken Sie also entkoffeinierten Kaffee oder allenfalls reinen Arabica-Kaffee, der viel weniger Koffein enthält.

Starker Kaffeekonsum ist wie Rauchen und Trinken eine Art Abhängigkeit, die sich im Laufe der Jahre entwickelt hat. Man muss ein für alle Mal davon loskommen. Wenn Sie den Willen haben, richtig abzunehmen, sollten Sie ihn auch für alle anderen notwendigen Ziele einsetzen.

Wenn Sie Ihr Ziel erreicht haben und Ihre Bauchspeicheldrüse wieder normal funktioniert, können Sie Ihre Mahlzeit von Zeit zu Zeit mit einem guten Espresso abschließen.

LIMONADEN UND ERFRISCHUNGSGETRÄNKE

Diese Getränke werden fast immer aus synthetischen Frucht- oder Pflanzenextrakten hergestellt und haben alle denselben großen Fehler: Sie enthalten viel Zucker (GI = 70).

Man sollte sie also wegen des hohen Zuckergehalts meiden, zumal die enthaltene künstliche Kohlensäure bei empfindlichen Menschen zu Aerophagie (krankhaftes Luftschlucken) führen kann.

Selbst wenn Erfrischungsgetränke mit natürlichen Extrakten hergestellt werden, sollte man sich vor ihnen hüten, da sie giftig sein können. So hat man in natürlichen Zitrusfruchtextrakten Spuren von schädlichen Substanzen wie Terpen gefunden.

Am schlimmsten sind Colagetränke, die man verbieten oder wie Zigarettenschachteln besonders kennzeichnen müsste: „Dieses Produkt gefährdet die Gesundheit ...".

Es ist auf jeden Fall bedauerlich, dass der Verbrauch von Colagetränken weltweit so stark angestiegen ist.

An dieser Stelle überlasse ich Doktor Emile-Gaston Peeters das Wort:

„Gegenwärtig enthalten die auf dem europäischen Markt vertretenen sogenannten Colagetränke pro 0,19 l (Inhalt einer kleinen Flasche) ungefähr 21 mg Koffein und 102 mg Phosphorsäure. Koffein hat eine stark anregende Wirkung. Phosphorsäure ist stark säuernd, und durch die hohe Phosphorkonzentration besteht das Risiko, dass das Verhältnis von Kalzium und Phosphor in der Nahrung gestört wird, was zu schwerwiegendem Kalziummangel in den Knochen führen kann. Schließlich müsste man sicher sein, dass die verwendete Phosphorsäure keine zu großen Spuren toxischer Schwermetalle enthält. Die Schlussfolgerung ist einfach: *Von dem Genuss sogenannter Colagetränke in der aktuellen Zusammensetzung muss Kindern und Jugendlichen ausdrücklich abgeraten werden.* Gut sind sie für niemanden.“

Diese Erklärung bedarf keines weiteren Kommentars.

Für Kinder und Erwachsene gilt dasselbe: keine Limonade, keine Erfrischungsgetränke und vor allem keine Colagetränke.

MILCH

Vollmilch ist ein komplexes Getränk, da sie sowohl Proteine als auch Kohlenhydrate (Lactose) und Fette enthält. Wir werden später noch sehen, dass Milchfette (gesättigt) eher schlecht sind. Daher sollte man lieber entrahmte Milch verwenden. Ich ziehe Milchpulver vor, das man höher als angegeben dosieren kann und so eine cremige, eiweißhaltige Flüssigkeit erhält, die den Abnahmeprozess unterstützen kann.

Außerdem empfehle ich immer wieder Magerquark, der aufgrund seines hohen Eiweiß- und niedrigen Kohlenhydratgehalts (5 g pro 100 g) sehr gesund ist. Sie sollten aber immer abgetropften Quark verwenden, um so möglichst wenig Lactose (Molke) zu sich zu nehmen. Cremig gerührte, industriell homogenisierte Quarkzubereitungen sollten Sie also meiden.

Das beste Milchprodukt ist der aufgrund seiner Milchfermente sehr gesunde Joghurt (mager oder fettarm).

FRUCHTSÄFTE

Was wir vorhin über Obst gesagt haben, gilt auch für frische Fruchtsäfte, das heißt Säfte, die man direkt vor dem Verbrauch gepresst hat.

Fruchtsäfte haben jedoch einen höheren glykämischen Index als die Früchte, aus denen sie bestehen, aus dem einfachen Grund, weil sie kein Fruchtfleisch, das heißt keine Ballaststoffe, enthalten. Daher kann Fruchtsaft (außer Zitronensaft) die Glykämie erhöhen. Sie sollten deswegen in der Abnahmephase lieber Obst essen.

Handelsübliche Fruchtsäfte, selbst die mit 100 % Fruchtgehalt und ohne Zucker, haben viel weniger Vitamine und Ballaststoffe als frisch gepresster Fruchtsaft. Außerdem enthalten sie zu viel Säure. Sie sollten also nur ausnahmsweise getrunken werden.

DURCHFÜHRUNG VON PHASE I
(GEWICHTSABNAHME)

Phase I der Methode ist einfach umzusetzen. Um allerdings wirklich erfolgreich zu sein, muss man die *Grundelemente des Systems* vollständig verinnerlicht haben.

Aus Erfahrung weiß ich, dass das nicht allen gelingt.

Oft sind in unserem Unterbewusstsein überkommene Vorstellungen schon so verankert, dass sie einer kulturellen Konditionierung gleichkommen. Die hier entwickelten einfachen Gedanken und elementaren wissenschaftlichen Prinzipien sind leider nur in einigen wenigen Arztpraxen auf Zustimmung gestoßen. Sie dürfen also nicht darauf bauen, dass Ihr Umfeld Sie in Ihrem Vorhaben unterstützt.

Zum einen müssen Sie die grundlegenden Stoffwechselvorgänge beachten, die Sie in den vorangegangenen Kapiteln kennen gelernt haben. Zum anderen müssen Sie, um möglichst effizient zu sein, auch einige Regeln anwenden, die sich aus dem gesunden Menschenverstand ergeben.

Eine der Regeln besagt, dass Sie niemals eine Mahlzeit auslassen sollten (vor allem nicht das Mittagessen), da der Körper sonst dazu neigt, bei der folgenden Mahlzeit anormale Fettreserven zu bilden.

Sie sollten also drei Mahlzeiten am Tag und eventuell einen Nachmittagsimbiss vorsehen. Das Frühstück sollte reichhaltig, das Mittagessen normal und das Abendessen leicht sein. Denn ein und dasselbe Lebensmittel macht abends dicker als morgens, vor allem wenn es fett ist.

Die Durchführung von Phase 1 beruht auf einem Prinzip, das die Grundlage der Methode ist, und auf zwei Anwendungsregeln:

1. **Grundlegendes Prinzip:** Lebensmittel so auswählen, dass das glykämische Resultat am Ende der Mahlzeit so niedrig wie möglich ist und die Insulinreaktion somit auf ein Mindestmaß beschränkt wird.

2. **Anwendungsregeln:** Folgende Mahlzeittypen sind möglich:

a) entweder eine Eiweiß-Fett-Mahlzeit (z.B. Fleisch und Fisch) mit Kohlenhydraten mit **sehr niedrigem** glykämischem Index (unter 35) wie grüne Linsen, Kichererbsen, grünes Gemüse

b) oder eine Kohlenhydrat-Protein-Mahlzeit **ohne** gesättigte Fette und mit wenig einfach oder mehrfach ungesättigten Fetten. Der glykämische Index der Kohlenhydrate muss in Phase I unter 35 und in Phase II unter 50 liegen.

c) oder eine Kohlenhydrat-Protein-Mahlzeit **ohne** Fette, wenn der glykämische Index der Kohlenhydrate zwischen 35 und 50 liegt (Phase I).

FRÜHSTÜCK

Frühstück Typ 1

Es besteht vor allem aus Kohlenhydraten und Eiweißen und enthält damit wenig Fette und viele Kohlenhydrate mit niedrigem glykämischem Index.

Nach dem Aufwachen kann man eine Viertelstunde vor dem eigentlichen Frühstück ein Stück oder mehrere Stücke Obst essen.

- **1. Variante:** Sie besteht vor allem aus ballaststoffreichem Brot (vorzugsweise 100%igem Vollkornbrot).

  Achtung bei sogenannten „Vollkornbrötchen"! Bisher beträgt in Deutschland der vorgeschriebene Mindest-Vollkornanteil nur 30 %. Kleiebrot besteht aus einem Gemisch aus Weißmehl und einem gesetzlich nicht festgelegten Anteil Kleie. Die hinzugefügte Kleie stammt außerdem häufig aus modernem extensivem Anbau und enthält daher meistens Pestizidrückstände. Ich empfehle Ihnen daher **echtes** Vollkornbrot (frisch oder getoastet) oder echte Vollkornbrötchen, die man in Bioläden und Vollkornbäckereien findet[5].

---

5 Eine Liste der Läden, die von Michel Montignac empfohlene Produkte verkaufen, erhalten Sie bei Naturgie (siehe Werbeseiten).

Echtes Vollkornbrot enthält das **volle** Getreidekorn. Daher ist es auch ein „gutes" Kohlenhydrat mit niedrigem glykämischem Index. Es hat viele Ballaststoffe, Proteine, Mineralsalze, Spurenelemente und Vitamine der B-Gruppe.

Sie können auch Pumpernickel oder Schwarzbrot verwenden, sollten aber die Zutaten genau studieren, da diese Brotsorten häufig Zucker und vor allem gesättigte Fette (Palmöl) enthalten. Das ist auch bei den handelsüblichen gerösteten Schwedenbrötchen der Fall.

Als Alternative können Sie auch **ballaststoffreiche** Vollkornkräcker oder Haferkräcker (Getreide mit vielen löslichen Ballaststoffen) wählen.

Auf jeden Fall sollten Sie auf herkömmliches Weißmehlgebäck verzichten, da es häufig auch noch Zucker und schlechte Fette enthält.

Was kommt nun auf diese Vollkornbackwaren? In Phase I sollten Sie weder Butter noch Margarine verwenden, das können Sie eventuell in Phase II tun. Honig sollte aufgrund seines hohen glykämischen Indexes (85) auf jeden Fall vermieden werden, ebenso herkömmliche Konfitüre, die 65 % Zucker enthält.

Ich schlage Ihnen also zwei Varianten vor:

– Entweder Sie nehmen Fruchtaufstrich ohne Zuckerzusatz, also mit Pektin und garantiert ohne Zucker geliertes Fruchtmark, das herkömmlicher Konfitüre allenfalls geschmacklich ähnelt (weniger süß). Da der glykämische Index von ungezuckertem Fruchtaufstrich niedrig ist, eignet er sich vorzüglich als Brotaufstrich.

– Oder Sie nehmen Magerquark oder Naturjoghurt, pur oder mit Fruchtaufstrich bzw. Salz und Pfeffer gewürzt. Sie können entrahmten oder fettarmen Joghurt bzw. Quark verwenden, und eventuell mit Gurken oder Tomatenscheiben ergänzen.

• **2. Variante:** Das Frühstück in Phase I kann auch aus Vollkorngetreideflocken oder Müsli bestehen, die weder Zucker noch Honig, Karamell, Cornflakes oder Puffreis enthalten dürfen.

Zu den Vollkorngetreideflocken (Haferflocken, 5 Getreideflocken, Müslis) können Sie entrahmte Milch (warm oder kalt), Magerquark oder Naturjoghurt (max. 0,3 % Fett) reichen. Gegebenenfalls können Sie auch etwas Fruchtaufstrich ohne Zuckerzusatz hinzufügen.

Auf jeden Fall sollten Sie Frühstückscerealien mit Puffreis (Rice Crispies) (GI = 85) oder Cornflakes (GI = 85) vermeiden.

All-Bran enthalten zwar sehr viele Ballaststoffe, aber leider auch Zucker; Sie sollten sie daher nur in kleinen Mengen verwenden.

Natürlich können Sie auch Vollkornbrot und Vollkorngetreideflocken kombinieren. Ihr Frühstück kann auch auf Obst basieren. Sie sollten es mit einem entrahmten Milchprodukt ergänzen, damit Sie ausreichend Proteine zu sich nehmen.

Frühstück Typ 2

Es setzt sich vornehmlich aus Proteinen und Lipiden zusammen und ist salzig. Dieses kann aus Schinken, Frühstücksspeck, Käse oder Eiern (gekocht, Rühr- oder Spiegelei) bestehen und ähnelt damit einem angelsächsischen Frühstück ohne Brot, Getreideflocken und Konfitüre. Da diese Variante viele gesättigte Fette enthält, sollten Sie in Phase I auf Kohlenhydrate verzichten, um einen Anstieg der Insulinämie (Insulinspiegel) zu vermeiden, der die Speicherung dieser schädlichen Fette begünstigt. Somit erhöhen Sie das Risiko von Herz-Kreislauf-Erkrankungen nicht zusätzlich.

Also keinen Toast, noch nicht einmal Vollkorntoast.

Das ist die ideale Variante, wenn man im Hotel frühstückt, wo man selten Vollkornbrot bekommt oder wenn man am Wochenende etwas mehr Zeit zum Vorbereiten hat.

Dieser Frühstückstyp ist allerdings nicht zu empfehlen, wenn man nach dem Frühstück Sport treiben will, da der Körper aufgrund der mangelnden Kohlenhydrate nicht ausreichend auf die körperliche Betätigung vorbereitet wird.

Man sollte diesen Frühstückstyp auch nur ab und an wählen, da er viele gesättigte Fette enthält.

Für diejenigen, die unter einem erhöhten Cholesterinspiegel oder Herz-Kreislauf-Beschwerden leiden, ist dieses Frühstück grundsätzlich nicht geeignet.

Da es, abgesehen von der Lactose in Milch, wenig Kohlenhydrate enthält, sollten die übrigen Mahlzeiten im Hinblick auf eine ausgewogene Ernährung viele „gute" Kohlenhydrate und wenig „schlechte" (gesättigte) Fette enthalten.

Frühstücksgetränke

Bei beiden Varianten können Sie unter folgenden Vorschlägen auswählen:

- entkoffeinierter Kaffee (oder koffeinarmer Kaffee wie Arabica),
- leichter Tee (starker Tee hat zuviel Tein, das ähnlich wie Koffein wirkt),

- entrahmte Milch (mit Magermilchpulver können Sie eine cremigere, konzentrierte Mischung erzielen).

In Phase I sollten Sie kakaohaltige Getränke vermeiden. Bei Kindern können Sie eine Ausnahme machen, wenn Sie ungezuckertes, entöltes Kakaopulver verwenden.

Alle Getränke werden ohne Zucker getrunken bzw. allenfalls mit Süßstoff (Saccharin) oder etwas Fructose. Sie sollten statt dessen versuchen, sich den süßen Geschmack langsam ganz abzugewöhnen.

MITTAGESSEN

Das Mittagessen zu Hause oder im Restaurant wird meistens aus Proteinen, Lipiden und Kohlenhydraten mit **sehr** niedrigem glykämischem Index bestehen.

Die Proteine stammen vor allem aus Fleisch, Fisch, Eiern und Milchprodukten.

Die Lipide sind entweder in den proteinhaltigen Lebensmitteln enthalten oder werden zum Zubereiten verwendet (z.B. Olivenöl).

Entscheidend um Herz-Kreislauf-Erkrankungen vorzubeugen ist die Auswahl der richtigen Fette.

Die Kohlenhydrate der Mahlzeit haben einen glykämischen Index von unter 35. Sie finden sie in der Liste auf Seite 34 und Seite 94 ff.

Ein typisches Mittagsmenü sieht folgendermaßen aus:

- Rohkost oder Suppe (warm oder kalt);
- Fisch, Fleisch oder Geflügel;
- Beilage (Lebensmittel mit einem glykämischem Index von 35 oder weniger)
- Salat;
- Käse oder Joghurt;
- Getränk: Wasser, eventuell 0,1 l Rotwein oder 0,2 l Bier am Ende der Mahlzeit.

Vorspeise

Alle Salate sind erlaubt, vorausgesetzt, dass sie keine schlechten Kohlenhydrate enthalten wie zum Beispiel Nizzasalat. Bei der Bestellung müssen Sie darauf bestehen, dass der Salat *weder Kartoffeln noch Mais noch gekochte Karotten noch Rote Bete* enthält.

Die Rohkost kann mit Olivenöl, Sonnenblumenöl, Essig oder Zitrone angemacht sein.

Wenn Sie einen Salat mit Speckwürfeln bestellen, müssen Sie „ohne Croûtons" verlangen, da in den meisten Restaurants die leidige Manie besteht, welche hinzuzufügen.

Seien Sie wachsam! Fangen Sie gar nicht erst an, solche „kleinen Irrtümer" zu tolerieren, die im Hinblick auf das von Ihnen verfolgte Ziel riesig sind. Seien Sie anspruchsvoll gegenüber der Bedienung. Wenn Sie „ohne Croûtons" und „ohne Mais" bestellt haben, sollten Sie auch nicht „dieses eine Mal" akzeptieren, dass die überlastete Bedienung Ihre Bitte vergessen hat.

Wenn Sie von dem Kellner oder der Kellnerin ernst genommen werden möchten, dann müssen Sie überzeugend sein, indem Sie darauf bestehen, *„dass es absolut ausgeschlossen ist, dass Sie auch nur die geringste Spur von dem, was Sie nicht wollen, in Ihrem Gericht finden".*

Ich finde, dass man am ehesten ernst genommen wird, wenn man behauptet, man sei Allergiker. Das funktioniert immer. Solange Ihr Salat aus grünen Bohnen, Lauch, Artischocken, Kohl, Blumenkohl, Tomaten, Chicorée, Spargel, Pilzen, Radieschen, Käse, Wurst oder sogar Linsen, Kichererbsen oder Trockenbohnen besteht, können Sie sich daran satt essen.

Untersagt sind Salate mit Roter Bete (GI = 65) und Mais.

Wie Sie wissen, gibt es für Ei, selbst wenn es mit Mayonnaise[6] serviert wird, keinerlei Einschränkung. Etwas Mayonnaise oder leichte Crème fraîche ist völlig in Ordnung, denn ihr Kaloriengehalt interessiert uns nicht. Das ist aber kein Grund, sie in großen Mengen zu essen. Wenn Sie Mayonnaise oder Crème fraîche gerne essen, dann tun Sie das in normalen Mengen. Wenn Sie allerdings zu einem erhöhten Cholesterinspiegel neigen, sollten Sie vorsichtig sein (siehe Kapitel 8).

Sie können auch Thunfisch, Sardinen in Öl, Krebs, Langusten, geräucherten oder frischen Lachs als Vorspeise wählen.

Hauptgericht

Das Hauptgericht besteht in der Regel aus Fleisch, Geflügel oder Fisch und einer Gemüsebeilage. Abgesehen von der Zubereitungsart gibt es hier keine Beschränkungen, wobei Sie Fisch bevorzugen sollten, da seine Fette Herz-

---

6 Wenn die Mayonnaise aus der Tube oder dem Glas kommt, sollten Sie die Zutaten überprüfen. Die Wahrscheinlichkeit, dass sie Zucker, Glucose oder Mehl enthält, ist relativ groß.

Kreislauf-Erkrankungen vorbeugen können. Außerdem werden Fischfette im Vergleich zu Geflügel- und Fleischfetten nicht so leicht als Fettreserven gespeichert. Einige Studien haben sogar gezeigt, dass Fischfette die Abmagerung fördern können.

Fleisch und Fisch dürfen niemals *paniert* werden, da Semmelbrösel sehr schlechte Kohlenhydrate sind und außerdem die schlechten Fette aufsaugen.

In diesem Sinne sollte Fisch auch nicht vor dem Braten in Mehl gerollt werden. Hüten Sie sich also vor Seezunge „Müllerin Art". Gewöhnen Sie sich an, immer gegrillten Fisch zu bestellen.

Vermeiden Sie außerdem Brat- und Fritierfette, die schwer verdaulich und vor allem schlecht für Herz und Kreislauf sind.

Vorsicht auch bei Saucen! Wenn Sie ein Anhänger der Nouvelle Cuisine sind, dann wissen Sie, dass die Saucen in der Regel sehr leicht sind, da sie kein Mehl enthalten, sondern durch Ablöschen der Bratflüssigkeit mit Bouillon oder leichter Crème fraîche zubereitet werden.

In der traditionellen Küche werden Saucen auf der Grundlage einer Mehlschwitze mit Weißmehl hergestellt, was nicht mit unseren Prinzipien vereinbar ist.

Zu magerem gegrilltem Fleisch können Sie eine Sauce Béarnaise essen, vorausgesetzt, dass Ihr Cholesterinspiegel nicht erhöht ist, da die Sauce Butter und Eigelb enthält.

Bei Senf sollten Sie milden und süßen Senf meiden, da er Zucker enthält.

Unter den Beilagen sollten Sie vor allem ballaststoffreiche Gemüse wählen: Tomaten, Zucchini, grüne Bohnen, Auberginen, Blumenkohl, Brokkoli, grüne Linsen. Sie haben die Qual der Wahl. Lesen Sie dazu die Liste auf Seite 96 durch.

Wie ich Ihnen bereits empfohlen habe, können Sie im Restaurant auch immer einen Salat bestellen, wenn es kein anderes Gemüse gibt (Kopfsalat, Feldsalat, Endiviensalat, Lattich, Löwenzahn, Rauke). Sie können davon so viel essen, wie Sie wollen, als Vorspeise, Hauptgericht oder vor dem Käse.

Käse

Käse am Ende einer Mahlzeit zu essen, ist eine sehr französische Gewohnheit. Aber auch in anderen Ländern kann Sie niemand davon abhalten, Käse zu essen, wenn Ihnen das schmeckt und wenn Sie nach dem Hauptgericht noch Hunger haben.

Sie müssen sich jedoch daran gewöhnen, Käse ohne Brot zu essen, da selbst **echtes** Vollkornbrot einen glykämischen Index von mindestens 40 hat.

Es lohnt sich also nicht, unnötige Risiken einzugehen, vor allem nicht in Phase I.

Am besten essen Sie Käse mit Salat.

Sie können auch ein Stück Hartkäse mit Weichkäse bestreichen.

In Phase I sind alle Käse erlaubt.

Man kann aber notfalls den eben beschriebenen Typ von Mahlzeit auch mit einem Joghurt oder gut abgetropftem Quark abschließen.

Man sollte aber nie zuviel Quark essen (manche Menschen ernähren sich fast ausschließlich davon), da vermutet wird, dass Milchproteine einen Wachstums-, ja sogar Zunahmefaktor enthalten (notwendig für das Mästen von Kälbern), der auch beim Menschen wirken könnte.

Das würde erklären, weshalb ein zu hoher Verbrauch von Milchprodukten die Gewichtsabnahme behindern könnte.

Außerdem vertragen manche Menschen (vor allem ältere) Milchprodukte nicht, da ihnen das Enzym Laktase zum Verdauen der Laktose fehlt. Diese Unverträglichkeit (keine Allergie) kann zu unangenehmen Gärungen und Blähungen führen.

Nachspeise

Das große Problem bei den Nachspeisen besteht darin, dass sie meistens aus drei Hauptzutaten bestehen: Weißmehl, Zucker und Butter.

Einige „Montignac"-Desserts können mit gekochtem Obst (Äpfeln, Birnen, Aprikosen, Pfirsichen ...), Eiern und Fructose, einem „natürlichen" Zucker mit niedrigem glykämischem Index, zubereitet werden. Sie können aber auch aus schwarzer Schokolade mit über 70 % Kakao hergestellt werden. In allen meinen Kochbüchern stehen zahlreiche Nachspeisen ohne schlechte Kohlenhydrate (siehe auch Anhang). Sie sind aber eher für die zweite Phase der Gewichtsstabilisierung vorgesehen.

In Phase I können Sie Ihr Menü ab und zu, zum Beispiel am Sonntag, mit einem Dessert abschließen, wenn Sie sicher sind, dass der glykämische Index der enthaltenen Kohlenhydrate nicht über 35 liegt.

Einige Nachspeisen können auch mit Süßstoff zubereitet werden, sofern sie nicht zu lange garen müssen wie Flan (Eiermilchcreme), Vanillecreme oder Eischneeklößchen.

Ich ziehe Fructose vor, die sich beim Backen besser verarbeiten lässt, da sie die gleiche Konsistenz wie Zucker hat und nicht wärmeempfindlich ist.

Getränke

Wir haben bereits gesehen, dass man in Phase I besser alle alkoholischen Getränke meiden sollte, es sei denn, man kann sich auf ein kleines Glas Rotwein (0,1 l) oder Bier (0,2 l) während oder am Ende der Mahlzeit (niemals auf nüchternen Magen) beschränken. Trinken Sie also Wasser, leichten schwarzen Tee oder Kräutertees.

Auf jeden Fall sollten Sie während der Mahlzeit wenig trinken, da es sonst zur Verdünnung der Magensäfte und damit zu Verdauungsstörungen kommen kann.

Trinken Sie auf jeden Fall erst ab der zweiten Hälfte der Mahlzeit. Trinken Sie nicht schon vor dem Essen. Trinken Sie eher zwischen den Mahlzeiten (mindestens anderthalb Liter pro Tag). Aber denken Sie daran! Man vergisst es zu oft.

Müssen Sie während Phase I an einem opulenten Mahl teilnehmen (z. B. aus beruflichen Gründen), dann sollten Sie sich vor einem alkoholischen Aperitif drücken. Trinken Sie einen Tomatensaft oder ein Mineralwasser.

Wenn Sie unbedingt ein alkoholhaltiges Getränk akzeptieren müssen (wenn z. B. für alle Gäste ein Kir vorbereitet worden ist und bei deren Ankunft verteilt wird), so nehmen Sie es an. Befeuchten Sie ihre Lippen von Zeit zu Zeit, um „mitzumachen", aber trinken Sie nicht wirklich. Im richtigen Moment können Sie Ihr Glas dann „vergessen", ohne dass irgend jemandem etwas auffällt. In manchen Fällen ist es vielleicht etwas schwieriger, das Glas loszuwerden. In solchen Momenten sind Ihrer Phantasie keine Grenzen gesetzt. Stellen Sie das Glas in Reichweite eines dieser starken Trinker, die es immer „zufällig" schaffen, sich der vollen Gläser anderer Leute zu bemächtigen. Wenn diese Spezies in Ihrem direkten Umfeld nicht zugegen ist, dann gibt es immer noch Blumentöpfe, Champagnerkübel, im Sommer ein offenes Fenster oder Waschbecken in der Toilette.

Einige Tipps für den Fall, dass Sie während Phase I auf einem Empfang sind:

Nehmen Sie das Glas Champagner an, das man Ihnen in die Hand drückt. Behalten Sie es einige Zeit in der Hand und stellen Sie es dann diskret irgendwo ab.

Die während eines Empfangs servierten Häppchen stellen ein echtes Problem dar. Aber es gibt für jedes Problem eine Lösung.

Es steht natürlich außer Frage, dass Sie Sandwiches oder Kanapees nicht essen, egal wie klein sie sind, da der Brotteil aus schlechten Kohlenhydraten besteht. Der Belag dagegen ist häufig akzeptabel: Lachs, Hartwurst, Ei, Spargel, Tomate etc. Wenn Sie geschickt genug sind, die Auflage von der Unterlage zu trennen, bravo!

Nichts ist unmöglich, wenn man es nur will. Auf Empfängen gibt es aber auch immer Häppchen, die unseren Ernährungsregeln genau entsprechen.

Halten Sie nach Käse Ausschau! Den gibt es oft in der einen oder anderen Form. Essen Sie eine Scheibe oder einige Würfel Käse.

Suchen Sie auch Wurst oder kleine Cocktailwürstchen.

Wenn Sie zu den Leuten gehören, die bei prachtvoll arrangierten Speisen nicht widerstehen können, oder die zwangsläufig schwach werden, weil sie sich nicht beherrschen können, wenn sie Hunger haben, dann tun Sie folgendes: Knabbern Sie vor dem Empfang etwas Erlaubtes, um Ihren Magen zu füllen.

Mitte des letzten Jahrhunderts wurde mein Ururgroßvater, der sechs Kinder hatte, einmal pro Jahr mit seiner Familie vom Direktor der Firma eingeladen, für die er arbeitete. Man hat mir erzählt, dass meine Ururgroßmutter dafür sorgte, dass ihre Kinder vor besagter Einladung eine dicke Suppe aßen. Mit gut gefülltem Magen zeigten die lieben Kleinen weitaus weniger Eifer beim Verzehr der exquisiten Gerichte, die sie zu Hause nie vorgesetzt bekamen. Meine Ururgroßeltern standen so schnell in dem Ruf, besonders wohlerzogene Kinder zu haben.

Wenn Sie befürchten, dass Sie vor einem opulenten Buffet nicht widerstehen können, dann essen Sie vor dem Empfang ein hart gekochtes Ei oder ein Stück Käse. Sie können auch immer einige kleine abgepackte Käse wie „Babybel" bei sich haben.

Diese kleinen „Notreserven" sind auch für den Hunger zwischendurch gut, den sie eventuell am späten Vormittag verspüren. Obwohl Obst (z.B. ein Apfel) wegen seiner Ballaststoffe sehr viel besser wäre.

Im Gegensatz zu Kindern brauchen Erwachsene keinen Nachmittagsimbiss, wenn die Mahlzeiten ausgewogen sind und vor allem ausreichend Ballaststoffe und Eiweiße enthalten. Sie dürften dann zwischen den Mahlzeiten keinen Hunger haben. Auf keinen Fall sollten Sie „Notreserven" oder „Nachmittagsimbiss" mit Knabbern verwechseln!

Wenn Sie bei Freunden eingeladen sind, ist es schwieriger, das Richtige auszuwählen, da Ihr Spielraum sehr viel kleiner ist.

Betrachten wir die Situation unter allen Gesichtspunkten. Es sind vermutlich Freunde oder Verwandte, die Sie gut kennen. In diesem Fall sollten Sie sich die Freiheit nehmen, „Farbe zu bekennen". Fragen Sie im Voraus, was es zu essen geben wird, und zögern Sie nicht, Änderungsvorschläge in Ihrem Sinne zu machen.

Falls Sie die Gastgeber nur oberflächlich kennen, müssen Sie bis zum letzten Moment warten und improvisieren. Wenn diese Einladung einen besonderen Anlass hat, wird die Mahlzeit dementsprechend sein. Es würde mich wundern, wenn man Ihnen in erster Linie Reis, Mais oder Kartoffeln servieren würde.

Gibt es Gänseleberpastete, so lassen Sie es sich schmecken, da sie gute Fette enthält. *Essen Sie aber auf keinen Fall den dazu gereichten Toast, da er höchstwahrscheinlich aus Weißmehl besteht.* Dazu verpflichtet Sie niemand, auch nicht der Anstand.

Wenn man Ihnen ein wundervolles Käsesoufflé serviert, essen Sie es wie alle anderen, obwohl es Mehl enthält. Lassen Sie sich aber nicht gehen, unter dem Vorwand, dass Sie ohnehin schon „im roten Bereich" sind. Verschlimmern Sie die Situation nicht, indem Sie dreimal Nachschlag nehmen.

Gibt es als Vorspeise Pastete in Kruste, dann essen Sie die Füllung, die normalerweise eine Eiweiß-Fett-Mahlzeit ist, und lassen Sie den Rest diskret auf dem Tellerrand liegen. Wenn Sie nicht in Begleitung Ihrer Familie sind, wird niemand die Unhöflichkeit besitzen, zu sagen „Sie haben das Beste übrig gelassen". Selbst wenn sich die Gastgeberin insgeheim Fragen stellt, wird sie sich hüten, Sie zu fragen, weshalb Ihnen ihre Kruste nicht geschmeckt hat.

Ich denke, dass Sie beim Hauptgericht mit den Beilagen kein Problem haben werden, da es normalerweise mehrere gibt. Bei einem Abendessen serviert man selten nur ein einziges Gemüse. Daher werden neben Kartoffeln, die Sie nicht nehmen müssen, sicherlich auch grüne Bohnen, Brokkoli, Pilze oder andere für Sie „akzeptable" Gemüse gereicht.

Wenn bereits auf dem Teller serviert wird, ist es schwieriger auszuwählen. Unabhängig davon, was sich auf Ihrem Teller befindet, zwingt Sie niemand dazu, es zu essen.

Wenn Sie danach immer noch Hunger haben, stürzen Sie sich auf den Salat und besonders auf den Käse.

Wenn Sie sich am Käse gütlich tun, wird die Gastgeberin zufrieden sein und Ihnen eher verzeihen, dass Sie die Kruste ihrer Pastete verschmäht haben. Eine gute Käseplatte muss viele unterschiedliche Sorten enthalten. Die Gäste nehmen normalerweise nicht viel Käse, da nach all dem (weißen) Brot, das sie gegessen haben, nicht mehr viel Platz für Käse bleibt. Sprechen Sie der Käseplatte also tüchtig zu!

Kritisch wird es natürlich bei der Nachspeise, denn es ist immer schwierig zu sagen „Nein danke, ich möchte kein Dessert". Bestehen Sie darauf, *nur ein ganz kleines Stück zu nehmen,* und machen Sie es wie diejenigen, die keinen Hunger mehr haben: Lassen Sie das meiste übrig.

Beginnen Sie schließlich so spät wie möglich mit dem Trinken. Trinken Sie vorzugsweise Rotwein, vor allem zum Käse. Beschränken Sie sich jedoch auf das Minimum.

Wenn die Situation schlimmer als erwartet war, und Ihnen partout nicht einfallen wollte, wie Sie den schlechten Kohlenhydraten hätten entkommen können, obgleich Sie mitten in Phase I sind, dann können Sie in der Zukunft nur noch wachsamer bei der Umsetzung Ihrer neuen Ernährungsprinzipien sein.

Denken Sie daran, dass Sie in Phase I noch sehr empfindlich auf Glucose reagieren. Solange sich Ihre Bauchspeicheldrüse nicht über einen langen Zeitraum hinweg hat ausruhen können, wird sie immer geneigt sein, auf zu starke Beanspruchung mit einer Überdosis Insulin zu reagieren.

Wenn Sie also Ihrem Organismus nach einiger Zeit völliger Enthaltsamkeit von einem Tag auf den anderen jede Menge schlechte Kohlenhydrate zuführen, müssen Sie sich darauf gefasst machen, dass er sich mit Freude darauf stürzen wird. Sie riskieren also, an einem Abend alle Fettreserven wieder aufzubauen, die sie über mehrere Tage hinweg verloren haben.

Je weiter Sie in Phase I fortgeschritten sind (die sich über mindestens zwei oder drei Monate erstrecken muss), um so weniger katastrophal wird bei solchen Gelegenheiten die Gewichtszunahme sein.

Wenn Sie allerdings zwei bis drei Wochen nach Beginn der Phase I völlig über die Stränge schlagen, besteht das Risiko, dass Sie plötzlich wieder fast am Anfang stehen. Das kann absolut entmutigend sein. Sagen Sie sich dann, wie auch in anderen Situationen, dass eine verlorene Schlacht noch nicht bedeutet, dass Sie den Krieg verloren haben.

ABENDESSEN

Das Abendessen ist:

- wie das Mittagessen, aber leichter, das heißt weniger Fette zugunsten von mehr Gemüse.

- entweder protein-kohlenhydrathaltig wie das Frühstück, also größtenteils bestehend aus guten Kohlenhydraten, keinen gesättigten Fetten (Fleisch, Butter,

Milchprodukten) und möglichst wenig einfach und mehrfach ungesättigten Fetten (allenfalls einer Vinaigrette für den Salat). Die zum Abendessen verzehrten Fette (vor allem die gesättigten) werden nämlich besonders vollständig gespeichert. Die nächtliche Hormonaktivität und das Gleichgewicht des vegetativen Nervensystems erleichtern die Bildung von Fettreserven. Fette (vor allem gesättigte) werden eher abends als in der ersten Tageshälfte gespeichert.

Abendessen Typ 1

Wie das Mittagessen kann es eine Vorspeise enthalten, zum Beispiel einen Salat, Rohkost, aber auch eine Suppe, die nur „sehr gute Kohlenhydrate" enthält. Das Hauptgericht besteht aus Proteinen und Lipiden (Fleisch, Fisch, Eier) und einer Beilage aus Gemüsen mit sehr niedrigem glykämischem Index. Der große Unterschied zwischen dem Mittagessen und dem Abendessen besteht darin, dass letzteres meistens zu Hause eingenommen wird. Dies ist insofern ein Nachteil, als man zu Hause immer weniger Auswahl hat. Außerdem isst man zu Hause meistens mit der Familie, für die ein gemeinsames Menü vorgesehen ist.

Wenn Sie jedoch Ihre Familie von der Montignac-Methode überzeugen konnten, wird es bei ihrer Anwendung keine Schwierigkeiten geben.

Am besten beginnen Sie die Abendmahlzeit mit einer dicken Gemüsesuppe. Sie kann aus Lauch, Sellerie, Kohl usw., das heißt ausschließlich aus Gemüsen mit sehr niedrigem glykämischem Index bestehen. Aber Achtung! Die Köchin wird versucht sein, Kartoffeln hinzuzufügen, da sie sich keine Gemüsesuppe ohne Kartoffeln vorstellen kann. Kartoffeln binden die Suppe. Sellerie kann die gleiche Funktion übernehmen. Sie können Suppen auch gut mit einem Eigelb oder einigen Champignons binden, die Sie mit einem Mixer zerkleinert oder zu Püree eingekocht haben. Suppen mit großen Stücken fördern eher den Abnahmeprozess als solche, die zu stark zerkleinert und zu flüssig sind.

Abends sollten Sie, abgesehen von Geflügel, lieber kein Fleisch essen. Eier sind besser, noch besser ist jedoch Fisch, da Fischfette, wie wir bereits gesehen haben, nicht so leicht gespeichert werden. In manchen Studien wird sogar vermutet, dass sie die Gewichtsabnahme begünstigen.

Vermeiden Sie abends Wurstwaren, vor allem wenn Sie bereits mittags Rind-, Kalb-, Hammel- oder Schweinefleisch gegessen haben. Sonst wäre die tägliche Zufuhr an gesättigten Fetten zu hoch. Diese Fette werden leichter gespeichert und können Ihren Cholesterinspiegel belasten, wenn sie in zu großen Mengen verzehrt werden.

Als Milchprodukt können Sie abwechselnd Käse und Joghurt essen, dessen gesundheitsfördernde Wirkung heute allgemein anerkannt ist. Joghurt stellt die Darmflora wieder her. Außerdem trägt er zur Senkung des Cholesterinspiegels bei, steigert die Abwehrkräfte gegen Infektionen und hilft gegen Verstopfung. Kaufen Sie aber nur Naturjoghurt bzw. Joghurt mit Bifidus-Kulturen.

Da Sie abends meistens zu Hause essen, sollten Sie die Gelegenheit nutzen, erlaubte Dinge zu essen, die einfach sind und Ihnen schmecken, zum Beispiel einen (fettarmen) Gemüseeintopf, Makrelen oder Sardinen. Essen Sie Gerichte, die Sie nie im Restaurant finden, wie zum Beispiel gekochte Artischocken. Sie sind köstlich, enthalten viele Mineralsalze und Ballaststoffe, was die Transitzeit verkürzt und die Glykämie senkt. Vergessen Sie auf keinen Fall, Gemüse wie Tomaten, Spinat, Chicorée, Auberginen, Blumenkohl, Lauch, Zucchini, Brokkoli, Pilze zu essen, die Sie unterschiedlich zubereiten (z. B. dämpfen) und zu einem Gericht kombinieren können (Ratatouille).

Abendessen Typ 2

Mit dieser Variante werden Sie bei weitem die besten Abnahmeergebnisse erzielen.

Wie das Frühstück besteht sie vor allem aus Kohlenhydraten mit niedrigem glykämischem Index, aus Proteinen und sehr wenigen Fetten (keine gesättigten Fette und möglichst wenig einfach und mehrfach ungesättigte Fette).

Diese Mahlzeit kann aus folgenden Gerichten bestehen:

- Gemüsesuppe (ohne Kartoffeln und Karotten),

- Naturreis mit Tomatensauce,

- Teigwaren, bzw. Spaghetti (am besten sind Vollkornteigwaren), *al dente* gekocht mit einer Tomatensauce mit Basilikum oder Kräutern der Provence,

- Linsen mit Zwiebeln,

- weiße oder rote Bohnen,

- Vollkornweizengrieß mit Gemüse,

- Artischocken mit einer Vinaigrette aus Olivenöl bzw. Magermilchjoghurt (magere Variante), Zitrone und Senf,

- Salat mit Vinaigrette aus Olivenöl bzw. Magermilchjoghurt (magere Variante), Zitrone und Senf.

Als Nachtisch können Sie zwischen Magerquark oder magerem bzw. fettarmem Joghurt wählen, den Sie mit etwas Fruchtaufstrich abschmecken können.

Sie können aber auch gekochtes Obst (Äpfel, Birnen, Aprikosen, Pfirsiche) essen, das nicht die gleichen Nebenwirkungen wie frisches Obst hat. Es gärt nicht und kann daher auch nach der Mahlzeit verzehrt werden

Wenn Sie möchten, können Sie diese Abendessen-Variante drei- bis viermal pro Woche zubereiten. So erzielen Sie eine ausgewogene Ernährung mit vornehmlich guten Kohlenhydraten und Hülsenfrüchten (Linsen, Bohnen, Kichererbsen ...), die pflanzliches Eiweiß enthalten.

Folgende Regeln helfen Ihnen, die Hauptgerichte für eine Woche ausgewogen zusammenzustellen:

- 3-mal pro Woche Fleisch oder Wurstwaren

- 3-mal pro Woche Geflügel

- 1–2-mal pro Woche Ei

- 3–4-mal pro Woche Fisch

- 3–4-mal pro Woche „gute" Kohlenhydrate (Vollwertprodukte Hülsenfrüchte) als Hauptgericht und, wann immer Sie wollen, als Beilage zu den obengenannten Hauptgerichten.

Das Abendessen darf nicht nur, sondern soll sogar stärkehaltige Nahrungsmittel mit einem niedrigen glykämischen Index (Linsen, Bohnen, Kichererbsen, Naturreis) enthalten.

Zu viele Menschen setzen diese Empfehlung nur zögerlich um, da sie immer noch glauben, dass „stärkehaltige Nahrungsmittel dick machen".

Das stimmt nicht! Wie wir gesehen haben, gibt es „gute" und „schlechte" stärkehaltige Nahrungsmittel. Sie müssen nur die Richtigen auswählen.

Denken Sie daran, dass die Montignac-Methode dazu beiträgt, mit alten Vorurteilen aufzuräumen. Wenn stärkehaltige Nahrungsmittel ganz unten auf

Liste mit den niedrigen glykämischen Indexen stehen, sollten sie nicht nur als Beilage, sondern auch als Hauptgericht gegessen werden.

„KLEINES MITTAGESSEN" FÜR UNTERWEGS

Ich bin überzeugt davon, dass Sie mittlerweile auf das Sandwich mit Butter und Schinken oder, noch viel schlimmer, dieses widerliche runde Brötchen mit dem „Burger" aus den Fast-food-Ketten verzichten können. Fast food ist sicherlich eine praktische Antwort auf Organisationsformen unserer heutigen Gesellschaft. Bedauerlich ist dabei nur, dass ein Großteil der verwendeten Nahrungsmittel Kohlenhydrate mit hohem bzw. sehr hohem glykämischem Index sind.

Über mehrere Jahrzehnte hatten die Amerikaner eine Fett-Phobie und versuchten, Fett aus allen Nahrungsmitteln zu entfernen. Die Nahrungsmittelindustrie bot all ihre Phantasie auf, um Fett durch andere Substanzen zu ersetzen und dabei seinen Geschmack beizubehalten. Zwar hat das im Kampf gegen Fettleibigkeit nichts gebracht, da Fette die falsche Fährte waren, aber es hat uns wenigstens gezeigt, dass es der Nahrungsmittelindustrie nicht an Einfallsreichtum mangelt.

Wenn die Verantwortlichen aus Wirtschaft und Politik einmal verstanden haben, dass der Feind weniger die Fette als vielmehr die schlechten Kohlenhydrate sind, dann werden sie uns sicher auch Fast food bieten, das ausschließlich aus Kohlenhydraten mit sehr niedrigem glykämischem Index besteht. Das bedeutet nicht, dass die Art der Fette unwichtig ist.

Bis ein gesundes Fast food entwickelt worden ist, können Sie Ihr eigenes akzeptables Fast food erfinden.

Wir können uns ein „Montignac-Sandwich" zusammenstellen:

Das Brot muss zu 100 % aus Vollkornmehl bestehen. Sie können es sogar toasten, denn durch den Toastvorgang wird sein glykämischer Index weiter reduziert (Rückbildung der Stärke).

Zwischen die zwei Brotscheiben können Sie jedes Kohlenhydrat mit niedrigem glykämischem Index legen. Abgesehen von Fischfett und Olivenöl müssen Sie Fette vermeiden. Sehr mageres Fleisch (Hühnerbrust, Truthahnfilet) ist auch akzeptabel.

BEISPIELE FÜR DEN BELAG EINES SANDWICHES AUS ECHTEM VOLLKORNBROT

Salat	Magerquark	Räucherlachs
Gurke	Joghurt mager/fettarm	Hering
Tomaten	scharfer Senf	Thunfisch im eigenen Saft
rohe Karotten	Hüttenkäse 0 % Fett	Hühnerbrust (gedämpft)
Artischocken		gekochter Schinken (mager)
Püree aus grünen Linsen		
Püree aus Kichererbsen		
Zwiebeln		
Pilze		
Paprikaschoten		

BEISPIELE FÜR EINEN IMBISS OHNE BROT

Anstatt einem Sandwich aus echtem Vollkornbrot und dem oben genannten Belag können Sie aber auch aus den aufgelisteten Lebensmitteln und aus Putenbrust, Greyerzer, Thunfisch, Rohkost oder Linsen usw. ein Gericht zusammenstellen und in einem gut schließenden Gefäß mitnehmen.

Wenn Sie Ihr Mittagessen nicht vorbereiten konnten, so kaufen Sie im letzten Moment die Zutaten für einen improvisierten Imbiss:

- *Schinken* (gekocht oder roh): Ich empfehle Parmaschinken, da er immer sehr fein geschnitten ist und ohne Messer und Gabel gegessen werden kann;
- *Hartwurst* (so mager wie möglich): dazu brauchen Sie ein Messer;
- *hart gekochte Eier*: findet man in vielen Geschäften oder auch in Cafés;
- *Tomaten*: ideal, wenn Sie stets ein Papiertaschentuch zur Hand haben;
- *Käse*: im Prinzip alle Sorten. Da wir hier aber vor allem nach praktischen Gesichtspunkten vorgehen, würde ich von vornherein alle Arten ausschließen, die schwer zu handhaben sind, weil sie „laufen" oder etwas streng riechen und damit von Ihren Nachbarn wahrscheinlich wenig geschätzt werden, vor allem wenn Sie im Zug sitzen. Wählen Sie also eher Hartkäse oder abgepackte Käsestücke.

Zu diesen Imbissvarianten dürfen Sie kein Brot, auch kein Vollkornbrot essen!

Wenn Sie noch gar nichts gegessen haben, können Sie aber auch eine Mahlzeit aus frischem Obst (vor allem Äpfel, Birnen) oder aus Trockenfrüchten (Aprikosen, Feigen) einnehmen. Essen Sie sich daran satt. Da Obst schnell verdaut wird, sollte man es mit anderen eiweißhaltigen Nahrungsmitteln ergänzen, die länger vorhalten, zum Beispiel mit Nüssen oder Trinkjoghurt (ca. 20 Minuten nach dem Obst).

Nachmittagsimbiss

Wenn Sie die Prinzipien der Methode richtig anwenden und Ihre Mittagsmahlzeit gehaltvoll genug ist, dürften Sie vor dem Abendessen keinen Bedarf haben, etwas zu essen. Wenn Sie trotzdem am Spätnachmittag einen hartnäckigen Hunger verspüren, ist es besser, etwas zu essen. Sie sollten jedoch nie auf die verbotenen schlechten Kohlenhydrate zurückgreifen, wie zum Beispiel Kekse, Chips, Popcorn und noch viel weniger auf Pseudo-Schokoladenriegel und andere Appetitzügler. Essen Sie einen oder zwei Äpfel oder Trockenfrüchte, vorzugsweise Aprikosen oder Feigen. Sie können auch einen Joghurt mit etwas Fruchtaufstrich ohne Zuckerzusatz essen.

Treiben Sie am Spätnachmittag Sport, so können Sie eine Viertelstunde vor der körperlichen Betätigung frische oder getrocknete Früchte essen.

Diese Energiezufuhr wird sofort für die beim Sport erforderliche Muskeltätigkeit verbraucht.

WEITERE EMPFEHLUNGEN

Wir kommen jetzt zum Ende der grundlegenden Erklärungen, die für die Durchführung von Phase I notwendig sind.

Wenn Sie viel Zucker gegessen haben, bevor Sie unsere Ernährungsprinzipen angewandt haben, wenn Sie ein großer Fan von Süßigkeiten und Kuchen waren und viele Weißmehlprodukte sowie Kartoffeln zu sich genommen haben, dann können Sie schon im ersten Monat vier bis fünf Kilo abnehmen.

Hören Sie nach dieser Zeit aber nicht auf, indem sie in Ihre alten schlechten Ernährungsgewohnheiten zurückfallen. Sonst werden Sie mit größter Wahrscheinlichkeit die verlorenen Pfunde sehr schnell wieder auf den Rippen haben. Genau diesen Jo-Jo-Effekt müssen Sie auf jeden Fall vermeiden.

Nach dieser ersten Phase werden Sie weiter abnehmen, vorausgesetzt, dass Sie meine Empfehlungen genau beachten.

Sie werden also weiter Gewicht verlieren, jedoch unterschiedlich schnell. Bei manchen Menschen geht das sehr viel schneller als bei anderen.

Abgesehen von einigen übernervösen Männern oder solchen, die Medikamente einnehmen müssen (manche Medikamente begünstigen die Gewichtszunahme), erzielen Männer erfahrungsgemäß häufiger schnelle Ergebnisse als Frauen.

Bei Männern ist Übergewicht fast immer auf Hyperinsulinismus zurückzuführen. Frauen hingegen werden stärker von ihren Geschlechtshormonen beeinflusst, die sich auch auf ihr Gewicht auswirken können. Das bedeutet allerdings nicht, dass sie mittel- oder langfristig weniger Erfolg haben.

Man hat jedoch festgestellt, dass sich manche Frauen mit dem Abnehmen schwerer taten als andere.

Für eine langsamere Gewichtsabnahme könnte es vier Gründe geben:

- Angst; dadurch wird die Insulinsekretion anormal stimuliert,

- Hormonschwankungen in der Pubertät und in den Wechseljahren,

- in seltenen Fällen Schilddrüsenprobleme (Schilddrüsenunterfunktion).

- Der Organismus mancher Frauen ist aufgrund der zahlreichen Entbehrungen während Radikaldiäten zumindest anfangs resistent gegen Abmagerung. Diese beschränkte Nahrungsaufnahme haben vielleicht sogar zu einer Vermehrung der Fettzellen geführt (mehr über Resistenz gegen Gewichtsabnahme im Anhang III).

Haben Sie bisher Probleme mit Ihrem Cholesterinspiegel gehabt, dann müssen Sie sich in Zukunft keine Sorgen mehr machen. Die Erfahrung hat nämlich gezeigt, dass der Verzehr von Kohlenhydraten mit niedrigem glykämischem Index in Verbindung mit guten Fetten, deren Verwendung ich in diesem Buch empfehle, in den meisten Fällen zu einer Normalisierung der Blutfettwerte geführt hat.

Sie sollten vor allem gesättigte Fette vermeiden, die den Cholesterinspiegel (Cholesterinämie) anheben, und statt dessen Fette vorziehen, die das schlechte (LDL) Cholesterin senken und das gute (HDL) Cholesterin erhöhen.

Diese Begriffe werden endlich definitiv von allen Spezialisten der Welt anerkannt, und es gibt dazu zahlreiche wissenschaftliche Publikationen (siehe Kapitel 8 über Hypercholesterinämie).

Auch wenn es unwahrscheinlich ist, könnte es dennoch sein, dass Ihr Arzt nicht ganz mit dieser neuen Ernährungsmethode einverstanden ist, da sie nicht dem entspricht, was er während seines Studiums gelernt hat. Wie in vielen anderen Bereichen dauert es auch in der Medizin eine gewisse Zeit, bis sich neue Ideen und Erkenntnisse durchsetzen, selbst wenn unwiderlegbare wissenschaftliche Fakten auf dem Tisch liegen.

Auf jeden Fall bestehen keine Gegenanzeigen, wenn man die Prinzipien meiner Methode befolgt.

Denn was für ein Risiko könnten vollwertige Lebensmitteln mit zahlreichen Ballast- und Mikronährstoffen (Vitamine, Mineralsalze, Spurenelemente) bergen, die unsere Vorfahren schon Millionen von Jahren vor uns verzehrten?

Man wird doch nicht etwa behaupten wollen, dass der Verzehr von Kohlenhydraten mit hohem glykämischem Index (Zucker, ballaststoffarmes Mehl, Kartoffeln, moderne ertragreiche Züchtungen, industriell modifizierte Produkte) gesünder sei?

Eine solche Aussage wäre ähnlich unsinnig wie die Ansicht, dass es gesünder sei, in der verschmutzten Luft einer Großstadt als in der sauberen Bergluft der Mittelgebirge zu leben.

Aber lassen Sie Kritik an Ihrer neuen Ernährungsweise ruhig zu. Die Kritiker werden sich noch früh genug über die Ergebnisse wundern, die sich zwangsläufig einstellen: Gewichtsreduzierung und bessere Blutwerte.

Wenn Sie die Regeln von Phase I befolgen, ist es unmöglich, dass Sie keinen Erfolg haben. Wäre dies der Fall oder würden Sie nur sehr langsam abnehmen, dann machen Sie irgend etwas falsch (Anhang III).

In diesem Fall sollten Sie eine Zeitlang alles, was Sie den Tag über essen, aufschreiben. Anhand dieser Liste und wenn Sie sich noch einmal alle Prinzipien vergegenwärtigen, werden Sie dann sicher herausfinden, woran es liegt.

Es könnte zum Beispiel sein, dass Sie viel zu viel Joghurt oder Quark essen oder zu viel Gemüsesuppen, die, laut Aussagen Ihres Umfelds, nur „erlaubte" Gemüse wie Tomaten, Sauerampfer, Lauch usw. enthalten, was sich als falsch erweist.

Seien Sie misstrauischer und überprüfen Sie die Zutaten. Vielleicht stellt sich heraus, dass die berühmten Gemüsesuppen aus der Dose oder Tüte stammen.

Wenn Sie die auf der Verpackung angegebene Zusammensetzung genauer unter die Lupe nehmen, werden Sie überrascht feststellen, dass außer den erlaubten Gemüsen viele schlechte Kohlenhydrate wie Stärkemehl, Zucker, Dextrose und andere Verdickungsmittel, zum Beispiel modifizierte Stärke, enthalten sind.

Seien Sie also argwöhnisch! Auch wenn die Ernährungsprinzipien einfach umgesetzt werden können, erfordern sie zumindest in der ersten Phase einige Anstrengungen und – seien wir ehrlich – Opfer. Machen Sie diese Opfer nicht durch Unbedachtsamkeit zunichte.

Aber Vorsicht! Wenn Sie im Moment eine kalorienreduzierte Diät einhalten (oder vor kurzer Zeit gemacht haben), dann sollten Sie die Methode nicht zu abrupt beginnen. Ihr Organismus arbeitet noch auf Sparflamme und erinnert sich an die Entbehrungen der letzten Diät. Wenn Sie ihm auf einmal viel mehr

Nahrung zuführen, könnte Ihr Körper dazu neigen (das muss nicht automatisch so sein), Fettreserven zu bilden. Es bestünde also ein kleines Risiko, dass Sie ein oder zwei Kilo zunehmen, bevor Sie abnehmen. Um diese unnötige erneute Gewichtszunahme zu vermeiden, sollten Sie zu Beginn der Methode noch einige Tage lang die Kalorien zählen und stufenweise alle fünf Tage Ihre Ration um 100 Kalorien steigern, bis Sie schließlich ein normales Sättigungsniveau erreicht haben (ungefähr 1 800 Kalorien bei Frauen).

Wenn Sie gerade eine kalorienreduzierte, schlecht ausgewogene Diät hinter sich haben, könnte es (nur zu Beginn der Methode) sein, dass Sie zwar nicht leichter werden, aber eine bessere Figur bekommen. Sie spüren, dass Sie abnehmen, obwohl sich der Zeiger der Waage nicht nach links verschiebt. Die Erklärung ist einfach. Sie bauen Ihre Muskelmasse wieder auf. In Wirklichkeit verlieren Sie Fett zugunsten von Muskeln, die weniger Raum als Fett brauchen, aber schwerer sind.

Wenn Ihre Ernährung in der Vergangenheit sehr ballaststoffarm war, sollten Sie die Ballaststoffzufuhr schrittweise erhöhen, damit sich Ihr Darm daran gewöhnen kann. Die Darmflora stellt sich zunehmend um, so dass die größere Ballaststoffmenge (Vollkornprodukte, Hülsenfrüchte, Obst, Gemüse, Rohkost) gut verdaut werden kann. Am Anfang kann es sein, dass Sie Blähungen oder leichte Bauchschmerzen bzw. sehr weichen und häufigen Stuhlgang haben.

DAUER VON PHASE I

Am Ende dieses Kapitels stellt sich nun die berechtigte Frage:

Wie lange muss man Phase I befolgen?

Das hängt tatsächlich von vielen Parametern ab.

Man könnte antworten, dass Phase I so lange dauern soll, bis man sich von seinem Übergewicht befreit hat. Da die Gewichtsabnahme ja individuell unterschiedlich schnell erfolgt, gibt es hier keine allgemein gültige Regel.

Eine andere Regel könnte besagen, dass Phase I endet, wenn man das Idealgewicht erreicht hat. In Kapitel 12 steht, wie es berechnet wird.

Anstelle von Idealgewicht sollten wir aber lieber von ausgeglichenem Gewicht sprechen. Dies ist ein sehr individueller Begriff, der einem Grenzwert entspricht, ab dem der Organismus das Gewicht von selbst stabilisiert, ohne weiter abzunehmen.

Wenn Sie 10 bis 15 Kilo abnehmen müssen, kann Phase I einige Wochen bis einige Monate dauern.

Wenn Sie nur 4 oder 5 Kilo zu viel haben, könnten Sie versucht sein, Phase I zu beenden, sobald die Pfunde runter sind.

Ich möchte Sie noch einmal darauf hinweisen, dass Phase I nicht nur darauf abzielt, Sie von Ihren überflüssigen Pfunden zu befreien, sondern vor allem darauf, **die Funktion der Bauchspeicheldrüse wieder ins Gleichgewicht zu bringen,** damit sie **ihre Toleranzschwelle für Glucose wieder anheben kann.** Das dauert 2 bis 3 Monate.

Wenn Sie Phase I also zu früh beenden, riskieren Sie, dass die Pfunde zwar verschwunden sind, Ihre Bauchspeicheldrüse sich aber noch nicht ausreichend erholen konnte.

Angenommen, Sie wollten überhaupt kein Gewicht verlieren und befolgten die Prinzipen der Methode nur, um Ihre körperliche und geistige Verfassung zu verbessern, stünden Sie vor dem gleichen Problem. Sie sollten Phase I so lange wie möglich einhalten, um definitiv alle Stoffwechsel- und Verdauungsfunktionen wieder aufeinander abzustimmen.

In Wirklichkeit dürfte sich die Frage nach der Dauer von Phase I kaum stellen, da der Übergang zu Phase II nicht von heute auf morgen, sondern allmählich erfolgt.

Außerdem werden Sie feststellen, dass Phase I gar nicht unangenehm ist, da es keine Mengenbeschränkungen gibt.

Es kann sogar sein, dass Sie sich in Phase I so wohl fühlen, dass Sie sie gar nicht beenden möchten.

ZUSAMMENFASSUNG
DER GRUNDPRINZIPIEN VON PHASE I

- *Sich satt essen ohne Mengenbeschränkung und ohne Kalorienzählen.*
- *Zu festen Zeiten drei Mahlzeiten pro Tag einnehmen und nie eine Mahlzeit auslassen.*
- *Jegliche Form von Knabbern zwischen den Mahlzeiten vermeiden. Eine Zwischenmahlzeit ist eventuell am Spätnachmittag möglich, wenn das Abendessen dafür leichter wird.*
- *Die Mahlzeiten sollen strukturiert und abwechslungsreich sein.*

- *Das tägliche Gleichgewicht zwischen den drei Hauptnährstoffen (Kohlenhydrate, Lipide, Proteine) wird nicht unbedingt während der einzelnen Mahlzeit, sondern durch die drei Hauptmahlzeiten erreicht.*
- *Das Frühstück basiert auf guten Kohlenhydraten mit niedrigem glykämischen Index und wenig oder keinen Fetten.*
- *Das Mittagessen enthält Proteine, Lipide und Kohlenhydrate, die aber einen sehr niedrigen glykämischen Index haben müssen (nicht höher als 35).*
- *Das Abendessen ist entweder wie das Mittagessen, aber leichter und mit weniger Fetten,*
- *oder basiert auf Kohlenhydraten. Wenn gesättigte Fette verwendet werden, darf der glykämische Index der verwendeten Kohlenhydrate nicht größer als 35 sein. Wenn keine gesättigten Fette verwendet werden und die Zufuhr von einfach und mehrfach ungesättigten Fetten auf ein Minimum reduziert wird, kann der glykämische Index der Kohlenhydrate zwischen 35 und 50 liegen.*
- *Verbrauch von gesättigten Fetten beschränken (Fleisch, fette Wurstwaren, Butter, Vollmilchprodukte) zugunsten von Fischfetten und Olivenöl, Sonnenblumenöl ...*
- *Gezuckerte Getränke meiden.*
- *Nicht mehr als ein Glas Wein (0,1 l) oder Bier (0,2 l) pro Mahlzeit trinken.*
- *Zu starken Kaffee meiden: auf entkoffeinierten Kaffee umsteigen.*
- *Sich beim Essen Zeit lassen. Gut kauen und jede Art von Anspannung während der Mahlzeit vermeiden.*

ZUSAMMENFASSUNG

Im Laufe dieses ersten Teils haben wir Schritt für Schritt zwei neue Kategorien Kohlenhydrate kennen gelernt: die „guten", die man unbeschadet essen kann, und die „schlechten", die man aufspüren und systematisch vermeiden muss. Sie unterscheiden sich durch die vom Darm absorbierte Glucosemenge, die von mehreren Parametern abhängt:

- dem Ballaststoffgehalt,

- dem Proteingehalt,

- dem Gargrad sowie der Garzeit, die die Gelierung der Stärke bedingen,

- der eventuellen industriellen Modifizierung der Stärke.

Mit sinkendem Ausmahlungsgrad des Mehls steigt der glykämische Index und damit die Insulinreaktion. Dieses übermäßige Ansteigen fördert die Speicherung der mit der Mahlzeit aufgenommenen Fette.

Der glykämische Index von Kartoffeln steigt parallel zur Gartemperatur (Fritieren oder Backen).

Das gilt für alle stärkehaltigen Nahrungsmittel einschließlich derer, die niedrige glykämische Indexe haben. Das ist bei Linsen der Fall (GI = 22 bis 30), die einen glykämischen Index von 60 oder 70 haben können, wenn sie stundenlang gekocht werden, bis sie nur noch eine dicke, gallertartige Creme sind (wie man das häufig in Indien macht).

Wie wir gesehen haben, ist der glykämische Index ein Schlüsselbegriff der Montignac-Methode: Man nimmt zu (bzw. wird fettleibig), weil man an Hyperinsulinismus leidet. Man leidet an Hyperinsulinismus, weil die Glykämie nach der Mahlzeit (postprandial) viel zu hoch ist. Es kommt bei uns regelmäßig zu Hyperglykämie, weil unsere Ernährung zu hyperglykämisch ist, was daran liegt, dass die verzehrten Kohlenhydrate viel zu hohe glykämische Indexe haben.

Ein halbes Jahrhundert lang verfolgten Ernährungswissenschaftler und andere Diätexperten die falsche Fährte. Sie hoben den „quantitativen" Aspekt der Ernährung hervor und empfahlen Fettleibigen, ihre Kalorienzufuhr einzuschränken, während wir heute entdecken, dass es auf den **qualitativen** Aspekt ankommt.

In den vorangegangenen Kapiteln haben wir „gute" von „schlechten" Kohlenhydraten unterschieden. Die einen machen dünn, die anderen dick, indem sie unterschiedliche Stoffwechselmechanismen auslösen. Desgleichen gibt es „gute" und „schlechte" Fette. Einige erhöhen den Cholesterinspiegel (indirekt), während andere ihn senken (siehe Kapitel 8).

Bevor wir jetzt zu den zusammenfassenden Tabellen übergehen, möchte ich, dass Sie sich bewusst machen, welche einzigartige Hoffnung die Montignac-Methode für all diejenigen ist, die sich verzweifelt mit ihren überschüssigen Pfunden herumschlagen.

Bei den zum Scheitern verurteilten kalorienreduzierten Diäten durfte man immer weniger essen, musste sich immer mehr bewegen und gelangte praktisch zu keinen Ergebnissen.

Mit den Prinzipien der Montignac-Methode können wir die Stoffwechselkrankheit Fettleibigkeit **umkehren**. Wir essen uns satt, wählen dabei aber die richtigen Lebensmittel aus und können uns so ein für alle Mal unserer überflüssigen Pfunde entledigen, unser Allgemeinbefinden verbessern und mehr Freude am Leben haben[7].

SALZIGES FRÜHSTÜCK

	empfehlenswert	annehmbar	verboten
Obst*		Apfel Erdbeeren Himbeeren Zitrone Aprikose	kandierte Früchte Obstsalat aus der Dose Bananen Esskastanien
Eier		Spiegelei gekochtes Ei Omelett Rührei	
Fisch	Räucherlachs geräucherte Forelle Hering Garnelen		
Wurstwaren		Frühstücksspeck Würstchen roher Schinken gekochter Schinken Putenbrust Hähnchenbrust	Frankfurter Würstchen
Käse		fermentierter Käse Frischkäse, Quark Joghurt	

Brot
Gebäck
Getreideflocken
Süßigkeiten
		nur zu Fisch:
		• getoastetes
		  Vollkornbrot
		• Vollkornschweden-
		  brötchen**
		• ballastoffreiche
		  Kräcker
		
		kein Brot zu
		gesättigten Fetten:
		• Wurstwaren
		• Ei
		• Käse
			alle Brotsorten
			alle Getreideflocken
			alles süße Gebäck
			alle Kuchen
			Zucker
			Honig
			Ahornsirup

*   mindestens 20 Minuten vor dem übrigen Frühstück verzehren
** ohne Zucker und Palmöl

7 Die mit der Montignac-Methode erzielten Ergebnisse finden Sie im Anhang V auf Seite 184 ff., wo die entsprechenden wissenschaftlichen Studien aufgeführt werden.

KOHLENHYDRAT-FRÜHSTÜCK

	empfehlenswert	annehmbar	verboten
frisches Obst*	Apfel, Birne, Orange, Zitrone, Pampelmuse, Kiwi, Pfirsich, Weintraube, Nektarine, Kirschen, Pflaume, Erdbeeren, Himbeeren	Ananas Papaya Mango	Banane Esskastanie
Brot Gebäck Kuchen Süßigkeiten	100%iges Vollkornbrot	Vollkornbrot Schwarzbrot Vollkornkekse Vollkornschwedenbrötchen getoastetes Vollkornbrot Vollkornbrötchen	Weißbrot Toastbrot Zwieback Croissants Hefegebäck Madeleines Muffins Kekse Waffeln Zucker Honig Ahornsirup
Getreideflocken und Hefe	Vollkorngetreideflocken ohne Zucker Haferkleie Weizenkeime Bierhefe	Müsli ohne Zucker Haferflocken Weizenkleie	gezuckerte Getreideflocken Cornflakes Puffreis Popcorn
Konfitüre	Fruchtaufstrich ohne Zuckerzusatz Apfelmus ohne Zucker	Konfitüre mit Fructose Nussmus ohne Zucker	Konfitüre Quittengelee gezuckertes Nussmus
Milch- und Sojaprodukte	Joghurt, mager/fettarm Magerquark Hüttenkäse 0 % Fett Natur-Sojajoghurt	Vollmilchjoghurt Quark 20 % Fett Hüttenkäse 20 % Fett	gezuckerter Vollmilchjoghurt Joghurt mit Obst gezuckerter Sojajoghurt
Getränke	Magermilch entkoffeinierter Kaffee schwacher Tee entölter Kakao Sojamilch	frischer Fruchtsaft* Gemüsesaft fettarme Milch	gezuckerter Fruchtsaft Erfrischungsgetränke Colagetränke alkoholische Getränke Vollmilch gezuckerte Kakaogetränke

* unbedingt 15 bis 30 Minuten vor dem übrigen Frühstück essen bzw. trinken

BEISPIELE FÜR EIN KOHLENHYDRAT-FRÜHSTÜCK

frischer Orangensaft Pfirsich	frischer Karottensaft Orange	Pampelmusen- Orangensaft Kiwi

Vollkornbrot
Fruchtaufstrich
  ohne Zuckerzusatz
magerer Joghurt
	Haferflocken
	Konfitüre
	  mit Fructose
	Trockenobst
	magerer Joghurt
		ungezuckertes Müsli
		Haferkleie
		Weizenkeime
		Hüttenkäse 0 % Fett

entkoffeinierter Kaffee Magermilch	Tee Magermilch	schwacher Kaffee Magermilch

frischer Apfelsaft Himbeeren	Orangen-Zitronensaft Birne	Aprikosensaft Backpflaumen

Vollkornbrot
magerer Joghurt
Weizenkeime
	Vollkornschweden-
	  brötchen*
	Apfelmus ohne Zucker
	magerer Joghurt
	Bierhefe
		ballaststoffreiche
		  Kräcker*
		ungezuckertes
		  Nussmus
		Sojajoghurt

Kaffee entkoffeiniert Magermilch	geröstete Getreideflocken Magermilch	schwacher Tee Magermilch

* ohne Zucker und Palmöl

BEISPIELE FÜR EIN SALZIGES FRÜHSTÜCK

frischer Orangensaft Apfel	frischer Karottensaft Himbeeren	frischer Apfelsaft Erdbeeren

Räucherlachs
Vollkornschweden-
  brötchen*
Tomaten
Gurke
	gekochte Eier
	roher Schinken
	  ohne Fett
	Salat
	Tomate
		Rührei
		gekochter Schinken
		  ohne Fett
		fermentierter Käse
		Pilze
		Tomate

Kaffee Sojamilch	Tee Milch	entkoffeinierter Kaffee Magermilch

* ohne Zucker und Palmöl

AUSGEWOGENE EIWEISS-FETT-MAHLZEITEN IN PHASE I (MITTAG- ODER ABENDESSEN) KOHLENHYDRATE MIT SEHR NIEDRIGEM GLYKÄMISCHEM INDEX (≤ 35)

Vorspeisen

empfehlenswert

Rohkost	Fisch/Meeresfrüchte	Wurstwaren*	Diverses
Spargel	Räucherlachs	Hartwurst	Mozzarella
Tomaten	marinierter Lachs	roher Schinken	warmer Ziegenkäse
Gurke	Sardinen	gekochter Schinken	Kalbsbries
Artischocken	Makrelen	Cipollata	Schnecken
Paprikaschoten	Hering	Trockenwurst	Omelett
Sellerie	Sardellen	Ochsenmaul	hart gekochte Eier
Pilze	Thunfisch	Schweinskopfsülze	Rühreier
grüne Bohnen	Kabeljauleber	Bündner Fleisch	Eier mit Mayonnaise
Palmherzen	Garnelen	Friséesalat	Fischsuppe
Kohl	Jakobsmuscheln	mit Speckwürfeln	
Blumenkohl	Gambas	Salat mit Entenmägen	
Gewürzgurken	Scampi	Gänserillette	
Avocado	Langusten	Leberpastete	
Sojabohnensprossen	Hummer	Gänseleberpastete	
Quinoa	Kaviar	(ohne Blätterteig-	
Kopfsalat	Herzmuscheln	hülle)	
Chicorée	Venusmuscheln		
Feldsalat	Meerschnecken		
Löwenzahn	Krebs		
Kresse	Calamares		
Brokkoli	Tintenfisch		
Radieschen	Kammmuscheln		
rohe Karotten	Austern		
Linsen	Kaisergranathummer		
Trockenbohnen			
Kichererbsen			

verboten

gekochte Karotten	–	Weißwurst	Blätterteig
Rote Bete		Klößchen	Königinpasteten
Reis		Pasteten mit Mehl	Quiches
Taboulé			Crêpes, Pfannkuchen
Kartoffeln			Soufflé
Teigwaren			Blinis
Mais			Toasts
			Croûtons
			Pizza
			Krapfen
			Käsefondue

* Um Herz-Kreislauf-Erkrankungen vorzubeugen, sollten Wurstwaren mit wenig gesättigten Fetten (siehe Kapitel 8) bevorzugt werden.

AUSGEWOGENE EIWEISS-FETT-MAHLZEITEN IN PHASE I (MITTAG- ODER ABENDESSEN) KOHLENHYDRATE MIT SEHR NIEDRIGEM GLYKÄMISCHEM INDEX (≤ 35)

Hauptgericht

empfehlenswert

Fisch	Fleisch	Geflügel	Wurstwaren, Innereien, Wild
Lachs	Rind	Hühnchen	Kaninchen
Makrele	Kalb	Huhn	Hase
Thunfisch	Schwein	Kapaun	Wildkaninchen
Sardinen	Hammel	Perlhuhn	Reh
Hering	Lamm	Pute	Wildschwein
Barsch		Gans	Bratwurst
Kabeljau		Ente	Blutwurst
Seelachs		Wachtel	Schinken
Seezunge		Fasan	Rinderherz
Rotzunge		Taube	Kalbsbries
Aalquappe			Niere
Merlan			Schweinsfüße
Weißfisch			
Zander			
Rotbarbe			
Forelle			
alle Meeres- und Flußfische			

verboten		vermeiden	
panierter Fisch	zu fette Stücke	die Haut	zu häufiger Verzehr

AUSGEWOGENE MAHLZEITEN IN PHASE I (MITTAG- ODER ABENDESSEN)
KOHLENHYDRATE MIT SEHR NIEDRIGEM GLYKÄMISCHEM INDEX (≤ 35)

Beilagen

empfehlenswert	verboten	empfehlenswert	verboten
Linsen	Couscous	Chicorée	Ravioli
Kichererbsen	Kastanien	Lauch	Lasagne
Trockenerbsen	Kartoffeln	Tomaten	
Trockenbohnen (weiß)	gekochte Karotten	Zwiebeln	
grüne Bohnen	Reis	Paprikaschoten	
Brokkoli	weiße Rüben	Ratatouille	
Auberginen	Pastinaken	Blumenkohl	
Zucchini	gekochte Saubohnen	Kohl	
Spinat	(bzw. Dicke Bohnen)	Sauerkraut	
Pilze	Kürbis	Blattsalat	
Schwarzwurzel	Kohlrüben	Gemüsepastete	
Sellerie	Gnocchi	(ohne Kartoffeln)	
Mangold	Mais	Artischocken	
Sauerampfer	Hirse		
	Teigwaren		

DIVERSE GEWÜRZE UND ZUTATEN

in vernünftigen Mengen geeignet			maßvoll	verboten
Gewürzgurken	Öle:	Petersilie	Senf	Kartoffelstärke
Mixed Pickles	Olivenöl	Estragon	Salz	Maizena
Silberzwiebeln	Sonnenblumenöl	Knoblauch	Pfeffer	Tomatenketchup
selbstgemachte	Erdnussöl	Zwiebel	Mayonnaise	Fertigmayon-
Vinaigrette	Walnussöl	Schalotten	Sauce Béarnaise	naise
Nuoc-mâm	Haselnussöl	Thymian	Sauce	Béchamelsoße
grüne Oliven	Traubenkernöl	Lorbeer	Hollandaise	Mehlsoße
schwarze Oliven	Rapsöl	Zimt	Crème fraîche	Zucker
Tapenade	Zitrone	Basilikum		Karamell
Selleriesalz	Parmesan	Schnittlauch		Palmöl
	Greyerzer	Bohnenkraut		Paraffinöl
		Dill		Maltodextrin
				modifizierte
				Stärke

**BEISPIELE FÜR AUSGEWOGENE ABENDESSEN IN PHASE I UNTER BERÜCKSICHTIGUNG
VON KOHLENHYDRATEN MIT SEHR NIEDRIGEM GLYKÄMISCHEM INDEX**

Linsensuppe (hausgemacht)   Fischsuppe
Spiegeleier   gekochter Schinken
Ratatouille   Blattsalat

1 Joghurt   Käse

Suppe mit Trockenerbsen   Artischocken mit Vinaigrette
gefüllte Tomaten   Räucherlachs
(siehe Rezept Seite 201)
Blattsalat   Blattsalat
1 Joghurt

Zwiebelsuppe   Lauchsuppe
Thunfischflan   Hühnerbrust mit Mayonnaise
(siehe Rezept Seite 198)

Blattsalat   Blattsalat

abgetropfter Quark   Käse

Chicoréesalat   Spargel

Gurke mit fettarmer Crème fraîche   pochiertes Fischfilet

Truthahnfilet,   Spinat
Tomatensauce mit Basilikum

Joghurt   Käse

Getränke: Wasser, leichter schwarzer Tee, Kräutertee, 0,1 l Wein oder 0,2 l Bier

KOHLENHYDRAT-ABENDESSEN (OHNE FETTE*)

Gemüsesuppe (hausgemacht)	Gemüsesuppe (hausgemacht)	geraspelte Karotten
Naturreis oder Wildreis mit Tomate	Vollkornspaghetti mit Tomate	Kichererbsen mit Tomate
1 Magerjoghurt	abgetropfter Magerquark	ungezuckertes Apfelmus

ప

Linsen mit Zwiebeln (Magerquarksoße)	ofengebackene Tomaten mit Petersilie	Pilzsuppe
Salat mit Zitrone	Trockenbohnen (Magerquarksoße)	Naturreis mit Tomate
1 Magerjoghurt	1 Naturjoghurt	Magerjoghurt

ప

Couscous (Vollkorngetreide) aus Gemüse (GI <50) (ohne Fleisch und Fett), Soße aus Magerquark + Harissa + einigen Tropfen Viandox	Gurkensalat mit Champignonpüree und Magerquark gefüllte Auberginen 1 Magerjoghurt	Linsensuppe Quinoa mit Tomatensauce Bratapfel

ప

Getränke: Wasser, leichter Tee, 0,1 l Wein oder 0,2 l Bier

* außer eventuell Olivenöl

BALLASTSTOFFREICHE KOHLENHYDRAT-MAHLZEITEN IN PHASE I (ABENDESSEN)

	Vorspeise	Hauptgericht	Nachspeise
gute Kohlenhydrate wahlweise	Gemüsesuppe Champignoncreme-suppe Linsensuppe Tomatencremesuppe	Linsen Trockenerbsen Erbsen, Kichererbsen Naturreis Vollkornteigwaren Vollkornweizengrieß Spaghetti al dente	Magerquark Magerjoghurt gekochtes Obst Fruchtaufstrich ohne Zuckerzusatz
empfohlen	ohne Fette ohne Kartoffeln ohne gekochte Karotten	ohne Fette (außer Olivenöl und Fischfett), mit Tomaten- oder Pilzsauce oder Gemüsebeilage servieren	ohne Fette, ohne Zucker

BEISPIELE FÜR MENÜS IN PHASE I

Ausgewogene Mittagessen unter Berücksichtigung von Kohlenhydraten
mit sehr niedrigem glykämischem Index

<table>
<tr><td>Tomatensalat</td><td>Gurkensalat</td></tr>
<tr><td>Kalbsschnitzel</td><td>Kabeljaufilet (Tomatensauce)</td></tr>
<tr><td>grüne Linsen</td><td>Erbsen</td></tr>
<tr><td>Käse</td><td>Joghurt</td></tr>
<tr><td>⊱</td><td>⊱</td></tr>
<tr><td>Radieschen mit Butter</td><td>Chicoréesalat mit Nüssen</td></tr>
<tr><td>Putenschnitzel</td><td>gegrilltes Hacksteak</td></tr>
<tr><td>Kichererbsenpüree</td><td>Brokkoli</td></tr>
<tr><td>Käse</td><td>Joghurt</td></tr>
<tr><td>⊱</td><td>⊱</td></tr>
<tr><td>Taboulé mit Quinoa</td><td>Palmherzen</td></tr>
<tr><td>Lachsfilet</td><td>Schweinekotelett</td></tr>
<tr><td>Zucchinigratin</td><td>Selleriepüree</td></tr>
<tr><td>Käse</td><td>Joghurt</td></tr>
<tr><td>⊱</td><td>⊱</td></tr>
<tr><td>Lauch mit Vinaigrette</td><td>geraspelte Karotten</td></tr>
<tr><td>gegrillte Nieren</td><td>Hammelkeule</td></tr>
<tr><td>Schwarzwurzeln</td><td>weiße Trockenbohnen</td></tr>
<tr><td>Käse</td><td>Joghurt</td></tr>
<tr><td>⊱</td><td>⊱</td></tr>
<tr><td>Sardinen in Öl</td><td>Spargel in Vinaigrette</td></tr>
<tr><td>Cipollatawürste</td><td>gegrillte Blutwurst</td></tr>
<tr><td>Kohl</td><td>Blumenkohlpüree</td></tr>
<tr><td>Käse</td><td>Joghurt</td></tr>
<tr><td>⊱</td><td>⊱</td></tr>
<tr><td>Friséesalat mit Speckwürfeln</td><td>entfettete Fleischbrühe</td></tr>
<tr><td>gegrilltes Hähnchen</td><td>Gemüseeintopf</td></tr>
<tr><td>Brokkoli</td><td>Lauch und Kohl</td></tr>
<tr><td>Käse</td><td>Joghurt</td></tr>
<tr><td>⊱</td><td>⊱</td></tr>
<tr><td>Räucherlachs</td><td>Thunfisch in Olivenöl</td></tr>
<tr><td>Entenbrust</td><td>Tatar</td></tr>
<tr><td>Pilze mit Petersilie</td><td>Blattsalat</td></tr>
<tr><td>Käsesalat</td><td>Joghurt</td></tr>
<tr><td>⊱</td><td>⊱</td></tr>
<tr><td>Rotkohl</td><td>geraspelte Karotten</td></tr>
<tr><td>Rochen mit Kapern</td><td>gegrillter Lachs</td></tr>
<tr><td>Püree aus grünen Bohnen</td><td>Spinat</td></tr>
<tr><td>Käse</td><td>Joghurt</td></tr>
<tr><td>⊱</td><td>⊱</td></tr>
<tr><td>Tomaten mit Mozzarella</td><td>Artischockenherzen in Vinaigrette</td></tr>
<tr><td>gegrilltes Hühnchen</td><td>Entrecôte</td></tr>
<tr><td>grüne Bohnen</td><td>Auberginen</td></tr>
<tr><td>Käse</td><td>Joghurt</td></tr>
<tr><td>⊱</td><td>⊱</td></tr>
</table>

Getränke: Wasser, leichter schwarzer Tee, Kräutertee, 0,1 l Wein oder 0,2 l Bier

KAPITEL 5

PHASE II
GEWICHTSSTABILISIERUNG

In Phase II kommen wir erneut auf die Grundprinzipien der Methode zurück. Um diese Phase der Gewichtsstabilisierung nämlich richtig zu verstehen, muss man sie im Gesamtzusammenhang der Stoffwechselvorgänge betrachten, die sich aus der glykämischen Amplitude der Mahlzeit ergeben.

In den vorhergehenden Kapiteln haben wir erklärt, dass das glykämische Resultat der Mahlzeit (postprandiale Glykämie) eventuell eine Speicherung der bei der Mahlzeit verzehrten Fette auslösen kann.

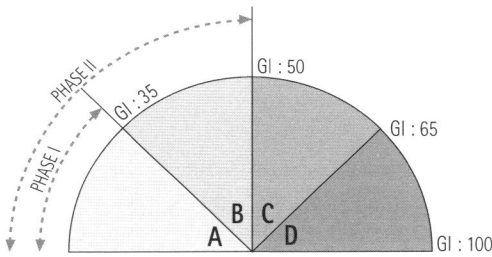

Amplitude des Risikos einer möglichen Gewichtszunahme bzw. –abnahme entsprechend des glykämischen Resultats der Mahlzeit

Zone **A**: GI von 0 bis 35: Gewichtsabnahme
Zone **B**: GI von 35 bis 50: Prävention einer Gewichtszunahme
Zone **C**: GI von 50 bis 65: Risiko einer Gewichtszunahme
Zone **D**: GI von 65 bis 100: Risiko starker Gewichtszunahme (Fettleibigkeit)

Sie sehen auf dem Schaubild, dass bei Mahlzeiten mit einem glykämischen Resultat zwischen 65 und 100 ein sehr hohes Risiko der Gewichtszunahme (Fettleibigkeit) besteht. Das erklärt auch die große Zahl fettleibiger Menschen in Ländern wie den USA, wo die Mehrzahl der verbrauchten Lebensmittel einen hohen glykämischen Index hat (Zucker = 70, Bratkartoffeln = 95, ballaststoffarmes Mehl = 85, Cornflakes = 85 usw.).

Liegt das glykämische Resultat einer Mahlzeit zwischen 50 und 65, ist die Hyperglykämie niedriger, jedoch immer noch so hoch, dass sie ein potentielles Risiko der Gewichtszunahme birgt. Diese Situation entspricht wahrscheinlich der in Frankreich, Italien oder Spanien, wo zwar auch Kohlenhydrate mit hohem glykämischem Index verzehrt werden (Kartoffeln, Weißmehl, Zucker), aber gleichzeitig auch Lebensmittel mit niedrigem glykämischem Index (grünes Gemüse, Linsen, Bohnen, Kichererbsen, Obst, Spaghetti usw.). Das glykämische Resultat liegt also leicht über dem Durchschnitt, das Risiko von Fettleibigkeit ist damit geringer bzw. die Fettleibigkeit weniger ausgeprägt. Dennoch kommt Übergewicht besorgniserregend oft vor.

Wenn man abnehmen möchte, darf das glykämische Resultat der Mahlzeit, wie wir bereits gesehen haben, nicht über 35 liegen. Nur unter diesen Bedingungen ist die Insulinsekretion (Insulinämie) niedrig genug, um die Lipogenese (Bildung von Fettreserven) zu verhindern und die Lipolyse (Auflösung von Fettreserven) zu stimulieren.

Das haben wir in Phase I getan, wo wir uns auf Kohlenhydrate mit sehr niedrigem glykämischem Index beschränkt haben. So konnten wir die Gewichtsabnahme einleiten, ohne Kalorien zu zählen.

Phase II besteht nun darin, das Gewicht zu stabilisieren, das heißt das niedrigere Gewicht beizubehalten, das Sie in Phase I durch den ausschließlichen Verzehr von Kohlenhydraten mit sehr niedrigem glykämischem Index erreicht haben.

Sie könnten ohne weiteres Ihr Leben lang in Phase I bleiben, da die Ratschläge, die ich Ihnen gegeben habe, zu einer sehr nährstoffreichen Ernährung führen. Es gibt daher Menschen, die sich in Phase I so wohl gefühlt haben, dass sie sie für immer beibehalten wollen.

Selbst wenn Phase I immer ein Bezugspunkt für Ihre Ernährung bleiben wird, kann man an ihr kritisieren, dass einige Lebensmittel ausgeschlossen werden, die für gewöhnlich auf unserem Speisezettel stehen. Phase I führt sicherlich zu einem „Stoffwechsel-Ideal", kann aber aufgrund ihrer relativ dogmatischen Natur ein normales Gesellschaftsleben und vor allem ein Feinschmeckerleben einschränken.

Wenn man eine kalorienreduzierte Diät macht, entwickelt man schnell eine gestörte und zunehmend feindschaftliche Beziehung zum Essen, die im schlimmsten Fall zu Anorexie führt.

Im Gegensatz dazu versöhnt uns die Montignac-Methode mit dem Essen. Das ist aber noch nicht alles. Das eigentliche Ziel besteht darin, Sie zu einem echten Gourmet zu machen (sofern Sie das nicht bereits sind).

Essen sollte zu den höchsten Werten des Menschseins zählen. Daher ist Kochen eine wahre Kunst wie Musik oder Malerei, eine Kunst, die allen Menschen zugänglich ist und die jene Lebensqualität symbolisiert, nach der wir alle streben.

Diese Kunst zu pflegen, bedeutet nicht nur, sich des Nährwerts der Nahrung bewusst zu werden, sondern auch des kulinarischen Vergnügens beim Entdecken neuer Lebensmittel und unterschiedlicher Zubereitungsarten.

Deswegen wäre es schade, für immer auf Lebensmittel zu verzichten, die zwar kritische Auswirkungen auf den Stoffwechsel, aber dafür eine gastronomische Dimension haben.

Als ich klein war (1955 war ich zehn Jahre alt), nahmen mich meine Eltern jedes Jahr zwei- bis dreimal in den Zirkus und vier- bis fünfmal ins Kino mit. Zu diesem Anlass bekam ich ein Eis am Stiel mit Schokoladenüberzug.

Wenn man die Zusammensetzung analysiert (Zucker, gesättigte Fette…), hat Eiscreme keinen wirklich positiven Nährwert. Wenn man sich jedoch, so wie wir damals, zehnmal pro Jahr ein Eis gönnt, dann hat das keinerlei Auswirkungen. Statt eines physiologischen hatte Eis einen affektiven Nährwert für uns.

Heute sind in den westlichen Industrienationen die meisten Tiefkühlfächer bis zum Rand mit Eiscreme gefüllt. Man isst fast täglich Eis, in Ländern wie den USA oft sogar mehrmals am Tag.

Eine ähnliche Entwicklung lässt sich in Fast Food-Restaurants bzw. einfachen Gaststätten beobachten, wo als Beilage zum Hauptgericht systematisch Pommes frites gereicht werden. Sie müssen schon deutlich sagen, dass Sie stattdessen eine andere Beilage wünschen (z. B. einen Salat), sonst bringt man Ihnen auf jeden Fall welche.

1994 hatte ich in einer Gourmet-Zeitschrift ein Restaurant im siebten Arrondissement in Paris kritisiert, das trotz eines Sterns im Michelin-Führer auf seiner Karte als Beilage zu zehn der zwölf Hauptgerichte ausschließlich Kartoffelgratin anbot.

Es hat noch niemandem geschadet, ab und zu Eiscreme, einen Teller Kartoffeln oder ein Stück Pflaumenkuchen zu essen. Wenn man das jedoch häufig, täglich oder sogar mehrfach am Tag tut, darf man sich über unerwünschte Nebenwirkungen nicht wundern.

Wie schon der berühmte Paracelsus sagte: „Es ist die Dosis (und die Häufigkeit), die das Gift ausmacht!"

In den vorhergehenden Kapiteln haben wir gesehen, dass die meisten fettleibigen Menschen und Diabetiker in den USA leben, weil dort ständig Kohlenhydrate mit hohem glykämischem Index verzehrt werden.

Das Problem der Amerikaner, das zunehmend zu einem weltweiten wird, besteht darin, dass ungesunde Nahrungsmittel (mit hohem glykämischem Index) nicht mehr ausnahmsweise, sondern mittlerweile regelmäßig und systematisch verzehrt werden!

Als Lösung für dieses Problem bietet die Montignac-Methode sowohl **eine Neuorientierung als auch eine Rückbesinnung auf gute Essgewohnheiten.**

Anders als man fälschlicherweise annehmen könnte, ist der Sinn von Phase II nicht, regelmäßig für einige Tage oder Wochen in die alten Gewohnheiten zurückzufallen und dann, nachdem man wieder einige Pfunde zugelegt hat, erneut mit aller Härte Phase I durchzuführen. Der Organismus macht diesen Jo-Jo-Effekt drei- oder viermal mit, wird jedoch zunehmend resistent, so dass selbst Phase I nicht mehr so wirksam ist.

Genau das taten aber einige Menschen, die nur das letzte Viertel des Buches gelesen hatten. Sie wandten nur einige Prinzipien an, ohne sich zu bemühen, diese auch zu verstehen und in einem globalen Ernährungszusammenhang zu sehen.

Andere setzten sich noch weniger mit der Methode auseinander und beschränkten sich darauf, Phase I für eine von tausend „Diäten" zu halten, deren einziger Vorteil darin besteht, wirksamer und weniger beschwerlich zu sein. Nachdem sie einmal abgenommen hatten, gaben sie die Prinzipien von einem Tag zum anderen auf und ernährten sich wieder wie früher hyperglykämisch.

Ein bekannter Moderator im französischen Fernsehen, zu dessen Sendung ich als Gast eingeladen war, sagte mir einmal, bevor wir wieder auf Sendung gingen: „Ich habe Ihre Montignac-Diät getestet und muss zugeben, dass sie einfach und sehr wirksam ist. Der einzige Nachteil ist, dass man schnell zunimmt, sobald man aufhört". Ich habe geantwortet, dass es mir logisch erscheine, dass er erneut zunehme, wenn er wieder die Dinge esse, auf die er verzichtet habe, um abzunehmen, also Weißbrot, Zucker und Kartoffeln zu allen Mahlzeiten.

„Warum haben Sie nicht die Phase II gemacht?" fragte ich ihn.

Er schaute mich verwundert an und gestand mir, dass er gar nicht wüsste, wovon ich spreche. Tatsächlich hatte er nämlich nie mein Buch gelesen, sondern sich darauf beschränkt, einige Prinzipien daraus anzuwenden, die von einem Journalisten auf einer Seite unzulänglich zusammengefasst worden waren.

Deswegen müssen Sie für eine erfolgreiche Phase II, die unbegrenzt eingehalten werden sollte, erst einmal die Grundprinzipien der Methode richtig verstehen.

Phase II kann auf zweierlei Art und Weise durchgeführt werden: mit und ohne Ausnahmen. In beiden Fällen ist das Ziel indessen das gleiche: **eine Mahlzeit mit einem glykämischen Resultat, das nicht über dem Durchschnitt (50) liegt**. Aber man kann Phase II auf zwei Arten planen.

PHASE II
OHNE AUSNAHMEN

Das bedeutet, eine erweiterte Phase I, also deren Verlängerung, durchzuführen. Wiederholen wir noch einmal, dass Phase I darin besteht, vorzugsweise Kohlenhydrate mit sehr niedrigem glykämischem Index (35) zu verzehren.

Phase II ohne Ausnahmen bietet Ihnen ein breit gefächertes Spektrum, da Sie nun Kohlenhydrate mit einem glykämischen Index bis zu 50 verzehren können.

Sie können zum Beispiel von Zeit zu Zeit Basmatireis (GI = 50) zu Fisch essen, Orangensaft (GI = 40) trinken, rote Bohnen (GI = 40) oder sogar Süßkartoffeln (GI = 50) essen.

Zu den Mahlzeiten können Sie mehr als ein Glas Wein (2 bis 3 sind möglich) oder sogar ein ganzes Bier (0,33 l) trinken und dabei Ihr neues Gewicht halten.

Ihre Durchschnittsglykämie steigt zwar leicht an, ist aber immer noch niedrig genug, um eine starke Insulinsekretion und damit eine erneute Gewichtszunahme zu vermeiden.

Alle anderen Empfehlungen müssen weiterhin angewandt werden, vor allem die Bevorzugung von guten Fetten (Olivenöl, Fischfett) auf Kosten von gesättigten Fetten, besonders am Abend.

PHASE II
MIT AUSNAHMEN

Die Durchführung ist etwas schwerer, da Phase II differenzierter ist. Es besteht die Möglichkeit, **ausnahmsweise** Kohlenhydrate mit hohem glykämischem Index zu verzehren, aber **nur unter bestimmten Bedingungen.** Das bedeutet, dass im Rahmen einer Mahlzeit jedes Nahrungsmittel mit einem hohen glykämischen Index unbedingt durch ein konträres Nahrungsmittel **ausgeglichen werden muss.** Mit anderen Worten: Wenn man ein blutzuckersteigerndes Nahrungsmittel wie Kartoffeln zu sich nimmt, muss man dazu ein anderes essen, das zur Senkung des glykämischen Resultats beiträgt (siehe Abbildung S. 106).

In der zweiten Hälfte des neunzehnten Jahrhunderts hat der Verbrauch von Kartoffeln in der ärmeren Bevölkerungsschicht, vor allem bei den Bauern, stark zugenommen.

Die meisten von ihnen aßen jeden Tag Kartoffeln und trotzdem waren sie nicht dick. Dafür gibt es eine einfache Erklärung.

Zum einen wurden die damals verzehrten Kartoffeln ausschließlich mit Schale in Wasser oder in Glut gegart, was im Vergleich zu Pommes frites oder Kartoffelgratin (GI = 95) nur zu einem relativen Anstieg der Glykämie führt (GI = 65). Zum anderen aß man Kartoffeln damals gewöhnlich in einer dicken Suppe, die zahlreiche Gemüse enthielt. In Frankreich bereitete man Kartoffeln vor allem mit Kohl, in Spanien eher mit Linsen zu.

Wenn man damals also Kartoffeln (hoher GI) aß, nahm man zur gleichen Zeit viele Kohlenhydrate mit sehr niedrigem glykämischem Index auf. Das glykämische Resultat war also mittelhoch.

Ähnlich verwunderlich ist es, dass die Chinesen nie fettleibig waren, obwohl der glykämische Index von Reis eher über dem Durchschnitt liegt (je nach

Sorte, sowie die Art der Zubereitung variiert er zwischen 50 und 70). Die Erklärung ist die gleiche wie im oben genannten Beispiel.

Entwicklung des theoretischen glykämischen Resultats einer Mahlzeit, bestehend aus 100 g Pellkartoffeln (GI 65), abhängig von der dazu verzehrten Menge grüner Linsen (GI = 22).

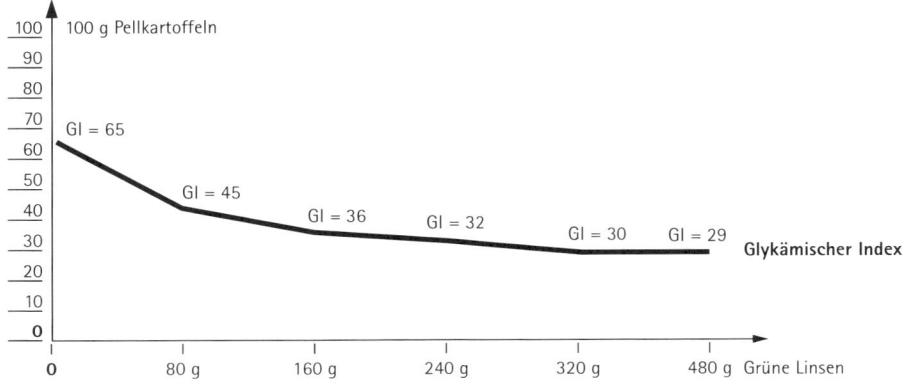

Die Chinesen essen nämlich normalerweise Reis (Kohlenhydrat mit eher hohem GI) mit Gemüsen, deren glykämischer Index aufgrund ihrer vielen Ballaststoffe sehr niedrig ist. Das glykämische Resultat ihrer Mahlzeit liegt also weit unter 50.

Genau das ist unser Anliegen in Phase II: Unabhängig davon, was wir essen, müssen wir versuchen, das glykämische Resultat unserer Mahlzeit so niedrig wie möglich zu halten.

Diese Berechnung kann natürlich nie ganz genau sein. Wollten wir präzise Ergebnisse erhalten, müssten wir alle verzehrten Kohlenhydrate wiegen und zusammen mit allen anderen Parametern von einem Computerprogramm auswerten lassen.

Die Erfahrung hat indessen gezeigt, dass dies nicht wirklich nötig ist, da man auch nur durch die Anwendung einiger Grundregeln zum Ziel gelangt.

Um diese Prinzipien zu verstehen, muss man einige grundlegende Begriffe klären.

Seit Beginn dieses Buches wird betont, dass, anders als lange vermutet, **nicht alle kohlenhydrathaltigen Nahrungsmittel gleich sind.**

Einige haben hohe glykämische Amplituden wie Kartoffeln, andere dagegen niedrige wie Linsen.

Man muss aber auch wissen, dass der Gehalt an reinen Kohlenhydraten unterschiedlich ist.

Je 100 g findet man 55 g reine Kohlenhydrate in Brot (Baguette), 33 g in Pommes frites, 49 g in Chips, 14 g in Pellkartoffeln, 17 g in Linsen, nur 6 g in gekochten Karotten und 5 g in Blattsalat oder Brokkoli.

Um auch nur Dinge zu vergleichen, die vergleichbar sind, wurde die Berechnung der glykämischen Indexe bei „gleicher Menge reiner Kohlenhydrate" vorgenommen. So kann man den Index, den man beim Verbrauch von 100 g Zucker erhalten hat, vergleichen mit dem von 300 g Pommes frites, 200 g Chips, 588 g Linsen, 714 g gekochten Kartoffeln oder 2 kg Salat. Alle diese Proportionen sind hinsichtlich ihres glykämischen Indexes vergleichbar, da sie in einem Punkt übereinstimmen: Sie enthalten 100 g reines Kohlenhydrat.

Das Ziel von Phase II besteht wie gesagt darin, die Ausnahmen auszugleichen. Das ist in der Praxis insofern etwas schwierig, als man gleichzeitig zwei Parameter in Betracht ziehen muss:

1. das Glykämie-Potential des Kohlenhydrats, das mit dem glykämischen Index gemessen wird;

2. die reine Kohlenhydratkonzentration des Lebensmittels.

1. Glykämischer Index des Kohlenhydrats

Diesen Begriff kennen Sie mittlerweile gut. Um zwischen Kohlenhydraten mit hohem glykämischem Index und Kohlenhydraten mit niedrigem glykämischem Index unterscheiden zu können, müssen Sie nur einen Blick auf die Tabelle auf Seite 34 werfen.

In Phase I war die Auswahl einfach, da man immer nur Kohlenhydrate mit sehr niedrigem glykämischem Index (GI = 35) gewählt hat. In Phase II werden wir die Tabelle der glykämischen Indexe weiter im Auge behalten, da wir die Auswirkungen der Ausnahmen, die wir uns ab und zu gönnen, so weit wie möglich beschränken wollen.

Es ist absolut verständlich, dass wir manchmal Lust auf Kartoffeln haben. Mit Hilfe der Tabelle der glykämischen Indexe können wir die Folgen minimieren. Wenn wir zum Beispiel Pellkartoffeln bevorzugen (GI = 65), wird sich die Abweichung im Rahmen halten.

Je geringfügiger die Auswirkungen der Abweichung sind, desto einfacher wird es sein, sie auszugleichen.

Da es sich trotzdem um eine Abweichung handelt, müssen Sie überlegen, wie sie ausgeglichen werden kann. Ihr gesunder Menschenverstand wird Ihnen sagen, dass es schwer ist, mit einem glykämischen Index von 40 (z.B. roten Bohnen) das glykämische Resultat der Mahlzeit unter 50 zu senken.

Deswegen werden Sie Kohlenhydrate mit niedrigeren glykämischen Indexen für einen Ausgleich bevorzugen. Sie könnten nun logischerweise schließen, dass der Ausgleich um so stärker ist, je niedriger der glykämische Index ist. Sie könnten also annehmen, dass jedes grüne Gemüse mit einem glykämischen Index von 15 ideal sei. Im Prinzip wäre das richtig, wenn die Kohlenhydratkonzentration die gleiche wäre. Nun haben wir aber weiter oben gesehen, dass sie sich von einem Kohlenhydrat zum anderen unterscheidet.

2. Reine Kohlenhydratkonzentration

Der glykämische Index eines Lebensmittels ist wichtig; er muss jedoch mit der reinen Kohlenhydratkonzentration des Lebensmittels korrelieren.

Die auf Seite 116 ff. abgebildete Tabelle zeigt, dass die reine Kohlenhydratkonzentration in kohlenhydrathaltigen Lebensmitteln unterschiedlich hoch ist.

Im Sinne der traditionellen Diätetik sind Karotten Kohlenhydrate wie alle anderen, zum Beispiel Kartoffeln oder Linsen. Sie unterscheiden sich aber nicht nur durch ihr Glykämie-Potential, sondern auch durch die reine Kohlenhydratkonzentration.

Unterschiede bestehen zum einen innerhalb einer Familie, zum Beispiel bei Kartoffeln. Ihr glykämischer Index variiert je nach Zubereitungsart.

Abhängig von diesen Parametern variiert auch die reine Kohlenhydratkonzentration.

Kombiniert man die Tabelle der glykämischen Indexe und die der reinen Kohlenhydratkonzentration miteinander, wird man sowohl zu positiven als auch zu negativen Ergebnissen gelangen.

Ein überraschend gutes Ergebnis erzielen gekochte Karotten, deren glykämischer Index zwar hoch ist, die mit 6 g pro 100 g jedoch nur eine geringe reine Kohlenhydratkonzentration haben, die nur etwas höher als die von Blattsalaten ist. Man kann also davon ausgehen, dass eine Abweichung bei gekochten Karotten wenig glykämische Konsequenzen haben wird, vor allem, wenn sie geringfügig ist.

Um also die gleiche glykämische Wirkung wie bei ofengebackenen Kartoffeln zu erzielen, müsste man theoretisch die vier- bis fünffache Menge bzw. bei Pommes frites die sechsfache Menge Karotten essen. Man müsste also 600 g gekochte Karotten essen, um das gleiche glykämische Resultat wie bei 100 g Pommes frites auszulösen.

Sie können daraus also folgern, dass Sie sich in Phase II nicht mehr so vor gekochten Karotten hüten müssen wie noch in Phase I. Wenn Sie in einem Gericht einige Scheiben dieses orangefarbenen Kohlenhydrats finden, dann lassen Sie es sich ohne schlechtes Gewissen schmecken und überlegen Sie nicht, wie Sie es ausgleichen können.

Das Gleiche gilt für alle anderen Kohlenhydrate mit hohem glykämischem Index und niedriger bzw. sehr niedriger reiner Kohlenhydratkonzentration, zum Beispiel für weiße Rüben (3 %), Kürbis (7 %), Wassermelone (7 %), Honigmelone (6 %) und Rote Bete (7 %). Wenn Sie diese Lebensmittel nicht regelmäßig und unmäßig verzehren, können Sie ihnen gegenüber eine gewisse Toleranz zeigen.

Negativ schlagen leider wieder die Kohlenhydrate zu Buche, die aufgrund ihres sehr hohen glykämischen Indexes am verdächtigsten sind, an erster Stelle Pommes frites. Von allen Kartoffelzubereitungen haben Pommes frites nicht nur einen der höchsten glykämischen Indexe (95), sondern auch die höchste reine Kohlenhydratkonzentration: 33 g pro 100 g, also 5,5-mal mehr als gekochte Karotten, aber auch 3,5-mal mehr als Pellkartoffeln. Chips sind noch schlimmer als Kartoffeln, da ihre reine Kohlenhydratkonzentration bei 49 g je 100 g liegt, der glykämische Index dahingegen mit 80 etwas niedriger ist.

Ebenso schlecht schneidet Zucker ab, damit musste man rechnen. Sein glykämischer Index ist hoch (70) und seine Kohlenhydratkonzentration ist maximal (100 %), also dreimal höher als in Pommes frites und 16,6-mal höher als in Karotten. Man braucht also ungefähr 140 g Linsen, um 25 g Zucker auszugleichen und das glykämische Resultat auf nur 50 zu senken.

Das letzte negative Resultat betrifft Weißmehlprodukte, die neben einem hohen glykämischen Index (70 bei Baguette und 85 bei Hamburgerbrötchen) auch eine hohe reine Kohlenhydratkonzentration aufweisen (58 % bei sehr weißem Brot, 55 % bei Baguette, 55 % bei weißem Grieß). Das bedeutet also, dass Ausnahmen bei Weißbrot und Weißmehlprodukten (Pizza, süßes Gebäck, Kuchen, Crêpes, Waffeln…) Sie teuer zu stehen kommen, da es sehr schwer ist, sie in größeren Mengen mit den richtigen Kohlenhydraten auszugleichen.

Betrachten wir anhand eines Beispiels, wie dieser Ausgleich aussehen kann:

Stellen wir uns vor, dass Ihre Ausnahme aus einem dieser in Bahnhöfen oder Autobahn-Raststätten erhältlichen Toastbrot-Sandwiches (GI 85) besteht. Um 200 g dieses Produktes auszugleichen, müsste man theoretisch 682 g grüne Linsen essen und selbst dann würde das glykämische Resultat nur auf 53 sinken.

Wenn Sie unterwegs sind, werden Sie zum Ausgleich wahrscheinlich keine Linsen zur Hand haben. Auf der Autobahn bleiben Ihnen als Ausgleichs-Kohlenhydrat nur Äpfel. Der einzige Nachteil besteht darin, dass Äpfel einen höheren glykämischen Index als Linsen haben (30 statt 22) und dass sie weniger reine Kohlenhydrate enthalten (12 gegenüber 17). Um das glykämische Resultat auf nur 57 zu senken, müsste man theoretisch 966 g Äpfel essen, was fast unmöglich ist.

Glücklicherweise ist die Realität nicht ganz so erschreckend wie die Theorie, da andere Vorgänge dazu beitragen können, das glykämische Resultat zu relativieren.

Man hat festgestellt, dass Kohlenhydrate mit niedrigem glykämischem Index einen sehr viel stärkeren Ausgleichseffekt haben, wenn sie **vor** den schlechten Kohlenhydraten verzehrt werden.

Deswegen sollte man im oben genannten Beispiel **zuerst** zwei oder drei Äpfel essen, um eine niedrige Glykämie auszulösen, und danach das Weißbrot-Sandwich essen.

Der Glykämieanstieg wird dann sehr viel geringfügiger sein.

Studien haben dieses Phänomen bestätigt. Es wurde gezeigt, dass der aus dem Verzehr eines Kohlenhydrats mit hohem glykämischem Index resultierende Glykämieanstieg sehr viel niedriger ist, wenn besagtes Kohlenhydrat am Ende der Mahlzeit verzehrt wird.

Kraft dieses Prinzips können wir also feststellen, dass sich eine Ausnahme am Ende der Mahlzeit (Gebäck, Brot zu Käse, Süßes) weniger auf den Anstieg des glykämischen Resultats auswirkt.

Beginnt man dagegen die Mahlzeit mit einer Ausnahme wie Kartoffelsalat, Blätterteiggebäck, Ravioli, Crêpes oder Toasts, dann steigt die Glykämie schnell und stark an, und der Ausgleich durch Kohlenhydrate mit sehr niedrigem glykämischem Index wird immer schwieriger.

Anders gesagt: Die Wirkung der ausgleichenden Kohlenhydrate (Linsen, Salat, Kichererbsen, Sojabohnen, Bohnen, grünes Gemüse, Spaghetti al dente, Quinoa, Äpfel, Birnen...) ist immer viel größer, wenn das betreffende Kohlenhydrat **vor** der Ausnahme aufgenommen wird.

Eine der Hauptregeln in Phase II besagt also, dass man den Ausgleich der **Ausnahme vorwegnehmen** muss. Nur so kann man den Ausgleich im Voraus organisieren.

Es ist Sonntag! Viele europäische und vor allem französische Familien pflegen ausgiebig zu Mittag zu essen. Nehmen wir an, dass Sie als Nachtisch ein Stück Erdbeerkuchen essen möchten.

Dieser Kuchen ist eine Ausnahme, da er sowohl niedrig ausgemahlenes Weißmehl (GI = 85) als auch Zucker (GI = 70) enthält. Die durch den Verzehr ausgelöste Hyperglykämie ist um so stärker, als Weißmehl und Zucker eine hohe reine Kohlenhydratkonzentration haben (58 bzw. 100 %).

Um diese Ausnahme auszugleichen, werden Sie also versuchen, den Rest der Mahlzeit (ausschließlich) aus Kohlenhydraten mit **sehr niedrigem** glykämischem Index zusammenzustellen.

Als Vorspeise sollten Sie zum Beispiel Rohkost und Salate wählen (Tomaten, Gurken, Auberginen, Pilze, Salat, Kohl, Sojabohnenkeimlinge, Taboulé aus Quinoa...), von denen Sie wissen, dass sie einen sehr niedrigen glykämischen Index haben.

Auch die Beilagen des Hauptgerichts sollten Kohlenhydrate mit sehr niedrigem glykämischem Index sein (Brokkoli, Blumenkohl, grüne Bohnen und vor allem grüne Linsen).

Sie müssen natürlich auch auf Brot verzichten, sogar auf Vollkornbrot, da es 100 %iges Vollkornbrot weiterhin nur selten gibt und Vollkornbrot, das man Ihnen als solches verkauft, oft einen glykämischen Index von über 40 hat.

Selbst wenn Sie zu dieser Mahlzeit, die mit einer Ausnahme wie dem Erdbeerkuchen endet, drei Gläser Wein trinken, wird das glykämische Resultat mittelhoch und auf jeden Fall niedrig genug sein, dass sie zu keiner übermäßigen Insulinsekretion führt.

Aber aufgepasst! Wenn Sie sich bei Ihrer Mahlzeit eine Portion „schlechte" Kohlenhydrate gönnen, sollten Sie nicht nur gute Kohlenhydrate als Ausgleich hinzufügen. Sie dürfen nicht **mehr** essen, um auszugleichen, dass Sie **schlecht** gegessen haben. Wenn Sie nämlich ein Kilo Pommes frites essen, macht es wenig Sinn, als Ausgleich vorher vier Kilo Salat zu essen.

Der Ausgleich der Ausnahmen muss über die Portionen erfolgen, die entsprechend ihrer Kohlenhydratkonzentration verändert werden müssen.

Wie wir bereits gesehen haben, scheint der glykämische Index von gekochten Karotten und Pommes frites zwar gleich hoch zu sein, jedoch ist die reine Kohlenhydratkonzentration von Pommes frites achtmal höher.

Das bedeutet, dass eine Ausnahme bei Pommes frites immer nur in kleinen bzw. symbolischen Portionen erfolgen darf. Sie sollten die gleiche Vorsichtsmaßnahme auch bei Weißmehl und Zucker anwenden, die, wie wir gesehen haben, mit Pommes frites und Chips die Spitzenreiter unter den schlechten Kohlenhydraten sind, da sie sowohl einen sehr hohen glykämischen Index als auch eine sehr hohe Kohlenhydratkonzentration aufweisen.

Auch wenn ich Gefahr laufe, mich zu wiederholen, möchte ich Sie erneut darauf hinweisen, dass Sie die Ausnahme immer **vorweg planen** müssen, indem Sie sich schon im Vorfeld einen Ausgleich überlegen. Setzen Sie sich nie an den Tisch, ohne zu wissen, was Sie von Anfang bis zum Ende essen werden. Wenn Sie nämlich eine große Ausnahme machen, kann es irgendwann zu spät sein, diese auszugleichen. Daher müssen Sie immer zu Beginn der Mahlzeit wissen, was Sie erwartet, um dann entsprechend Ihre Auswahl zu treffen.

Die Ausnahme kann entweder bei der Vorspeise (z.B. in Form einer Blätterteigpastete) erfolgen oder beim Hauptgericht (in Form von Salzkartoffeln zum Fisch) oder beim Käse (wenn Sie Brot dazu essen) oder beim Dessert.

Es ist also wenig sinnvoll, eine Ausnahme bei der Vorspeise zu machen (Crêpes oder Blinis), dann eine beim Hauptgericht (Kartoffelpüree oder Polenta) und sich schließlich beim Dessert zu sagen: „Jetzt muss ich ausgleichen!". Sie haben dann kaum mehr die Möglichkeit dazu, es sei denn, Sie äßen ein Kilo grüne Linsen oder fünf Kilo Salat, was nur eine theoretische Lösung ist. Die Menge der darin enthaltenen Kohlenhydrate würde die Glykämie nämlich auf jeden Fall steigern.

Sie sehen also, dass Phase II eine Phase der **Freiheit** ist. Es ist jedoch eine **bedingte** oder **kontrollierte Freiheit**, deren Prinzipien Ihnen schnell in Fleisch und Blut übergehen sollten.

Alle Ausnahmen sind also möglich, vorausgesetzt, dass Sie zwei Prinzipien beachten: die Ausnahmen müssen **außergewöhnlich** sein und unter Berücksichtigung zweier Parameter ausgeglichen werden: **dem glykämischen Index** und **der reinen Kohlenhydratkonzentration**.

Man muss sich eigentlich nur ein Grundprinzip merken: Ausnahmen sollten vor allem bei Lebensmitteln mit niedriger reiner Kohlenhydratkonzentration erfolgen, da ihre glykämische Wirkung niedriger ist und sie damit relativ leicht ausgeglichen werden können.

Die Versuchung kann nun groß sein, das Ausmaß der Ausnahme zu relativieren, indem man zwischen „kleinen" und „großen" Ausnahmen unterscheidet und nur letzteren Aufmerksamkeit schenkt.

Als kleine Ausnahme könnte man zum Beispiel drei Gläser Wein zum Essen oder einen kleinen Weißbrottoast erachten, da sie nur geringfügige Auswirkungen auf das Gewicht haben. Diese Haltung birgt jedoch die Gefahr, die sogenannten „kleinen" Ausnahmen so sehr herunterzuspielen, dass sie zu einer Gewohnheit werden. So wie Kleinvieh auch Mist macht, können mehrere nicht ausgeglichene kleine Ausnahmen die gleichen schädlichen Auswirkungen haben wie eine große Ausnahme. Man muss sich also auch die kleinen Ausnahmen bewusst machen, und zwar aus Prinzip.

Eine weitere Regel besagt, dass man sich selbst in den schwierigsten Situationen **nie** gehen lassen darf. Es kann passieren, dass Sie im Rahmen Ihres Gesellschafts- oder Berufslebens eine Mahlzeit mit drei schlechten Kohlenhydraten serviert bekommen:

Zum Beispiel eine Blätterteigpastete als Vorspeise, Kartoffeln als Beilage zum Hauptgericht und ein Stück Kuchen mit Mehl, Butter und Zucker als Nachspeise.

In solch einer kritischen Situation könnte man sich einreden, dass man keine andere Wahl hatte, als klein beizugeben. Ich halte diese Haltung für falsch, da es keine Situation gibt, in der man nicht einen gewissen Spielraum hat, um den Schaden zu begrenzen. Wenn Sie von der Methode überzeugt sind (nach einer erfolgreichen Phase I wäre es überraschend, wenn dem nicht so wäre), sollte es Ihnen leicht fallen zu widerstehen.

Auch Vegetarier handeln aus persönlicher Überzeugung. Sie haben beschlossen, kein Fleisch zu essen, was von den anderen zumeist respektiert wird.

Ihre Überzeugung ist im allgemeinen so stark, dass sie keine Ausnahmen machen. Selbst wenn sie zu Hammel am Spieß eingeladen werden, essen sie nichts davon.

Bei der Anwendung der Montignac-Methode fällt die Wahl nie so eindeutig aus, da es immer eine relative Toleranz gibt.

Wenn Sie also ohne Vorwarnung eine Blätterteigpastete vorgesetzt bekommen, genügt es, deren Inhalt zu prüfen, um dann die „essbaren" Bestandteile zu verzehren und den Rest auf dem Teller liegen zu lassen. Niemand wird Sie dazu zwingen, Kartoffeln zu essen, die Sie übrig gelassen haben. Es wäre überraschend, wenn Sie nicht etwas Salat und vielleicht sogar Käse finden würden. Sie können dann ohne allzu viele Skrupel eine Ausnahme beim Kuchen machen bzw. den Teig weglassen und nur den „essbaren" Belag verzehren. Nach der Mahlzeit sollten Sie sich bewusst sein, dass Sie zwar eine Katastrophe vermieden haben, jedoch keinen zufriedenstellenden Ausgleich erzielen konnten. Behalten Sie diese Information im Hinterkopf, um die folgende Mahlzeit besonders aufmerksam zusammenzustellen, vernünftigerweise nach den Prinzipien von Phase I.

Die wirkliche Kontrolle Ihres Gewichts erfolgt aber immer über den Zeiger der Waage.

Wenn Sie etwas zunehmen, kann es dafür zwei Gründe geben: entweder Ihre Bauchspeicheldrüse ist gegenüber den schlechten Kohlenhydraten noch nicht tolerant genug und reagiert auf den kleinsten Glykämieanstieg, oder Sie machen zu große Ausnahmen. Sie sollten dann die notwendigen Maßnahmen ergreifen, also besonders aufmerksam sein und Phase I so oft wie möglich wiederholen.

Es gibt aber auch einen anderen Indikator für den erfolgreichen Ausgleich von Ausnahmen: Ihr allgemeines Wohlbefinden. Sobald Sie nämlich etwas zu weit gegangen sind, werden Sie schnell merken, dass die negativen Begleiterscheinungen Ihre Vitalität beeinträchtigen.

Sie werden also ganz instinktiv die notwendigen Korrekturen vornehmen.

BEISPIELE FÜR DEN AUSGLEICH VON AUSNAHMEN

Ausnahmen sind **fett** gedruckt.
Ausgleichende Kohlenhydrate sind *kursiv* gedruckt.

• *Linsen*salat mit Vinaigrette (Essig und Öl) • Kalbsschnitzel • **Weißreis** • *Blattsalat* • Joghurt	• *geraspelte Karotten* • Kabeljau • *grüne Bohnen* • **Crème brûlée**	• *Friséesalat ohne Croûtons* • Würstchen • *Püree aus Trockenerbsen* • **Vanille-Eiscreme (mit Alginaten)**
• *Vollkorn-Spaghetti al dente als Salat* • **Portion Pizza** • *Blattsalat* • Apfelmus ohne Zucker	• Gänseleberpastete **+ 3 Toasts** • Entenbrust • *Ratatouille* • *Blattsalat* • Käse	• 12 Austern **+ 2 Scheiben Roggenvollkornbrot** • marinierter Lachs • *Blattsalat* • *Mousse au chocolat 70 % Kakao*
• Räucherlachs + *Blattsalat* • Lammkeule • *Flageoletbohnen (grüne Bohnenkerne)* • Käse **+ 2 Scheiben Graubrot**	• *Gemüsesuppe (Lauch, Kohl, Sellerie, Zucchini)* • Omelett mit Sauerampfer • *Blattsalat* • **Crème caramel**	• *Blattsalat* • *Chili* con carne • **Pflaumenkuchen**
• *Lauch* in Vinaigrette • *Linsen* mit Speck • **Schokoladen-Windbeutel**	• *Trockenerbsensuppe* • gekochter Schinken • **Kartoffelpüree mit Olivenöl** • *Erdbeeren ohne Zucker*	• *Artischockenherzen* • Spaghetti al dente • Sauce: Sojasahne mit Curry • **Käsekuchen**
• *Salat aus Spaghetti al dente* • Schweinekotelett • *grüne Linsen* • Käse **+ 2 Scheiben Graubrot**	• **Melone** • Buchweizen-Crêpe mit Ei und Schinken • *Blattsalat* • Himbeeren	• **Wassermelone** • Entrecôte • *Brokkoli* • *frische Aprikosen in Fructose pochiert*

DURCHSCHNITTLICHE REINE KOHLENHYDRATKONZENTRATION
PRO 100 G KOHLENHYDRATHALTIGES LEBENSMITTEL

	Reines Kohlenhydrat	GI = Glykämischer Index
Bier	5 g	110
Kartoffeln im Ofen gebacken	25 g	95
Pommes frites	33 g	95
Kartoffelpüreepulver	14 g	90
Puffreis	85 g	85
Schnellkochreis	28 g	85
Honig	80 g	85
gekochte Karotten	6 g	85
Cornflakes	85 g	85
Popcorn ohne Zucker	63 g	85
Mehl Type 405 (Weißbrot)	58 g	85
Reispudding	24 g	85
Chips	49 g	80
gekochte Saubohnen (bzw. Dicke Bohnen)	7 g	80
Tapioka	94 g	80
Kräcker	60 g	80
Kürbis	7 g	75
Mehl Type 505 (Baguette)	55 g	75
Wassermelone	7 g	75
Mehl Type 605 (Mischbrot)	53 g	70
gezuckerte Cerealien	80 g	70
Schokoladenriegel (Mars)	60 g	70
Salzkartoffeln	20 g	70
Zucker (Saccharose)	100 g	70
weiße Rüben	3 g	70
Maizena	88 g	70
Mais	22 g	70
Schnellkochreis, körnig	24 g	70
Colagetränke	11 g	70
Teigwaren, Ravioli	23 g	70
Graubrot Type 805	50 g	65
Pellkartoffeln	14 g	65
Grieß (weiß)	25 g	65
herkömmliche Konfitüre	70 g	65
Melone	6 g	65
Orangensaft	11 g	65
Rosinen	66 g	65
Banane	20 g	60
weißer Langkornreis	23 g	60
Kekse aus Weißmehl	68 g	55
Butterkekse	75 g	55

noch: DURCHSCHNITTLICHE REINE KOHLENHYDRATKONZENTRATION
PRO 100 G KOHLENHYDRATHALTIGES LEBENSMITTEL

	Reines Kohlenhydrat	GI = Glykämischer Index
weiße Spaghetti, normale Kochzeit	23 g	55
Vollkornbrot (Type 1500)	47 g	50
Buchweizenmehl	65 g	50
Buchweizencrêpe	25 g	50
Süßkartoffel	20 g	50
Kiwi	12 g	50
Basmatireis	23 g	50
Naturreis	23 g	50
Sorbet	30 g	50
Kleiebrot	40 g	45
Bulgur (gekocht)	25 g	45
Schwarzbrot	45 g	40
frische Erbsen	10 g	40
Trauben	16 g	40
gepresster Orangensaft	10 g	40
natürlicher Apfelsaft	17 g	40
Roggenvollkornbrot	49 g	40
Vollkornteigwaren (Type 1500)	19 g	40
rote Bohnen	11 g	40
Eiscreme mit Alginaten	25 g	40
frisches Vollkornbrot (Type 2000)	45 g	40
Vollkorn-Spaghetti al dente	25 g	35
ursprünglicher indianischer Mais	21 g	35
Quinoa (gekocht)	18 g	35
Trockenerbsen, geschält (gekocht)	18 g	35
Joghurt, Vollmilch	4,5 g	35
Joghurt, mager	5,3 g	35
Orange	9 g	35
Birne, Feige	12 g	35
getrocknete Aprikosen	63 g	35
Soja-Glasnudeln	15 g	30
rohe Karotten	7 g	30
Vollkornteigwaren (Type 2000)	17 g	30
Milch (fettarm)	5 g	30
All-Bran	46 g	30
Pfirsich	9 g	30
Apfel	12 g	30
weiße Bohnen	17 g	30
grüne Bohnen	3 g	30
braune Linsen	17 g	30
Kichererbsen (gekocht)	22 g	30
Fruchtaufstrich ohne Zuckerzusatz	37 g	22

noch: DURCHSCHNITTLICHE REINE KOHLENHYDRATKONZENTRATION
PRO 100 G KOHLENHYDRATHALTIGES LEBENSMITTEL

	Reines Kohlenhydrat	GI = Glykämischer Index
schwarze Schokolade 70 % Kakao	57 g	22
grüne Linsen (gekocht)	17 g	22
Trockenerbsen ungeschält (gekocht)	22 g	22
Kirschen	17 g	22
Pflaume, Pampelmuse	10 g	22
Fructose	100 g	20
Sojasprossen (gekocht)	15 g	20
Erdnüsse	9 g	15
frische Aprikosen	10 g	15
Nüsse	5 g	15
Zwiebeln	5 g	15
Knoblauch	28 g	15
grünes Gemüse, Salat, Champignons, Tomaten, Auberginen, Paprikaschoten, Kohl, Brokkoli usw.	3 – 5 g	<15

KAPITEL 6

HYPOGLYKÄMIE,
DAS ÜBEL DES JAHRHUNDERTS

Wir wissen inzwischen, dass der Stoffwechsel unsere Nahrung in Nährstoffe für den menschlichen Körper umwandelt. Unter dem Lipid-Stoffwechsel versteht man beispielsweise den Umwandlungsprozess von Fetten.

Hauptthema dieses Buches ist die Untersuchung des Kohlenhydrat-Stoffwechsels und seiner Auswirkungen.

Wir haben in den vorhergehenden Kapiteln gesehen, dass Insulin (ein von der Bauchspeicheldrüse ausgeschüttetes Hormon) im Kohlenhydrat-Stoffwechsel eine entscheidende Rolle spielt.

Die Grundfunktion von Insulin besteht darin, die im Blut enthaltene Glucose in die Zellen zu transportieren und so das Funktionieren der Organe sowie die Bildung von Muskel- und Leberglykogen und eventuell Fettreserven sicherzustellen.

Insulin entfernt also Glucose („Zucker") aus dem Blut, was dazu führt, dass der Blutzuckerspiegel (Glykämie) sinkt.

Wenn die von der Bauchspeicheldrüse produzierte Insulinmenge zu groß und nicht proportional zu der Glucosemenge ist, die sie umsetzen soll, sinkt der Blutzuckerspiegel auf ein anormal niedriges Niveau. Ist das der Fall, spricht man von Hypoglykämie.

Hypoglykämie beruht also nicht immer auf Zuckermangel in der Nahrung, sondern häufig auf einer zu starken Insulinsekretion (Hyperinsulinismus), die wiederum auf einen übermäßigen Verzehr von Nahrungsmitteln mit hohem glykämischem Index zurückgeht (Kartoffeln, Weißbrot, Mais).

Wenn Sie zum Beispiel gegen elf Uhr morgens plötzlich müde werden, weist das in den meisten Fällen auf einen anormal niedrigen Blutzuckerspiegel hin. Sie befinden sich im Zustand der Hypoglykämie.

Nehmen Sie ein schlechtes Kohlenhydrat in Form von Keksen oder Süßigkeiten zu sich, wird dies schnell in Glucose umgewandelt. Die Anwesenheit von Glucose im Blut lässt den Blutzuckerspiegel wieder ansteigen, und Sie werden sich tatsächlich besser fühlen. Die Präsenz von Glucose im Blut löst aber automatisch eine Insulinsekretion aus, die die Glucose wieder aus dem Blut entfernt und die Hypoglykämie mit einem noch niedrigeren Blutzuckerspiegel als zuvor wiederherstellt. Dieses Phänomen löst den Teufelskreis aus, der zwangsläufig zu Zuckermissbrauch führt.

Viele Wissenschaftler halten Alkoholismus für eine Folge von chronischer Hypoglykämie. Sobald der Alkoholspiegel im Blut des Alkoholikers sinkt, fühlt er sich schlecht und verspürt das Bedürfnis zu trinken. Da Trinker meistens auch gleichzeitig Kohlenhydrate mit hohem glykämischem Index zu sich nehmen, erhöht Alkohol das Risiko von Hypoglykämie, was zu zusätzlicher Müdigkeit führt. Diesem erneuten Leistungsabfall wird gerne mit einem weiteren alkoholischen Getränk entgegengewirkt, das vermeintlich kurzfristig „aufputscht". Das Risiko von Hypoglykämie wird durch gezuckerte alkoholische Getränke verstärkt (Bier, Kir, Gin-Tonic, Whisky-Cola, Wodka-Orange, Sangria, Portwein...).

Jugendliche, die literweise gezuckerte Getränke trinken, haben eine ähnlich gezackte Glykämiekurve wie Alkoholiker. Amerikanische Ärzte haben festgestellt, dass solche Jugendlichen besonders alkoholgefährdet sind. Ein Blick in die amerikanischen Universitäten, wo es immer mehr Fälle von Alkoholismus gibt, bestätigt diese Erkenntnis. Der Organismus der Jugendlichen wird gewissermaßen vorbereitet, ja geradezu konditioniert, vom Erfrischungsgetränk auf Alkohol umzusteigen. Auch deswegen sollte man Eltern darauf aufmerksam machen, zu welchen potentiellen Risiken der Missbrauch von einigen schlechten Kohlenhydraten führen kann.

Hypoglykämie hat folgende Symptome:

- Müdigkeit, Leistungseinbruch,
- Reizbarkeit,
- Nervosität,
- Aggressivität,
- Ungeduld,
- Angst,
- Gähnen, Konzentrationsschwäche,
- Kopfschmerzen,
- übermäßiges Schwitzen,
- feuchte Hände,
- eingeschränkte berufliche Leistungsfähigkeit,
- Verdauungsbeschwerden,
- Übelkeit,
- Artikulationsschwierigkeiten.

Die Liste ist unvollständig, aber dennoch beeindruckend. Bei einer hypoglykämischen Reaktion muss es jedoch nicht zu all diesen Reaktionen kommen, und die Symptome müssen nicht dauerhaft auftreten.

Einige treten nur vorübergehend auf und können verschwinden, sobald man isst. Sie haben sicherlich schon bemerkt, dass manche Menschen zunehmend nervös, unausgeglichen, ja sogar aggressiv werden, je näher ihre gewohnte Essenszeit rückt.

Sie haben wahrscheinlich schon an sich selbst und in Ihrem Umfeld festgestellt, dass eines dieser Symptome verbreiteter ist als die anderen: Müdigkeit.

Je mehr manche Menschen schlafen, je mehr Freizeit und Urlaub sie haben, desto müder sind sie. Bereits morgens beim Aufstehen sind sie „kaputt". Am späten Vormittag können sie nicht mehr. Zu Beginn des Nachmittags dösen sie am Schreibtisch. Das ist der tote Punkt nach dem Mittagessen. Am späten Nachmittag nehmen sie alle Kraft zusammen, um sich nach Hause zu schleppen. Abends unternehmen sie nichts, sondern dämmern vor dem Fernseher vor sich hin. Nachts können sie dann nicht einschlafen. Wenn es ihnen endlich gelingt, müssen sie schon wieder aufstehen, und ein neuer Zyklus beginnt. Diese Dauermüdigkeit schreibt man dem Stress des modernen Lebens zu, nämlich Lärm, Verkehr, Umweltverschmutzung und Magnesiummangel.

Um dagegen anzukämpfen, fällt einem nichts Besseres ein, als literweise starken Kaffee zu trinken, Vitamin- und Mineralsalzpräparate zu nehmen oder Yoga zu machen. In den meisten Fällen ist Müdigkeit jedoch auf Hypoglykämie und eine unausgewogene Ernährung zurückzuführen.

Heutzutage ist der Blutzuckerspiegel vieler Menschen chronisch zu niedrig. Dies liegt an einer Ernährungsweise mit zu vielen schlechten Kohlenhydraten (Kohlenhydrate mit hohem glykämischem Index), also zu viel Zucker, gezuckerten Getränken, Weißbrot, Reis, zu vielen Kartoffeln und Keksen, die eine übermäßige Insulinausschüttung auslösen.

Man hat lange angenommen, dass nur Menschen, die leicht zunehmen, an Hypoglykämie leiden. Studien, die in den letzten zehn Jahren vor allem in den Vereinigten Staaten durchgeführt wurden, zeigen, dass auch viele schlanke Menschen davon betroffen sind, wenn sie übermäßig viel Zucker und Kohlenhydrate mit hohem glykämischem Index zu sich nehmen. Ihr Stoffwechsel reagiert nur anders: Im Gegensatz zu den Übergewichtigen nehmen sie nicht zu. Hinsichtlich des Blutzuckerspiegels kommt es jedoch zu dem gleichen Phänomen mit den entsprechenden Auswirkungen. Aus diesen Studien geht außerdem hervor, dass Frauen besonders anfällig für Glykämieschwankungen sind. Das könnte auch eine Erklärung für ihre häufigen Stimmungsschwankungen sein. Auf jeden Fall ist bewiesen worden, dass post partum–

Depressionen sich direkt aus der Hypoglykämie ergeben, zu der es nach der Entbindung kommt.

Wenn Sie die in den vorhergehenden Kapiteln beschriebene Methode ernsthaft anwenden, werden Sie neben der Gewichtsreduktion schnell andere positive Auswirkungen feststellen.

Sie werden mehr *Lebensfreude, Optimismus und Vitalität* verspüren. Hatten Sie in der Vergangenheit Leistungseinbrüche, werden diese verschwinden. Sie werden geistig und körperlich wieder aufleben.

Wenn Sie also auf Zucker verzichten sowie schlechte Fette einschränken und damit eine überschüssige Insulinsekretion vermeiden, wird sich der Blutzuckerspiegel auf dem Idealwert stabilisieren. „Gute Kohlenhydrate" bewirken nämlich keine reaktionelle Hypoglykämie.

Wissenschaftler und Ärzte, mit denen ich zusammengearbeitet habe, halten Hypoglykämie für eine der am schwersten diagnostizierbaren Krankheiten. Die Symptome sind so zahlreich und vielfältig, dass Allgemeinärzte sie nur sehr selten erkennen. Eine Ursache dafür scheint die unzureichende Ausbildung auf diesem Gebiet zu sein, das während des mehrjährigen Medizinstudiums offensichtlich in wenigen Stunden abgehandelt wird.

Um festzustellen, ob Sie hypoglykämisch reagieren oder nicht, wenden Sie am besten die in den vorhergehenden Kapiteln beschriebenen Ernährungsregeln an. Schon nach einer Woche werden Sie mit Begeisterung feststellen, dass Sie viel besser in Form sind und sich so vital fühlen wie nie zuvor.

Unerklärliche Müdigkeit ist häufig auch auf eine Unterversorgung mit Vitaminen, Mineralsalzen und Spurenelementen zurückzuführen. Anhänger von kalorienreduzierten Diäten sind aufgrund der geringen Nahrungszufuhr häufig nicht ausreichend mit Mikronährstoffen versorgt. Der Effekt wird noch dadurch verstärkt, dass die überbeanspruchten Böden verarmen und Pflanzen so weniger Mikronährstoffe enthalten.

Daher sollte man, um fit zu sein und Hypoglykämie zu vermeiden, Kohlenhydrate mit niedrigem glykämischem Index verzehren (Obst, Vollkornprodukte, Hülsenfrüchte, frisches Gemüse…), wenn möglich als unerhitzte Rohkost.

So ist gewährleistet, dass man die richtige Menge an Mikronährstoffen zu sich nimmt und der Organismus optimal funktioniert.

KAPITEL 7

VITAMINE, MINERALSALZE
UND SPURENELEMENTE

Die moderne Ernährung führt zu einer Unterversorgung mit essentiellen Nährstoffen wie Vitaminen, Mineralsalzen und Spurenelementen. Diese werden
durch das Raffinieren bzw. niedrige Ausmahlen sowie die meisten industriellen Produktions- oder Konservierungsverfahren bzw. schädliche Garmethoden
zerstört.

Ein Mangel an Vitaminen, Mineralsalzen und Spurenelementen führt indessen zu Müdigkeit und behindert den Abnahmeprozess.

VITAMINE

Mit dem Wort „Vitamine" assoziiert man Vitalität, also Leben.

Man muss wissen, dass keine chemische Reaktion unseres Organismus ohne
Vitamine stattfinden kann. Als Katalysator der biochemischen Reaktionen der
Körperzellen beeinflussen Vitamine nämlich das Wirken Hunderter von Enzy-
men.

In westlichen Industrieländern mit Nahrungsüberfluss sollte es uns daher
nie an Vitaminen mangeln.

Genau das ist aber aufgrund der schlechten Ernährungsgewohnheiten bei
einem Großteil der Bevölkerung der Fall. Hinzu kommen die Anhänger kalorienreduzierter Diäten, die mit der eingeschränkten Nahrungszufuhr nicht die
notwendigen Nährstoffe zu sich nehmen.

Bekanntlich weisen Obst und ballaststoffreiche Lebensmittel eine hohe
Vitaminkonzentration auf.

Den Statistiken von Professor Cloarec zufolge essen jedoch 37 % der Franzosen nie Obst und 32 % nie grünes Gemüse. In anderen Ländern (vor allem
den angelsächsischen) liegt der Verbrauch von Obst und Gemüse sogar noch
darunter.

Diese Situation ist besonders besorgniserregend, da genau diese Menschen
bevorzugt raffinierte Produkte verzehren, aus denen man per definitionem die
Vitamine entfernt hat: Weißmehl, Weißreis…

Vitamine sind unerlässlich für das Funktionieren unseres Organismus, in dem sie in winzigen Mengen agieren.

Da der Organismus Vitamine nicht synthetisieren, sie also nicht selber herstellen kann, muss er sie mit der täglichen Nahrung aufnehmen.

Vitamine werden eingeteilt in:

- wasserlösliche Vitamine, die nicht im Organismus gespeichert werden können. Das sind die Vitamine B, C und PP, die man häufig mit dem Kochwasser verliert, wenn man dieses nicht wie früher für eine Suppe verwendet.

- fettlösliche Vitamine, die gespeichert werden können. Dazu zählen Vitamin A, D, E und K.

Vitaminmangel

Nach dem zweiten Weltkrieg haben die gesellschaftlichen Veränderungen in den westlichen Industrieländern sowie das Bevölkerungswachstum zu zwei Phänomenen geführt: Verstädterung und Landflucht.

Man musste nicht nur mehr, sondern auch anders produzieren, weil zum ersten Mal in der Geschichte der Menschheit die Produktion und der Verbrauch nicht mehr am gleichen Ort stattfanden.

Um die Erträge zu steigern, wurde die intensive Landwirtschaft unter Verwendung chemischer Dünger, aber auch Pestizide, Herbizide und Fungizide entwickelt.

Durch den Transport von der Produktionsstätte zum Ort des Verbrauchs kam es zu einer Verzögerung. Die Lebensmittel mussten also konserviert werden, was die Einführung von Zusatzstoffen und chemischen Konservierungsstoffen zur Folge hatte.

All diese Maßnahmen führten zu einer zunehmenden Verarmung der Böden und zur Anreicherung der Ernte mit unerwünschten chemischen Substanzen.

Daraus ergibt sich, dass Obst, Gemüse und Getreide viel weniger Vitamine, Spurenelemente und Mineralsalze enthalten als früher.

Daher hat je nach Anbauweise der Gehalt an Vitamin A, B1, B2, B3 und C in einigen Gemüsen um mehr als 30 % abgenommen.

Vitamin C ist beispielsweise in Kopfsalat, Erbsen, Äpfeln und Petersilie fast nicht mehr enthalten. Das Gleiche gilt für Vitamin PP (= Niacin) in Erdbeeren. Der gesamte Vitamingehalt von Spinat kann von einer Sorte zur anderen zwischen 3 und 150 mg variieren.

Die Weißbrot-Mode im neunzehnten Jahrhundert hat die Entwicklung von neuen Mahlverfahren gefördert. 1875 wurde mit der Entdeckung der Zylindermühle die Verdrängung des gesunden Vollkornbrots eingeleitet. Durch Sieben und systematisches, niedriges Ausmahlen ist das Getreidekorn seiner meisten Nährstoffe beraubt worden: Ballaststoffe, Eiweiße, essentielle Fettsäuren, Vitamine, Mineralsalze und Spurenelemente. Herkömmliches Brot besteht daher nahezu ausschließlich aus Stärke und liefert damit fast nur leere Kalorien.

Dagegen kann man den Vitamingehalt einiger Lebensmittel steigern, wenn man die Körner keimen lässt. Diese Möglichkeit nutzen aber bisher meistens nur gesundheitsbewusste Vollwertkost-Anhänger.

Veränderung des Vitamingehalts durch die Zubereitung

Durch zu lange Lagerung, das Oxidieren an der Luft oder Garen kann der Vitamin C-Gehalt von Obst und Gemüse stark reduziert werden.
Beim Kochen kommt es bei langen Garzeiten zum größten Vitaminverlust.

Gart man kurze Zeit bei niedriger Temperatur, gehen weniger Vitamine verloren. Daher ist stundenlanges Schmoren mit Vorsicht zu genießen.

Vitaminmangel wegen Mangelernährung

Wenn die Nahrungszufuhr wie bei kalorienreduzierten Diäten unzureichend ist, kommt es zu einem Vitamindefizit.

KALORIENREDUZIERTE DIÄT MIT 1500 KALORIEN

Vitamine	Aufgenommene % des empfohlenen Tagesbedarfs
A	30 %
E	60 %
B1	40 %
B2	48 %
B6	49 %
C	45 %
PP	43 %
B5	40 %
B9	38 %

Wie kann man den Vitaminverlust vermeiden?

- Taufrische Produkte statt bereits mehrere Tage gelagerte Lebensmittel verwenden.
- Wenn möglich, das Gemüse am Tag des Verzehrs auf dem Markt bei einem regionalen Anbieter kaufen.
- Bei der Vorbereitung so wenig Wasser wie möglich verwenden (Waschen, Einweichen).
- Rohes Obst und Gemüse bevorzugen (außer bei Verdauungsbeschwerden).
- So wenig wie möglich schälen und wenig reiben.
- Langes Garen bei hoher Temperatur vermeiden.
- Bei niedriger Temperatur garen und vor allem Gemüse sanft dämpfen.
- Gerichte nicht zu lange warm halten.
- Kochwasser aufbewahren und daraus eine Suppe bereiten, da es wasserlösliche Vitamine enthält.
- Beim Kochen Reste vermeiden, die im Kühlschrank aufbewahrt und wieder erhitzt werden müssen.
- Mengen reduzieren und dafür Qualität wählen, zum Beispiel Produkte aus biologischem Anbau. Die Kosten sind nur geringfügig höher.
- In Braten und gegrillten Fleischstücken bleiben die Vitamine eher enthalten.
- Tiefgekühlte Produkte enthalten mehr Vitamine als Konserven.
- Milch vor Licht schützen.

Vitamin	Vorkommen	Mangelerscheinungen
A Retinol	Leber, Eigelb, Milch, Butter, Karotten, Spinat, Tomaten, Aprikosen	Nachtblindheit, Lichtempfindlichkeit, Austrocknen der Haut, Sonnenunverträglichkeit der Haut, Infektionsanfälligkeit
Provitamin A (Beta-Carotin)	Karotten, Kresse, Spinat, Mangos, Melone, Aprikosen, Brokkoli, Pfirsiche, Butter	
D (Calciferol)	Leber, Thunfisch, Sardinen, Eigelb, Pilze, Butter, Käse, sowie durch Sonneneinstrahlung.	Kinder: Rachitis Ältere Menschen: Osteomalazie (Knochenerweichung) und Osteoporose (Knochenschwund)
E (Tokopherol)	Öle, Haselnüsse, Mandeln, Vollkorngetreide, Milch, Butter, Eier, schwarze Schokolade, Vollkornbrot	Muskelschwäche, Herz-Kreislauf-Störungen, Hautalterung

Vitamin	Vorkommen	Mangelerscheinungen
K (Menadion)	von Darmbakterien produziert. Leber, Kohl, Spinat, Eier, Brokkoli, Fleisch, Blumenkohl	Blutgerinnungsstörungen
B1 (Thiamin)	Bierhefe, Weizenkeime, Schwein, Innereien, Fisch, Vollkorngetreide, Vollkornbrot	Müdigkeit, Reizbarkeit, Gedächtnis-schwäche, Appetitlosigkeit, Depressionen, Muskelschwäche
B2 (Riboflavin)	Bierhefe, Leber, Niere, Käse, Mandeln, Eier, Fisch, Milch, Kakao	Seborrhöe, Akne, Lichtempfindlich-keit, empfindliches, glanzloses Haar, Entzündungen an Lippen, Zunge, Mundwinkeln
PP (oder Vitamin B3 oder Niacin oder Nikotinsäure)	Bierhefe, Weizenkleie, Leber, Fleisch, Niere, Fisch, Vollkornbrot, Datteln, Hülsenfrüchte. Darmflora	Müdigkeit, Schlaflosigkeit, Anorexie, Depression, Haut- und Schleimhautverletzungen
B5 (Pantothensäure)	Bierhefe, Leber, Niere, Eier, Fleisch, Pilze, Getreide, Hülsenfrüchte	Müdigkeit, Kopfschmerzen, Übelkeit, Erbrechen, psychische Störungen, orthostatische Hypotonie, Haarausfall
B6 (Pyridoxin)	Bierhefe, Weizenkeime, Sojabohnen, Leber, Niere, Fleisch, Fisch, Naturreis, Avocados, Hülsenfrüchte, Vollkornbrot	Müdigkeit, depressive Verstimmungen, Reizbarkeit, Schwindelanfälle, Übelkeit, Hautverletzungen, Verlangen nach Süßem, Kopfschmerzen durch Glutamat
B8 (oder Biotin oder Vitamin H)	Darmflora. Bierhefe, Leber, Niere, Schokolade, Eier, Pilze, Hühnchen, Blumenkohl, Hülsenfrüchte, Fleisch, Vollkornbrot	Müdigkeit, Appetitlosigkeit, Übelkeit, Muskelschwäche, fettige Haut, Haar-ausfall, Schlaflosigkeit, Depressionen, Störungen des Nervensystems
B9 (Folsäure)	Bierhefe, Leber, Austern, Sojabohnen, Spinat, Kresse, grünes Gemüse, Hülsenfrüchte, Vollkornbrot, Käse, Milch, Weizenkeime	Müdigkeit, Gedächtnisschwäche, Schlaflosigkeit, depressive Verstim-mungen, Verwirrtheit (alte Menschen), verzögerte Narbenbildung, Störungen des Nervensystems
B12 (Zyanokobalamin)	Leber, Niere, Austern, Hering, Fisch, Fleisch, Eier	Müdigkeit, Reizbarkeit, Blässe, Anämie, Appetitlosigkeit, Schlafstörungen, Nerven- und Muskelschmerzen, Gedächtnisschwäche, Depressionen
C (Ascorbinsäure)	Sanddorn, schwarze Johannisbeere, Petersilie, Kiwis, Brokkoli, grünes Gemüse, Obst (Zitrusfrüchte), Leber, Niere	Müdigkeit, Schläfrigkeit, Appetitlosigkeit, Muskelschmerzen, Infektionsanfälligkeit, Kurzatmigkeit bei Anstrengung

MINERALSALZE
UND SPURENELEMENTE

Im menschlichen Organismus finden ständig zahlreiche chemische Reaktionen statt. Diese unterschiedlichen Reaktionen könnten ohne Mineralsalze und Spurenelemente, die indirekt über Enzyme wirken, nicht erfolgen.

Ohne Natrium und Kalium könnten die Nervenleitungen keine Impulse übertragen. Ohne Kalzium gäbe es keine Muskeltätigkeit und ohne Jod keine Schilddrüsenhormone. Ohne Eisen könnte das Blut nicht mit Sauerstoff angereichert werden. Ohne Chrom wäre eine normale Glucoseassimilation unmöglich.

Zu diesen Mikronährstoffen gehören:

- Mineralsalze wie Kalzium, Phosphor, Kalium, Natrium, Schwefel, Magnesium.
- Spurenelemente wie Chrom, Kobalt, Zink, Selen usw., die in winzigen Mengen wirken.

Ein Mangel an Mineralsalzen und Spurenelementen kann zu Störungen führen.

- Manganmangel begünstigt Hyperglykämie.
- Nickel-, Chrom- und Zinkmangel erhält Insulinresistenz aufrecht.

Sollte man Multivitamin- und Multimineralstoffpräparate verwenden?

Man könnte nun annehmen, dass sich ein ernährungsbedingter Mikronährstoffmangel einfach mit Multivitamin- und Multimineralstoffpräparaten ausgleichen lässt. Diese synthetischen Produkte können zwar im Falle einer akuten Unterversorgung helfen, werden jedoch vom Darm nur **schlecht absorbiert.**

Man sollte die vom Organismus benötigten Mineralsalze und Spurenelemente also auf natürlichem Wege mit einer abwechslungsreichen Kost zuführen.

Daher sollte man viel Obst, Gemüse, unerhitzte Rohkost, Hülsenfrüchte und Vollkorngetreide verzehren.

Die einzig empfehlenswerte Nahrungsergänzung sind Bierhefe und Weizenkeime. Diese beiden Naturprodukte enthalten Nährstoffe, die in unserer modernen Ernährung nur selten vorkommen.

Außerdem enthält Bierhefe viel Chrom, was dazu beiträgt, die Glucosetoleranz zu verbessern und damit die Glykämie und Insulinämie zu senken. **Sie unterstützt also indirekt den Abnahmeprozess!**

	Bierhefe je 100 g	Weizenkeime je 100 g
Wasser	6 g	11 g
Eiweiß	42 g	26 g
Kohlenhydrate	19 g	34 g
Fett	2 g	10 g
Ballaststoffe	22 g	17 g
Kalium	1.800 mg	850 mg
Magnesium	230 mg	260 mg
Phosphor	1.700 mg	1.100 mg
Kalzium	100 mg	70 mg
Eisen	18 mg	9 mg
Beta-Carotin	0,01 mg	0 mg
Vitamin B1	10 mg	2 mg
Vitamin B2	5 mg	0,7 mg
Vitamin B5	12 mg	1,7 mg
Vitamin B6	4 mg	3 mg
Vitamin B12	0,01 mg	0 mg
Folsäure	4 mg	430 mg
Vitamin PP	46 mg	4,5 mg
Vitamin E	0 mg	21 mg

Man kann abwechselnd an einem Tag einen Teelöffel Bierhefe und am darauf-folgenden Tag einen Teelöffel Weizenkeime in das Frühstücks-Milchprodukt mischen.

KAPITEL 8

HYPERCHOLESTERINÄMIE, HERZ-KREISLAUF-ERKRANKUNGEN UND ERNÄHRUNGSGEWOHNHEITEN

Hauptthema dieses Buches ist die Umstellung der Ernährungsgewohnheiten mit dem Ziel, abzunehmen und das neue Gewicht zu halten, indem man ohne Einschränkung von allem isst.

In den vorhergehenden Kapiteln haben wir gesehen, dass Fett nicht der einzige Grund für die Bildung von Fettreserven ist. Daran sind in hohem Maße auch die „schlechten Kohlenhydrate" mit hohem glykämischem Index beteiligt.

Man könnte daraus schließen, dass man ungestraft alle Fette essen kann.

Das ist natürlich nicht so, und vorsichtshalber weise ich bei jeder Gelegenheit darauf hin.

Die Ernährungsgewohnheiten umzustellen, um abzunehmen, ist eine Sache. Es ist jedoch auch wichtig, dies prophylaktisch zu tun, um den Gesundheitszustand zu verbessern.

Man hat mir vorgeworfen, dass ich in der 1986 erschienenen ersten Ausgabe meines Buches die Cholesterinproblematik nicht angesprochen habe. Ursprünglich hatte ich das vorgehabt und zu diesem Zweck mehrere Spezialisten kontaktiert. Da sich ihre Aussagen aber nicht absolut deckten und ich selber kein Arzt bin, hielt ich es für wenig sinnvoll, mich für eine bestimmte Aussage zu entscheiden, obwohl ich mir durch meine eigene Erfahrung eine Meinung bilden konnte.

Heute, über fünfzehn Jahre später, besteht in der Cholesterinfrage Konsens, und die Zahl der Veröffentlichungen zu diesem Thema ist beeindruckend.

Cholesterin ist als Risikofaktor für Herz-Kreislauf-Erkrankungen zu einem der großen Themen unserer Zeit geworden. Es ist also wichtig, die Frage an dieser Stelle zu klären.

CHOLESTERIN: KEIN EINDRINGLING

Cholesterin ist kein Eindringling, sondern eine unerlässliche Substanz für die Bildung einiger Hormone. Der Körper enthält ungefähr 100 g Cholesterin, verteilt zwischen dem Nervensystem, den Nerven und den unterschiedlichen Zellen.

Cholesterin wird größtenteils (zu 70 %) vom Körper synthetisiert. Die Gallenblase schüttet 800 bis 1.200 mg/l in den Dünndarm aus. Lediglich 30 % werden über die Nahrung aufgenommen. Daher hängt der Cholesterinspiegel im Blut nicht so sehr von der in der Nahrung enthaltenen Cholesterinmenge ab als vielmehr von der Art der Fettsäuren, die man zu sich nimmt (gesättigt, einfach oder mehrfach ungesättigt).

GUTES UND SCHLECHTES CHOLESTERIN

Cholesterin ist im Blut nicht isoliert, sondern an Proteine gebunden. Man unterscheidet:

- Lipoproteine geringer Dichte oder LDL (Low Density Lipoproteins), die das Cholesterin an die Zellen, insbesondere die Zellen der Arterienwände, verteilen, an denen sich Fettablagerungen bilden.

Deshalb wurde das LDL-Cholesterin auch „schlechtes" Cholesterin genannt, da es sich auf lange Sicht im Inneren der Blutgefäße ablagert und diese verstopft.

Diese Verstopfung der Arterien kann Herz-Kreislauf-Erkrankungen zur Folge haben:
- arterielle Verschlusskrankheiten in den unteren Gliedmaßen,
- Angina Pectoris (Herzkrampf) oder einen Herzinfarkt,
- einen Schlaganfall, der zu Lähmung führen kann.

- Lipoproteine hoher Dichte oder HDL (High Densitiy Lipoproteins), die das Cholesterin von den Gefäßwänden in die Leber transportieren, damit es dort abgebaut wird.

Man bezeichnet das HDL-Cholesterin als „gutes Cholesterin", da es sich nicht in den Gefäßen ablagert, sondern im Gegenteil die Cholesterinablagerungen in den Arterien entfernt. Je höher die HDL-Konzentration ist, um so mehr verringert sich das Risiko von Herz-Kreislauf-Erkrankungen.

BESTIMMUNG DER KONZENTRATION IM BLUT

Heutzutage sind die Sollwerte sehr viel strenger als in der Vergangenheit. Sie sollten sich drei Werte merken:

- Das Gesamt-Cholesterin (HDL + LDL) sollte höchstens 2 g pro Liter Blut (d. h. 200 mg pro 100 ml) betragen.
- Das LDL-Cholesterin sollte 1,30 g/l nicht überschreiten.
- Das HDL-Cholesterin sollte beim Mann über 0,45 g/l und bei der Frau über 0,55 g/l liegen.

RISIKO VON HERZ-KREISLAUF-ERKRANKUNGEN

Das Risiko von Herz-Kreislauf-Erkrankungen verdoppelt sich, wenn der Gesamt-Cholesterinspiegel 2,2 g/l erreicht bzw. vervierfacht sich, wenn er über 2,6 g/l liegt.

Man hat jedoch festgestellt, dass 15 % der Herzinfarkte bei Menschen mit einem Gesamt-Cholesterinspiegel unter 2 g/l auftraten. Deshalb hat dieser Wert nur eine relative Bedeutung.

Wichtiger ist die LDL- und die HDL-Konzentration und vor allem das Verhältnis zwischen Gesamt-Cholesterin und HDL, das unter 4,5 liegen soll.

45 % der Franzosen haben erhöhte Cholesterinwerte und ungefähr acht Millionen einen Gesamt-Cholesterinspiegel über 2,5 g/l. Wenn man nun weiß, dass eine Senkung des Cholesterins um 12,5 % das Herzinfarktrisiko um 19 % verringert, sollte man diese sehr ernst nehmen.

Selbst wenn an erster Stelle immer der Cholesterinspiegel angesprochen wird (vor allem in den Medien), ist er nicht der einzige Risikofaktor für Herz-Kreislauf-Erkrankungen.

Auch andere Parameter, die wir über unsere Ernährung beeinflussen können, bewirken Gefäßveränderungen: Hyperglykämie (mit oder ohne Diabetes), Hyperinsulinismus, Hypertriglyzeridämie, unzureichende Zufuhr von Antioxidantien (Vitamin A, C und E, Beta-Carotin, Zink, Kupfer, Selen, Polyphenole) und, nicht zu vergessen, das Rauchen.

DIÄTETISCHE BEHANDLUNG

Im Falle von Hypercholesterinämie kann der Arzt bestimmte Medikamente verschreiben, doch sollte dies nur der letzte Ausweg sein.

Eine ausgewogene Ernährung dürfte in den meisten Fällen als Behandlung ausreichen.

Wenn Sie die nachfolgenden Empfehlungen umsetzen, können Sie sowohl Ihren Cholesterinspiegel senken (falls er zu hoch ist) als auch dem Risiko von Herz-Kreislauf-Erkrankungen vorbeugen.

1. Gewichtsabnahme

Man hat festgestellt, dass Gewichtsverlust zu einer Verbesserung aller biologischen Parameter geführt hat. Am schnellsten wird sicherlich der Cholesterinspiegel sinken, vorausgesetzt, dass man nicht den Fehler macht, zu viele schlechte (gesättigte) Fette zu sich zu nehmen.

2. Muss man die Cholesterinaufnahme
mit der Nahrung begrenzen?

Lebensmittel enthalten unterschiedlich viel Cholesterin, z. B. Eigelb, Innereien und Kokosnuss sehr viel.

Die WHO (Weltgesundheitsorganisation) hat lange Zeit empfohlen, eine tägliche Cholesterinzufuhr von 300 mg nicht zu überschreiten.

Neue Studien zeigen indessen, dass dieser Aspekt der Diätetik paradoxerweise zweitrangig ist. Eine Cholesterinaufnahme von 1000 mg pro Tag lässt den Cholesterinspiegel nur um etwa 5 % ansteigen.

Das in der Nahrung enthaltene Cholesterin kann also vernachlässigt werden. Statt dessen muss man den Sättigungsgrad der verzehrten Fettsäuren berücksichtigen.

3. Auswahl der Fette

Im Kapitel 2 über die Einteilung der Lebensmittel haben wir gesehen, dass Fette in drei Kategorien eingeteilt werden:

- *Gesättigte Fette*, findet man vor allem in Fleisch, fetten Wurstwaren, Eiern, Milch, Vollmilchprodukten, Käse und Palmöl.

Diese Fette erhöhen die Konzentration des Gesamt-Cholesterins und vor allem des LDL-Cholesterins, das sich an den Gefäßwänden ablagert und Gefäßerkrankungen begünstigt.

Aktuelle Forschungsergebnisse zeigen, dass Eier und fermentierte Käse eine sehr viel geringere Wirkung haben, als man bisher angenommen hat. Geflügel enthält wenig gesättigte Fette, wenn man die Haut entfernt, und hat so wenig Einfluss auf die Erhöhung des Cholesterinspiegels.

	Fett je 100 g	Gesättigte Fettsäuren
Bratwurst*	8 g	3,2 g
fettarmer gekochter Schinken*	3 g	1,1 g
roher Schinken*	13 g	1,7 g
Schweinskopfsülze*	13 g	4,6 g
Gänseleberpastete**	45 g	17 g
Hartwurst**	30 g	12,1 g
Frühstücksspeck**	31 g	11,1 g
Blutwurst**	34 g	2,6 g
Mortadella**	30 g	12,4 g
Schweineleberpastete**	37 g	15 g
Rillettes**	49 g	20 g
Salami**	42 g	16,4 g
Zervelatwurst**	28 g	11 g
Frankfurter Würstchen**	24 g	10 g
Hartwurst mit Knoblauch**	28 g	10,7 g

* nicht so fette Wurstwaren
** sehr fette Wurstwaren. Vermeiden oder nur in sehr kleinen Mengen verzehren.

- *Mehrfach ungesättigte Fettsäuren tierischen Ursprungs*

Diese Fettsäuren sind vor allem in Fischfetten enthalten.

Lange Zeit wurde angenommen, dass Eskimos, deren Fettzufuhr zu 98 % aus Fischfett besteht, aus genetischen Gründen nicht an Herz-Kreislauf-Erkrankungen leiden. Mittlerweile weiß man, dass ihre fischreiche Ernährung die beste Vorbeugung gegen besagte Krankheiten ist.

Der Verzehr von Fischfetten senkt den Triglyzeridspiegel im Blut und beugt Thrombosen vor.

Entgegen der bisherigen Annahme schützt Fisch also umso mehr vor Herz-Kreislauf-Erkrankungen, je fetter er ist. Man kann den Verzehr von Lachs, Thunfisch, Sardinen, Makrelen, Sardellen und Heringen nur empfehlen.

- *Mehrfach ungesättigte Fettsäuren pflanzlichen Ursprungs*

An erster Stelle steht Linolsäure, die man in Sonnenblumen-, Maiskeim-, Soja- und Erdnussöl findet.

Dagegen ist vor allem Linolensäure in Walnuss-, Soja- und Rapsöl enthalten.

Diese mehrfach ungesättigten Fettsäuren findet man auch in Ölfrüchten: Nüssen, Mandeln, Erdnüssen und Sesam.

Das Problem ist, dass diese pflanzlichen, mehrfach ungesättigten Fettsäuren leicht oxidierbar sind. Es kommt vor allem zur Oxidation, wenn die Antioxidantienzufuhr über die Nahrung zu gering ist. Aber: Eine oxidierte mehrfach ungesättigte Fettsäure führt genauso zu Arteriosklerose wie eine gesättigte Fettsäure!

- *Ungesättigte Trans-Fettsäuren*

Diese Fettsäuren können bei der industriellen Verarbeitung von einfach oder mehrfach ungesättigten Fettsäuren entstehen: bei der Herstellung von Margarine, industriell hergestelltem Brot, Keksen, Gebäck, Fertiggerichten. Diese Trans-Fettsäuren sind stark arterioskleroseauslösend und ebenso gefährlich wie gesättigte Fettsäuren. Deswegen sollte man so oft wie möglich frische Zutaten verwenden und nicht auf Fertiggerichte zurückgreifen.

- *Einfach ungesättigte Fettsäuren*

An erster Stelle steht Ölsäure, die vor allem in Ölivenöl vorkommt. Von allen Fettarten wirkt sich Olivenöl am günstigsten auf den Cholesterinspiegel aus. Nur Olivenöl kann die Konzentration von schlechtem Cholesterin (LDL) senken und die von gutem Cholesterin (HDL) erhöhen.

Thunfisch in Olivenöl ist also das beste Rezept gegen einen erhöhten Cholesterinspiegel.

Einfach ungesättigte Fettsäuren findet man aber nicht nur in Olivenöl, sondern auch in Geflügel (Gänsefett, Entenfett) und in Gänseleberpastete.

4. Auswahl der Kohlenhydrate

Hyperglykämie und Hyperinsulinismus sind Risikofaktoren für Herz-Kreislauf-Erkrankungen.

Deswegen sollte man nicht zu häufig Kohlenhydrate mit hohem glykämischem Index verzehren (Kartoffeln, Weißmehl, Zucker...), sondern statt dessen Kohlenhydrate mit niedrigem und sehr niedrigem glykämischem Index wählen (Linsen, Erbsen, Kichererbsen, Obst, grünes Gemüse, Vollkorngetreide). Auch bei Hypertriglyzeridämie muss man den Konsum von schlechten Kohlenhydraten und/oder Alkohol einschränken.

5. Ballaststoffzufuhr erhöhen

Ballaststoffe im Verdauungstrakt verbessern die chemische Umwandlung der Lipide. Man hat zudem festgestellt, dass der Verzehr von Pektin (in Äpfeln) den Cholesterinspiegel deutlich senkt. Das gilt auch für alle anderen löslichen Ballaststoffe, die in Haferflocken und Hülsenfrüchten (Trockenbohnen, Linsen) vorkommen.

6. Ausreichende Antioxidantienzufuhr

Im Organismus führen einige Stoffwechselreaktionen zu einem Oxidationsphänomen, das man freie Radikale nennt. Rauchen, die Umweltverschmutzung und zu intensiver Sport tragen ebenfalls zur Bildung dieser hochreaktiven Partikel bei. Freie Radikale verändern die Zellen und begünstigen Verletzungen der Blutgefäße. Sie beschleunigen auch den Alterungsprozess und sind krebserregend.

Um freie Radikale unschädlich zu machen, muss man ausreichend Antioxidantien aufnehmen: Vitamin A (vor allem die Vorstufe Beta-Carotin), Vitamin C, Vitamin E, Selen, Zink, Kupfer und Polyphenole.

ANTIOXIDANTIENREICHE LEBENSMITTEL

Vitamin E	Vitamin C	Beta-Carotin	Kupfer
Weizenkeimöl	Sanddorn	rohe Karotten	Austern
Maiskeimöl	schwarze Johannisbeere	Kresse	Kalbsleber
Sojaöl	Petersilie	Spinat, Sauerampfer	Lammleber
Sonnenblumenöl	Kiwi	Mango	Miesmuscheln
Erdnussöl	Brokkoli	Melone	Kakaopulver
Rapsöl	Sauerampfer	Aprikosen	Rinderleber
Olivenöl	rohe Paprikaschoten	Brokkoli	Weizenkeime
Weizenkeime	Estragon	Pfirsiche	weiße Bohnen
Haselnüsse, Mandeln	roher Grünkohl	Tomaten	Haselnüsse
gekeimtes Getreide	Kresse	Orangen	Trockenerbsen
Walnüsse, Erdnüsse	roher Rotkohl	Löwenzahn	Haferflocken
Wildreis	Zitronen, Orangen	Kerbel, Petersilie	Walnüsse, Hirn

noch: ANTIOXIDANTIENREICHE LEBENSMITTEL

Vitamin A	Selen	Zink	Polyphenole
Lebertran	Austern	Austern	Wein
Leber	Hühnerleber	Trockenerbsen	Weintraubenkerne
Butter	Rinderleber	Entenleber	grüner Tee
gekochte Eier	Fisch	Bierhefe	Olivenöl
frische Aprikosen	Ei	Trockenbohnen	Zwiebeln
Käse	Pilze	Nieren	Äpfel
Lachs	Zwiebeln	Aal	
Vollmilch	Vollkornbrot	Linsen	
Sardinen	Naturreis	Fleisch	
Crème fraîche	Linsen	Vollkornbrot	
	Hirn		

7. Mäßiger Weinkonsum

Die Arbeit von Professor Masquelier und Professor Renaud hat gezeigt, dass ein bis drei Gläser Wein (vor allem Rotwein) pro Tag Herz-Kreislauf-Erkrankungen vorbeugen. Wein enthält Substanzen, die den Gehalt an LDL-Cholesterin (schlechtem Cholesterin) senken und den von HDL-Cholesterin (gutem Cholesterin) erhöhen. Wein schützt die Arterienwände und macht das Blut flüssiger, wodurch Thrombosen verhindert werden können.

8. Gesünder leben

Stress, Rauchen und Bewegungsmangel wirken sich ebenfalls negativ auf den Cholesterinspiegel aus. Ein gesünderer Lebensstil ist somit nicht nur als heilende, sondern auch als vorbeugende Maßnahme zu empfehlen.

MASSNAHMEN
BEI HYPERCHOLESTERINÄMIE
UND ZUR VORBEUGUNG
VON HERZ-KREISLAUF-ERKRANKUNGEN

- Abnehmen, wenn Sie Übergewicht haben.
- Fleischkonsum einschränken (höchstens 150 g/Tag).
- Mageres Fleisch wählen (mageres Rindfleisch).
- Statt Fleisch so oft wie möglich Geflügel essen (ohne Haut).
- Fette Wurstwaren und Innereien vermeiden.
- Fisch bevorzugen (mindestens 300 g/Woche).
- Wenig Butter essen (höchstens 10 g/Tag).
- Käseverbrauch einschränken.
- Magermilch und Milchprodukte mit 0 % Fett i. Tr. wählen.
- Verbrauch von Kohlenhydraten mit hohem glykämischem Index (Kartoffeln, Weißmehl, Zucker...) einschränken.
- Mehr Kohlenhydrate mit niedrigem und sehr niedrigem glykämischem Index verzehren und somit Ballaststoffzufuhr erhöhen.
- Verbrauch von einfach und mehrfach ungesättigten Fettsäuren (Oliven-, Sonnenblumen-, Rapsöl) steigern.
- Genügend Antioxidantien und Chrom (Bierhefe und Weizenkeime) zu sich nehmen.
- (Eventuell) Wein mit hohem Tanningehalt trinken (höchstens 1/2 Flasche pro Tag).
- Regelmäßig Sport treiben (Wandern, Schwimmen, Fahrrad fahren, Reiten, Tennis...).
- Rauchen aufgeben.

KAPITEL 9

ZUCKER IST GIFT

Zucker ist Gift! Die heutzutage beim Menschen durch Zucker verursachten Schäden sind genauso schwerwiegend wie die von Alkohol und Tabak zusammengenommen. Das ist eine allgemein bekannte Tatsache. Ärzte aus aller Welt weisen darauf hin. Auf jedem Kongress, sei es von Kinderärzten, Kardiologen, Psychiatern oder Zahnärzten, wird das Gefahrenpotential von Zucker und insbesondere der besorgniserregende exponentiell ansteigende Zuckerverbrauch angeprangert.

Im Altertum kannte man den Zucker in seiner heutigen Form praktisch nicht. Die Griechen hatten nicht einmal ein Wort für ihn.

Alexander der Große, der im Jahre 325 vor Christus bei seinen Eroberungszügen bis in die Ebene des Indus vorstieß, beschrieb Zucker als eine „Art Honig, den man aus am Wasser wachsendem Rohr und Schilf gewinnt".

Plinius der Ältere sprach im ersten Jahrhundert unserer Zeitrechnung vom Zucker als „Rohrhonig".

Erst zur Zeit Neros wurde das Wort *saccharum* geprägt, um dieses exotische Produkt zu benennen.

Im 7. Jh. begann man in Persien und Sizilien, Zuckerrohr anzubauen. Nach und nach kam man in den arabischen Ländern ebenfalls auf den Geschmack. Ein deutscher Gelehrter, Doktor Rauwolf, bemerkt 1573 in seinem Tagebuch, dass „die Türken und Mauren nicht mehr die kühnen Krieger sind, die sie einmal waren, seit sie Zucker essen".

Durch die Kreuzzüge wurde Zucker in der westlichen Welt bekannt. Kurz darauf versuchten die Spanier, Zuckerrohr im Süden des Landes anzubauen.

Erst seit der Entdeckung der Neuen Welt und des Dreieckhandels wurde der Handel mit Zucker zu einem wichtigen wirtschaftlichen Faktor. Portugal, Spanien und England bereicherten sich durch den Tausch dieses Rohstoffes gegen Sklaven, mit deren Arbeitskraft der Zuckerrohranbau ausgeweitet werden konnte. Im Jahre 1700 gab es in Frankreich schon eine beträchtliche Anzahl von Raffinerien.

Napoleons Niederlage von Trafalgar 1805 und die darauf folgende Kontinentalsperre veranlassten ihn dazu, entgegen der Empfehlung damaliger Wissenschaftler die Zuckerrübenproduktion voranzutreiben. Diese wurde erst mit der Entdeckung des Verfahrens der Zuckergewinnung durch Benjamin Delessert im Jahre 1812 wirklich möglich.

Einige Jahrzehnte später konnte man in Frankreich schon eine Überproduktion an Zucker verzeichnen. Der Verbrauch hingegen war lange nicht so bedeutend wie heute.

1880 lag der Pro-Kopf-Verbrauch von Zucker bei 8 kg[1], was ca. fünf Stück Zucker am Tag entspricht. Im Jahr 1900 hatte sich der Konsum mehr als verdoppelt und erreichte 17 kg. 1960 betrug er 30 kg und 1972 38 kg.

Innerhalb von zwei Jahrhunderten stieg der Zuckerkonsum der Franzosen von weniger als 1 kg auf fast 40 kg.

Noch nie hat sich in der Geschichte der Menschheit ein so radikaler Wandel der Ernährungsgewohnheiten in einem so kurzen Zeitraum vollzogen.

Und die Franzosen sind noch nicht einmal das schlimmste Beispiel. In den angelsächsischen Ländern ist die Situation noch dramatischer: Der Zuckerkonsum liegt, insbesondere in den USA, bei annähernd 63 kg pro Einwohner. Laut neuesten Statistiken nimmt der Konsum trotz Warnungen weiter zu.[2]

Noch beunruhigender ist jedoch der sehr viel schneller wachsende Anteil an „verstecktem Zucker"[3]. 1970 lag der Anteil an indirekt aufgenommenem (Getränke, Süßigkeiten, Konserven, usw.) Zucker bei 58 %. 1980 stieg er auf 65 %.

Diese Zahlen sind irreführend. Denn mit der Einführung der Süßstoffe und durch die strengen Auflagen der Ärzte stagniert der direkte Verbrauch von Zucker (Würfel- oder Kristallzucker) tendenziell und verzeichnet sogar einen leichten Rückgang.

Wie bereits erwähnt, ist der indirekte Verbrauch besorgniserregend, denn er betrifft hauptsächlich Kinder und Jugendliche. Wissenswert ist zum Beispiel, dass die in einer 1,5 l Flasche Cola enthaltene Zuckermenge 35 Stück Zucker entspricht. Ist das Getränk gekühlt, so ist der Zuckergeschmack wesentlich weniger intensiv.

Die Vorliebe für süße Getränke (Erfrischungsgetränke, Limonade, Colagetränke) ist vollständig in unsere Ernährungsgewohnheiten übergegangen. Die Hersteller, mächtige multinationale Konzerne, verfügen über enorme Werbeetats. Es ist beängstigend, dass sie sich in Entwicklungsländern etablieren konnten, in denen oft nicht einmal der Grundnahrungsbedarf der Bevölkerung gedeckt werden kann.

---

1 1789 lag der Zuckerverbrauch noch weit unter 1 kg pro Jahr und Kopf.

2 Dies gilt nicht für Frankreich, wo in den letzten Jahren zahlreiche Anstrengungen unternommen wurden, den Zuckerverbrauch zu senken. 1980 sank der Verbrauch auf 35 kg pro Einwohner. Hoffentlich hält dieser langsame Rückgang weiterhin an.

3 Unter verstecktem Zucker versteht man den Zucker, der den im Handel erhältlichen Getränken oder Nahrungsmitteln zugesetzt wird.

Eiscreme und Eis am Stiel, die man früher ausnahmsweise bei Festen oder Ausflügen aß, wurden mit der Verbreitung von Tiefkühltruhen zu etwas Alltäglichem. Überall stehen Automaten mit Süßwaren und Pseudo-Schokoriegeln, die zum Konsum dieser Produkte verführen. Hinzu kommt, dass Süßwaren relativ günstig sind. Heutzutage kann man im Supermarkt ein Kilo Bonbons für ein paar Mark kaufen. Der potentielle Verbraucher sieht sich permanent dem Kaufreiz ausgesetzt. Dem zu widerstehen, erfordert schon eine heroische Willensstärke.

Es ist fast eine Binsenweisheit, dass viele Krankheiten durch Zucker verursacht werden. Das scheint allgemein anerkannt zu sein, aber dennoch sind wir nicht willens, unsere Ernährungsgewohnheiten und noch weniger die unserer Kinder umzustellen.

Der übermäßige Konsum von Zucker (wie auch jedes anderen Nahrungsmittels mit hohem glykämischem Index) kann das Risiko von Herz-Kreislauf-Erkrankungen erhöhen. Dies entsteht insbesondere durch die schädlichen Auswirkungen der Hyperglykämie, des Hyperinsulinismus und der Hypertriglyzeridämie. Dr. Yudkin führt den Fall der Massai- und Samburu-Stämme Ostafrikas an, deren Nahrung fettreich und fast völlig zuckerfrei ist. Bei diesen Stämmen treten praktisch keine Fälle von koronaren Herzerkrankungen auf. Auf der Insel Sainte-Hélène, wo viel Zucker und wenig Fett verbraucht wird, stellt man einen hohen Prozentsatz an koronaren Herzerkrankungen fest.

Karies, eine Folge übermäßigen Zuckerkonsums, ist in den westlichen Ländern so weit verbreitet, dass die WHO (Weltgesundheitsorganisation) Krankheiten des Mundes und der Zähne nach Herz-Kreislauf-Erkrankungen und Krebs als dritte Geißel der westlichen Industrieländer einstuft.

Wenn man Zucker mit Krankheit in Verbindung bringt, denkt man unweigerlich an Diabetes. Man irrt jedoch, wenn man glaubt, dass nur erblich vorbelastete Personen davon betroffen sein können. Nicht alle erwachsenen Diabetiker sind fettleibig, aber in der Regel ist dies der Fall. In den USA kann man überall erschreckenden Beispielen von Fettsucht begegnen.

Nach der Lektüre der vorangehenden Kapitel ist deutlich geworden, dass Zucker, der an sich ein rein chemisches Produkt ist, Hyperglykämie verursachen kann, allgemein den Stoffwechsel beeinträchtigt und so zahlreiche Verdauungsstörungen hervorruft.

Zur Vervollständigung dieser schwarzen Liste muss noch erwähnt werden, dass Zucker einen Mangel an Vitamin B1 auslöst. Dieses Vitamin ist jedoch in beträchtlicher Menge nötig, um Kohlenhydrate zu assimilieren. Zucker sowie raffinierte Stärke (Weißmehl, Weißreis, usw.) enthalten kein Vitamin B1. Durch die Aufnahme von Zucker ist der Organismus demnach gezwungen, dieses

Vitamin aus seinen Reserven zu schöpfen: Das führt zu einem Mangel, zu dessen Symptomen in der Regel Neurasthenie, Müdigkeit, Depression, Konzentrationsstörungen, Gedächtnisstörungen und Ermüdung der Muskeln zählen.

Haben Kinder Schwierigkeiten in der Schule, sollten die Ursachen dafür sehr viel häufiger in diesem Bereich gesucht werden.

KÜNSTLICHE SÜSSSTOFFE

Es wird natürlich kaum zu vermeiden sein, versteckte Zucker zu sich zu nehmen, zum Beispiel in Nachspeisen. Wenn Sie aber auf Kristall- und Würfelzucker verzichten, haben Sie schon viel gewonnen.

Sie können den Zucker entweder ganz weglassen oder ihn durch Süßstoff ersetzen.

Es gibt im Großen und Ganzen vier Kategorien von Süßstoff. Alle, mit Ausnahme der Polyalkohole, haben keinerlei Nährwert.

1. Saccharin

Saccharin wurde 1879 entdeckt und ist damit der älteste Zuckerersatz. Saccharin wird vom menschlichen Organismus nicht assimiliert, seine Süßkraft ist 350 mal höher als die der Saccharose des Industriezuckers.

Im sauren Milieu ist es sehr stabil und resistent gegenüber mittleren Temperaturen. Bis zum Aufkommen von Aspartam war es der am weitesten verbreitete Süßstoff.

2. Zyklamate

Obwohl Zyklamate schon 1937 entdeckt wurden, sind sie weit weniger bekannt als Saccharin. Sie werden aus Benzol synthetisiert, ihre Süßkraft liegt unter der von Saccharin, und manchmal wird ihnen ein Nachgeschmack nachgesagt.

Zyklamate haben jedoch den Vorteil, völlig hitzebeständig zu sein. Am häufigsten wird Natriumzyklamat verwendet; es gibt aber auch Kalziumzyklamat und Zyklamsäure.

3. Aspartam

Es wurde 1965 in Chicago von einem Forscher der Searle Labors namens James Schlatter entdeckt.

Aspartam ist eine Zusammensetzung zweier natürlicher Aminosäuren, der Asparaginsäure und Phenylalanin.

Seine Süßkraft ist 180 bis 200 mal höher als die von Saccharose. Es besitzt keinen bitteren Nachgeschmack, und bei Geschmacksproben wurde der Geschmack als rein bezeichnet.

In mehr als sechzig Ländern wird Aspartam für die Herstellung von Nahrungsmitteln und Getränken verwendet. Auch die französische Gesetzgebung erlaubt seine Verwendung als Lebensmittelzusatzstoff.

Über viele Jahre hinweg waren künstliche Süßstoffe Gegenstand einer heftigen Kontroverse.

Man hielt vor allem Saccharin für krebserregend. Es scheint aber bei einer Tagesdosis von 2,5 Milligramm pro Kilo Körpergewicht keinerlei Toxizität aufzuweisen, was bei einem Erwachsenen 60 – 80 kg Zucker entspräche. In manchen Ländern, wie zum Beispiel in Kanada, ist seine Verwendung jedoch verboten.

Zyklamate galten ebenfalls lange Zeit als krebserregend und wurden 1969 in den USA sogar verboten.

Aspartam wurde von seinem Aufkommen an ebenso kontrovers diskutiert, aber sämtliche Studien haben belegt, dass es selbst in hohen Dosen frei von jeglicher Toxizität ist. Die FDA (Food and Drug Administration = Amerikanische Lebensmittel- und Arzneimittelbehörde) hat diese Ergebnisse offiziell anerkannt.

Aspartam gibt es in zwei Formen:

- als Tabletten, die sich in kalten und warmen Getränken schnell auflösen.
- als Pulver, das für Nachspeisen oder zum Kochen besonders empfehlenswert ist.

In Tablettenform entspricht seine Süßkraft einem Stück Zucker von 5 g und enthält 0,07 g assimilierbare Kohlenhydrate. In Pulverform hat ein Teelöffel die Süßkraft eines Löffels Kristallzucker und enthält 1,5 g assimilierbare Kohlenhydrate. 1980 lag die von der Weltgesundheitsorganisation WHO zulässige und empfohlene Tagesmenge bei 2 Tabletten pro Kilogramm Körpergewicht und pro Tag. Das bedeutet, dass ein Mensch mit einem Körpergewicht von 60 kg am Tag bis zu 120 Süßstofftabletten zu sich nehmen könnte, ohne dass langfristig eine schädliche Wirkung festzustellen wäre. Diese Dosis wurde 1984 und 1987 vom Wissenschaftlichen Ausschuss für menschliche Ernährung der EU bestätigt.

Man muss dennoch vorsichtig mit Süßstoffen umgehen. Selbst wenn die Gewissheit besteht, dass sie keine Toxizität aufweisen, können sie langfristig den Stoffwechsel beeinträchtigen. Der Organismus schmeckt den süßen Geschmack und bereitet sich auf die Verarbeitung von Kohlenhydraten vor, die er letztendlich nicht bekommt.

Wenn man im Laufe des Tages Süßstoff zu sich nimmt, kann der Verzehr von richtigen Kohlenhydraten zu einem anderen Zeitpunkt bei manchen Personen zu einer anormalen Hyperglykämie führen, die eine reaktive Hypoglykämie nach sich zieht. Dies lässt sich so erklären, dass der Organismus nach dem Verzehr von Süßstoffen etwas entbehrt und dies ausgleicht, wenn Kohlenhydrate verzehrt werden, indem er deren Aufnahme aus dem Darm maximal erleichtert. Die verbesserte Aufnahme der Kohlenhydrate aus dem Darm löst Hyperglykämie aus (deutlich stärker als im Normalfall beim gleichen Kohlenhydrat). Der dadurch hervorgerufene Hyperinsulinismus führt dann wiederum zu Hypoglykämie. **Da Hyperinsulinismus jedoch ein Faktor ist, der Fettablagerungen begünstigt und Hypoglykämie ein vorzeitiges Hungergefühl auslöst, muss man sich fragen, ob die Verwendung von Süßstoff nicht indirekt eine Gewichtszunahme zur Folge hat.**

Woher kommt die Vorliebe für den süßen Geschmack? Sie ist gewiss angeboren oder wird zumindest sehr früh erworben, schon im Verlauf der Schwangerschaft. Oft entwickelt sie sich durch das Mitwirken der Eltern vom Kleinkindesalter an und wird durch das Gleichsetzen von Süßigkeiten und süßen Speisen mit Zärtlichkeit oder Belohnung verstärkt.

Schon bei Kindern sollte man darauf achten, dass die Vorliebe für Süßes nicht übermäßig gefördert wird, und dass die Geschmacksrichtungen sauer, salzig und bitter nicht vernachlässigt werden.

Für „zuckersüchtige" Kinder und Jugendliche kann der Konsum süßstoffhaltiger Getränke einen Übergang zwischen zuckerhaltigen Erfrischungsgetränken und Wasser darstellen. Denn Wasser sollte für Kinder das einzig erlaubte Getränk zum Mittag- und Abendessen sein. Zur Zwischenmahlzeit am Nachmittag sind frische Obstsäfte oder Milch den Erfrischungsgetränken auf jeden Fall vorzuziehen.

Das eigentliche Ziel ist es, die Vorliebe des Kindes für den süßen Geschmack zu dämpfen. Süßstoffe hingegen haben genau den gegenteiligen Effekt. Man muss sich also vor „Lebensmittelattrappen" hüten.

Dies gilt um so mehr, als die Nahrungsmittelindustrie Proteine mit Fettgeschmack herstellt, die das Nahrungsmittelfett ersetzen sollen!

Es kann gut sein, dass unser Körper dann anfängt, unter Geschmacksverirrung zu leiden!

Deshalb sollte die Verwendung von Süßstoffen **nur eine Übergangslösung** sein, da Sie sich den Zuckergeschmack allmählich abgewöhnen sollten.

4. Polyalkohole

In der Reihe der „falschen Zucker" findet man auch Polyalkohole oder Massensüßstoffe, die bei der Herstellung mancher Produkte (Schokolade, Kaugummis und Bonbons) verwendet werden, da sie schon bei wenigen Milligramm eine hohe Süßkraft haben.

Polyalkohole haben im Vergleich zu Zucker leider nur einen Vorteil: Sie verursachen keine Karies. Sie besitzen fast den gleichen Nährwert wie Zucker und setzen im Dickdarm Fettsäuren frei, die wieder aufgenommen werden. Ihr glykämischer Index schwankt zwischen 25 und 65. Sie können durch die Gärung im Darm Blähungen und Durchfall hervorrufen.

Im Gegensatz zu dem, was oft behauptet wird, verhindert ihr Verzehr keine Gewichtszunahme und führt noch weniger zu einer Gewichtsabnahme.

Hinter der Aufschrift „zuckerfrei" verbergen sich oft folgende Polyalkohole: Sorbit, Mannit, Xylit, Maltit, Lactil, Lycasin, Polydextrose usw.

5. Fructose

Im Vergleich zu den oben angeführten Süßstoffen weist Fructose einige Vorteile auf. Sie ist kein künstlicher Süßstoff mit den oben geschilderten Nachteilen, da sie als „natürlicher Zucker" eingestuft werden kann. Außerdem hat sie einen **niedrigen glykämischen Index (20)**, was sich mit den Prinzipien der Methode deckt. Schließlich kommt die Dichte von Fructose der von Saccharose fast gleich, weshalb sie sich besonders gut zum Backen eignet.

Fettleibige und **Diabetiker** sollten Fructose aber **nur in geringen Mengen** verbrauchen, da festgestellt wurde, dass größere Mengen bei anfälligen Menschen den Triglyzeridspiegel anheben können.

KAPITEL 10

WIE SOLLEN KINDER ERNÄHRT WERDEN,
DAMIT SIE IM ERWACHSENENALTER NICHT FETTLEIBIG WERDEN?

Beim Kleinkind, insbesondere beim Säugling, gilt die Hauptsorge der Eltern seiner Ernährung. In den ersten Lebensmonaten des Kindes beeinflusst die Art seiner Nahrungsaufnahme seinen Gesundheitszustand und sogar seine Überlebenschancen.

Wenn in dieser Zeit ein Problem auftaucht, wie zum Beispiel Appetitlosigkeit, Erbrechen, Durchfall, Allergien usw., wird sich der befragte Spezialist bei der Untersuchung nach der Ernährung des Kleinkindes erkundigen und sie gegebenenfalls umstellen.

Ärzte wissen genau, dass bei einem Kleinkind Gesundheitsprobleme ihren Ursprung fast immer in der Ernährung haben. Durch die Umstellung der Ernährung sind die Chancen, eine wirksame Lösung zu finden, sehr viel größer als durch das Verschreiben von Medikamenten.

Wenn das Kind hingegen älter ist und sich „normal", d. h. mehr oder weniger wie ein Erwachsener ernährt, also fast alles isst, kommen im Krankheitsfall weder die Eltern noch die Ärzte auf den Gedanken, die Gründe in der Ernährung zu suchen. Dies ist sehr bedauerlich, denn die meisten der Gesundheitsprobleme könnten so gelöst werden.

Der Krankheitsausbruch ist bei Kindern, wie auch bei Erwachsenen, zunächst ein Ausdruck körperlicher Schwäche.

Der menschliche Organismus ist normalerweise mit einem natürlichen Abwehrsystem gegen Mikroben in unserer Umwelt ausgestattet. Man sagt, dass Kleinkinder, die alles in den Mund stecken, „immun gegen Mikroben" seien. Das setzt voraus, dass sie über ein Abwehrsystem verfügen, welches sie vor den Angriffen der Mikroben schützt.

Im Gegensatz zu Kindern und Erwachsenen haben Babys diese Abwehrkräfte nicht.

Wenn der Organismus jedoch geschwächt ist, ist seine natürliche Abwehr weniger wirksam. Er wird somit anfälliger.

Viele Krankheiten werden durch eine vorübergehende Schwächung des Organismus verursacht, die in den meisten Fällen auf ein Ernährungsproblem zurückgeht.

Aus diesem Grund muss das Augenmerk der Eltern immer auf die Ernährung der Kinder gerichtet sein.

Leider ist die Kinderernährung in den westlichen Industrieländern zwar quantitativ ausreichend, qualitativ hingegen immer unzureichender.

BEKLAGENSWERTE LEBENSMITTELQUALITÄT

Wenn man die heutige Ernährungsweise der Kinder anspricht, muss ich an die von Haustieren denken.

Vor einigen Jahren bereitete man das „Fresschen" für den Hund und die Katze noch selber zu. Heutzutage braucht man nur noch eine Dose zu öffnen. Das ist so viel praktischer!

Man hält sich ja ganz gerne Tiere, aber nur wenn man sich nicht allzu sehr um sie kümmern muss.

Das ist ein weiterer Beweis für einen grundlegenden Charakterzug unserer Zeit. Man möchte alle Vorteile nutzen, ohne die Nachteile in Kauf zu nehmen.

Frauen wünschen sich Kinder, das ist das Natürlichste der Welt. In unserer heutigen Zeit ist der Kinderwunsch aber an die Bedingung geknüpft, sich nicht ununterbrochen um sie kümmern zu müssen.

Um diesem Trend gerecht zu werden, musste man also eine Art industrieller Haltung unserer lieben Kleinen organisieren, mit Kinderkrippen oder Tagesmüttern. Und wie für die Tiere mussten praktische, industrielle Lösungen gefunden werden, um die Ernährung der Kleinen zu erleichtern. Heutzutage braucht man nur eine Dose oder ein „Gläschen" zu öffnen.

Seien sie beruhigt, ich bin nicht so rückständig, dass ich alle Konserven ablehne, denn es gibt durchaus annehmbare. Wogegen ich mich jedoch auflehne, ist ihre weite Verbreitung. Denn erwartungsgemäß ist die industriell hergestellte Nahrung nährstoffarm.

Im Folgenden möchte ich ihnen meine Ernährungsprinzipien für Kinder vorstellen, denn gesund ernährte Kinder erfreuen sich auch bester Gesundheit.

NAHRUNGSMITTEL, VOR DENEN
MAN SICH IN ACHT NEHMEN SOLLTE

Brot

Wie Erwachsene sollten auch Kinder kein Weißbrot essen, d.h. Brot, das aus niedrig ausgemahlenem Mehl hergestellt wird. Ich habe im Übrigen schon darauf hingewiesen, dass Weißmehlprodukte arm an Mineralsalzen, vor allem Magnesium und Vitamin B1, sind. Man weiß, dass dieses Vitamin für die Umwandlung der Kohlenhydrate notwendig ist. Vitamin B1-Mangel zieht also das Risiko von Verdauungsbeschwerden und zusätzlicher Müdigkeit nach sich. Vollkornbrot ruft entgegen mancher Ansicht keinen Kalziummangel hervor, selbst wenn es ungesäuert ist. Es liefert sogar zahlreiche Mineralsalze. Abgesehen davon, sollte der Speiseplan für Kinder immer viele Milchprodukte und damit viel Kalzium enthalten.

Stärkehaltige Nahrungsmittel

Wenn ein Kind normalgewichtig ist, kann man davon ausgehen, dass es Kohlenhydrate gut verträgt, und sollte ihm stärkehaltige Nahrungsmittel nicht vorenthalten. Das bedeutet aber nicht, dass die Ernährung auf schlechten Kohlenhydraten basieren sollte, was viel zu häufig der Fall ist.

Die systematische Verwendung von Kohlenhydraten mit hohem Index, hauptsächlich von Kartoffelvariationen, insbesondere der schlimmsten unter ihnen, Pommes frites, zeugt von Phantasiemangel. Es ist in der Tat möglich, abwechslungsreich zu kochen, ohne deshalb mehr auszugeben. Lesen Sie noch einmal die Tabellen in Kapitel 4 durch, und Sie werden feststellen, dass es zahlreiche Gemüsesorten gibt, an die Sie nie denken.

Es ist von größter Wichtigkeit, Kindern beizubringen, nicht nur schlechte Kohlenhydrate zu essen. Sie vertragen sie offensichtlich im Kindesalter, es besteht jedoch das Risiko, dass sich dies am Ende ihrer Wachstumsphase ändert. Man muss deshalb sehr früh damit beginnen, Kinder für andere Lebensmittel zu begeistern, insbesondere für alle anderen Gemüsearten und Hülsenfrüchte, von denen wir schon gesprochen haben.

Es ist nicht notwendig, bei Kindern auf Vollkornteigwaren zu bestehen. Nehmen sie statt dessen eher Spaghetti oder Tagliatelle und kochen Sie sie nur so lang wie nötig. Wie wir in den vorangegangenen Kapiteln feststellen konnten, kann man so den glykämischen Index relativ niedrig halten. Vermeiden Sie Teigwaren, die mit Mehl aus Weichweizen hergestellt sind (wie man sie in Nordeuropa findet), ebenso wie die nicht pastifizierten Ravioli oder Makkaroni.

Kinder müssen auch keinen Naturreis essen. Wählen Sie Reissorten mit dem niedrigsten glykämischen Index wie zum Beispiel Basmatireis. Gewöhnen Sie sich auch an, Reis immer mit Gemüse zu reichen (Tomaten, Zucchini, Auberginen, Erbsen, Kohl ...) wie dies in Asien üblich ist. In Indien serviert man ihn sogar mit Linsen, was perfekt ist.

Obst

Der Organismus von Kindern verfügt über Ressourcen, die bei Erwachsenen schon lange verloren gegangen sind. Er verträgt also ohne offensichtliche Schwierigkeiten Mischungen aus Obst und anderen Nahrungsmitteln.

Es ist deshalb gegebenenfalls möglich, dem Kind weiterhin nach dem Essen ein Stück Obst zu geben.

Sobald man hingegen gewisse Verdauungsprobleme (Blähungen, Bauchschmerzen) feststellt, sollte man Obst während der Mahlzeiten streichen. Kinder sollten dann wie Erwachsene Obst auf nüchternen Magen essen, hauptsächlich am Morgen nach dem Aufstehen, am Abend vor dem Zubettgehen oder zu einer Zwischenmahlzeit am Nachmittag.

Getränke

Wasser ist und bleibt für Kinder das einzig geeignete Getränk. Alles, was auch nur entfernt nach Erfrischungsgetränken, Säften auf Fruchtextraktbasis, Limonaden oder Cola aussieht, sollte unbedingt und konsequent weggelassen werden, denn diese Getränke sind für Kinder wahres Gift.

In Ausnahmefällen wie bei Geburtstagen oder Familienfesten können Sie Ihrem Kind einige Gläser davon geben. Aber vergessen Sie dabei nicht, dass die Wirkung fast genauso schädlich ist wie die von Alkohol. Am gesundheitsschädlichsten sind Colagetränke, da sie neben Zucker und Koffein Phosphorsäure enthalten, die den Aufbau des kindlichen Skelettes beeinträchtigen kann.

In Wasser verdünnte Sirupe sind aufgrund der zu hohen Zuckerkonzentration ebenfalls nicht empfehlenswert. Kinder gewöhnen sich an den süßen Geschmack und werden regelrecht abhängig davon. Stattdessen können sie frisch gepresste Fruchtsäfte trinken, in denen die Vitamine noch erhalten sind.

Milch kann während der Mahlzeiten getrunken werden, so wie es in einigen angelsächsischen Ländern üblich ist. Man sollte aber fettarme Milch bevorzugen, da Milchfette schlechte Fette sind. Nach der Pubertät sollte man sich das Milchtrinken während der Mahlzeiten abgewöhnen.

Zucker und Süßigkeiten

Ich würde nicht so weit gehen, Kindern den Zucker völlig zu verbieten, was eigentlich am vernünftigsten wäre. Sie sollten den Verzehr jedoch stark einschränken.

Abgesehen von der nicht unerheblichen Zuckermenge in Frühstückscerealien, Quark, Joghurt oder Nachspeisen (Süßspeisen, Gebäck, Eis), sollten Kinder keinen weiteren Zucker verzehren.

Man muss also alle Süßigkeiten, Bonbons, Schokoriegel (die fast 80 % Zucker enthalten), usw. vermeiden, ohne sie gleich zu verbieten.

Es ist für die Gesundheit des Kindes und auch im Hinblick auf seinen späteren Gesundheitszustand wichtig, dass es zu keiner Zuckerabhängigkeit kommt.

Ich weiß, wie schwierig es ist, Kinder zu einem alternativen Ernährungsverhalten zu bewegen, wenn sie in einem Umfeld leben, in dem sie ständigen Reizen ausgesetzt sind. Das ist aber noch kein Grund, mit dem Argument, man könne ja sowieso nichts dagegen tun, zu resignieren.

Man kann zumindest zu Hause eine strenge Kontrolle einführen, so dass sich Kinder nicht von klein auf an den süßen Geschmack gewöhnen. Dadurch kann man vermeiden, dass sie mit der Zeit eine Abhängigkeit entwickeln.

Deshalb wird auch empfohlen, Säuglingen (entgegen der Ansicht mancher Ärzte) kein Zuckerwasser zuzufüttern. Man kann sie sehr gut daran gewöhnen, reines Wasser zu trinken.

Wenn Ihre Kinder tütenweise Süßigkeiten geschenkt bekommen, nehmen Sie einen Großteil davon an sich und lassen sie ihn später ganz verschwinden.

Selbst wenn der Süßigkeitenkonsum gering ist, sollte deren Verzehr vor den Mahlzeiten unbedingt verboten werden. Zucker wirkt in diesem Fall nicht nur als Appetitzügler, sondern bewirkt auch ein anormales Ansteigen der Glykämie zu Beginn der Mahlzeit.

Schließlich führt Zuckerkonsum zu Vitamin B1-Mangel. Wie wir bereits gesehen haben, ist dieses Vitamin zur Umwandlung von Kohlenhydraten erforderlich. Eine Unterversorgung mit Vitamin B1 zwingt den Organismus dazu, seine Reserven anzugreifen, was *Müdigkeit, Konzentrations- und Gedächtnis-*

störungen bis hin zu einer Art Depression zur Folge haben und damit die schulischen Leistungen des Kindes stark beeinträchtigen kann.

SOLL MAN
BEI DER KINDERERNÄHRUNG
ZUCKER DURCH SÜSSSTOFFE ERSETZEN?

Erwachsenen wird empfohlen, Zucker manchmal durch Süßstoff zu ersetzen. Sollte man das bei Kindern nicht auch tun? Das ist in der Tat eine gute Frage. Ist das Kind für sein Alter wirklich zu dick, kann das eine Lösung sein.

Wenn das Kind normalgewichtig ist, besteht kein Grund, kategorisch auf einen Löffel Zucker in den Frühstückscerealien oder im Joghurt zu verzichten[4].

Um den täglichen Zuckerkonsum zu begrenzen (und diese Empfehlung richtet sich an die ganze Familie), können Sie Nachspeisen mit Süßstoffen oder Fructose zubereiten.

Wie können die vier Mahlzeiten Ihrer Kinder nun aussehen?

DIE MAHLZEITEN

Bei der Zusammenstellung der Mahlzeiten sollten folgende Ziele angestrebt werden:

• Vermeiden Sie Nahrungsmittel mit einem hohen Gehalt an schlechten Kohlenhydraten, damit es nicht zu einer anormal hohen Insulinausschüttung kommt. Sonst besteht das Risiko, dass das Kind später an Hyperinsulinismus leidet, was wiederum Gewichtszunahme, Diabetes und Herz-Kreislauf-Erkrankungen den Weg ebnet.

Meist wird Ihnen von allen Seiten mit der größten Überzeugungskraft geraten, „ausgewogene Mahlzeiten" zusammenzustellen. Allgemein versteht man darunter Mahlzeiten, in denen Proteine, Kohlenhydrate und Fette enthalten sind.
Gewiss! Nur muss man hinterfragen, was sich genau hinter jeder dieser Rubriken verbirgt.
Es ist richtig, dass man Proteine, Kohlenhydrate, Fette und Ballaststoffe zu sich nehmen muss, um zu gewährleisten, dass alle vom Organismus benötig-

---

4 Sie können weißen Zucker (Saccharose) auch durch Fruchtzucker (Fructose) ersetzen, den man mittlerweile im Handel findet und deren glykämischer Index viel niedriger ist.

ten Substanzen aufgenommen werden. Das gilt ganz besonders für Kinder, deren Körper sich in der Wachstumsphase befindet.

Fälschlicherweise glauben jedoch auch viele Ärzte, dass diese Ausgewogenheit der Nahrung im Rahmen einer Mahlzeit erreicht werden soll.

Wenn man von ausgewogenen Mahlzeiten spricht, sollte man erwähnen, dass sich *diese Ausgewogenheit auf einen ganzen Tag, d. h. auf mehrere Mahlzeiten bezieht und nicht nur auf eine einzige.*

Darin liegt der ganze Unterschied.

FRÜHSTÜCK

Die Angelsachsen haben Recht mit der Behauptung, dass das Frühstück die ausgiebigste Mahlzeit des Tages sein sollte. Das gilt ganz besonders für Kinder. Aber zunächst muss die ideale Zusammensetzung aufgezeigt werden.

Ich empfehle, Kindern ein Frühstück mit *guten Kohlenhydraten* zu geben.

Folgende Zusammensetzung ist demnach möglich:

- Brot, vorzugsweise Vollkornbrot, das mit etwas Butter oder Magerquark bestrichen werden kann,
- Getreide (möglichst Vollkornprodukte; vermeiden Sie Cornflakes und alle Produkte, die Puffreis, Mais, Zucker, Honig oder Karamell enthalten),
- frisches Obst,
- Marmelade mit geringem bzw. ohne Zuckerzusatz,
- Milchprodukte (Milch, Joghurt oder Quark),
- magere Hähnchen- oder Putenbrust,
- Tomaten, Gurkenscheiben.

Kinder mit Gewichtsproblemen sollten auf Honig verzichten, da sein Gehalt an Zucker mit hohem glykämischem Index (selbst wenn er natürlich ist) viel zu hoch ist.

Normalgewichtige Kinder können Honig in geringen Mengen verzehren.

MITTAGESSEN

Beim Mittagessen liegt der Schwerpunkt auf den *Proteinen*. Es sollte somit auf jeden Fall Fleisch oder Fisch enthalten.

Entgegen der Gewohnheit sollten Fleisch oder Fisch ohne Kohlenhydratbeilagen mit hohem glykämischem Index wie Pommes frites, im Ofen gebackenen Kartoffeln (GI = 95) und Kartoffelpüree (GI = 90) gereicht werden. Gegen Pellkartoffeln ist dagegen nichts einzuwenden.

Gemüsebeilagen sollten ebenfalls einen niedrigen (Bohnen, Linsen, Erbsen, Kichererbsen…) oder mittleren (Süßkartoffeln, Basmatireis, Vollkorngrieß…) glykämischen Index haben.

Der Verzehr von Karotten muss aufgrund ihres geringen Kohlenhydratgehalts bei Kindern nicht eingeschränkt werden.

Gewöhnen Sie sich an, zusätzlich ballaststoffreiche Gemüsesorten als Beilage zu reichen (grüne Bohnen, Blumenkohl, Pilze).

Geben Sie Ihren Kindern nicht immer das Gleiche zu essen, man muss sie an eine abwechslungsreiche Nahrung gewöhnen.

Schulkinder müssen ihr Mittagessen manchmal leider außer Haus einnehmen, meistens in einer Schulkantine. In diesem Fall verlieren die Eltern die Kontrolle über ihre Ernährung. Wenn das Kind jedoch nicht „zu dick" ist, ist das nicht allzu schlimm. Sie können beim Abendessen einen Ausgleich herstellen.

NACHMITTAGSIMBISS

Erwachsene und besonders Kinder sollten eher mehr als weniger Mahlzeiten zu sich nehmen. Die Zwischenmahlzeit am Nachmittag sollte wie das Frühstück vorwiegend Kohlenhydrate enthalten.

Gibt man dem Kind Brot, dann vorzugsweise Vollkornbrot. Das Brot kann mit etwas Butter bestrichen werden.

Man kann dem Kind auch einen Riegel hochwertige Schokolade mit hohem Kakaogehalt (mindestens 70 %) oder Obst geben.

ABENDESSEN

Das Hauptelement des Abendessens kann wie beim Mittagessen Fleisch, Fisch oder Ei oder ein gutes Kohlenhydrat sein wie zum Beispiel Linsen, Basmatireis oder Teigwaren.

Unabhängig davon sollte das Abendessen des Kindes mit einer dicken Gemüsesuppe (Lauch, Tomaten, Sellerie usw.) beginnen.

Viele Kinder mögen grünes Gemüse nicht und essen es daher nicht in ausreichenden Mengen. Da dieses Gemüse jedoch Ballaststoffe enthält, die unerlässlich für eine gute Verdauung sind, und reich an Vitaminen, Mineralsalzen und Spurenelementen ist, sollte man es Kindern als Gemüsesuppe schmackhaft machen. Sie können ballaststoffreiche Gemüsesorten wie Tomaten, Auberginen, Zucchini, Artischocken oder Kohl auch gefüllt servieren. Diese Zubereitungsart bekommt und schmeckt Kindern in der Regel sehr gut und bietet eine Alternative zu den ewigen Teigwaren, Reisvariationen und Kartoffeln.

Als Nachspeise empfehle ich leicht verdauliche Milchprodukte aus fettarmer Milch, wie schwach gesüßte Eiercreme oder Karamellcreme, die auch mit Fructose oder Süßstoff zubereitet werden können. Kinder können die Mahlzeit aber auch mit einem Naturjoghurt abschließen, in den man ein bisschen Marmelade oder Obst ohne Zucker geben kann. Hin und wieder können sie, wenn es sich gerade anbietet, natürlich auch ein Stück herkömmlichen Kuchen essen.

Es gibt einige Gerichte, von deren Verzehr zu Hause ich auf jeden Fall abrate: Hamburger und Hot dogs. Sie werden es nicht vermeiden können, dass Ihr Kind Hamburger mag, so wie es Limonaden auf Fruchtextraktbasis oder Colagetränke mag. Das ist kein Grund, Kindern zu Hause Hamburger zuzubereiten. Sie sind ungesund, da sie zu viele schlechte Kohlenhydrate und übermäßig viele gesättigte Fettsäuren enthalten.

Essen Sie dieses Fast food nur in den Fällen, in denen es praktisch ist, wenn Sie zum Beispiel außer Haus sind. Hot dog und Hamburger wurden ursprünglich in Amerika erfunden und dienen dazu, sich entweder am Arbeitsplatz, während einer kurzen Mittagspause oder auf Reisen schnell zu ernähren.

Nehmen Sie Ihre Kinder also nur ausnahmsweise in die leider sehr bekannten Fast food-Restaurants mit, um ihnen eine Freude zu machen oder um unterwegs Zeit zu sparen. Es sollte aber nicht zur Gewohnheit werden. Wäre es nicht sinnvoller, ein Kind als Belohnung in ein gutes Restaurant mitzunehmen, um ihm den Geschmack „hoher kulinarischer Genüsse" zu vermitteln?

Sie können hingegen zu Hause durchaus Mahlzeiten zubereiten, die Ihre Kinder an gewisse Fast food-Gerichte erinnern.

Sie können zum Beispiel eine Pizza mit selbstgemachtem Teig aus Vollkornmehl (z.B. Buchweizenmehl) oder Pfannkuchen aus Buchweizenmehl backen.

Wenn Sie aus praktischen Gründen belegte Brote machen, verwenden Sie kein Toastbrot und vermeiden Sie süße Erdnussbutter. Bevorzugen Sie Vollkornbrot, das Sie mit Puten- und Hähnchenbrust sowie möglichst magerem

Schinken, Käse, Fisch, wie zum Beispiel Räucherlachs und einigen Blättern Salat oder Tomaten usw. belegen.

AUSNAHMEFÄLLE

Übergewichtige Kinder

Manche Kinder bringen sehr früh ein paar überflüssige Pfunde auf die Waage, ohne dass ihre Eltern sich Sorgen machen und einen Arzt zu Rate ziehen.

Wenn sie sich zu einem Arztbesuch entschließen, wird der Arzt in den meisten Fällen sagen, dass das Kind trotz einiger Kilo zu viel nicht wirklich übergewichtig ist. Er wird auch zu Recht darauf hinweisen, dass in der Wachstumsphase von einer kalorienreduzierten Diät abzusehen ist. In neun von zehn Fällen wird er also die Eltern beruhigen und ihnen sagen, dass das Kind später, vor allem in der Pubertät, ein für sein Alter angemessenes Gewicht erreichen wird.

Sie sollten dennoch wissen, dass Übergewicht bei Kindern ein deutliches Zeichen für Stoffwechselstörungen ist.

Nehmen Sie das Übergewicht eines Kindes also ernst, denn wenn das Problem rechtzeitig angegangen wird, kann man schnell wieder das Normalgewicht erreichen.

Bei Kindern wie auch bei Erwachsenen deuten übermäßige Fettreserven auf eine schlechte Kohlenhydratverträglichkeit hin. Die Ernährungsprinzipien der Methode (Kapitel 4) sollten angewandt werden. Es geht im Wesentlichen darum, alle Kohlenhydrate mit einem glykämischen Index von über 50 vom Speisezettel zu streichen. Wenn das Kind ausnahmsweise ein schlechtes Kohlenhydrat zu sich nimmt, sollte man die potentielle Erhöhung des Blutzuckerspiegels ausgleichen, indem man ein Kohlenhydrat mit sehr niedrigem glykämischem Index hinzufügt.

Wenn das Kind sein Normalgewicht wiedererlangt hat, kann es, wie ein Erwachsener auch, allmählich einige schlechte Kohlenhydrate mit hohem glykämischem Index zu sich nehmen. Sie stellen aber eine Ausnahme dar, mit der man umgehen können sollte.

Es stimmt, dass manche übergewichtigen Jungen in der Pubertät nach und nach abnehmen, ohne ihre Ernährung umzustellen.

Jugendliche durchleben eine Phase körperlicher Veränderung, die sehr viel Energie kostet. Dazu kommt, dass in der Regel die körperliche Betätigung in dieser Zeit sehr intensiv ist.

Sportliche Aktivitäten sollten unterstützt werden, insbesondere weil sie Übergewicht vorbeugen oder zu seiner Verringerung beitragen können. Es wurde nachgewiesen, dass Übergewicht bei Kindern proportional zu den vor dem Fernseher verbrachten Stunden ist. Begleiterscheinungen sind Bewegungsmangel und ungesunde Knabbereien, die wiederum in der Fernsehwerbung angepriesen werden.

Es ist also Vorsicht geboten, denn Jugendliche, die als Kinder zu dick waren, bleiben auch im Erwachsenenalter Kandidaten für Übergewicht.

Für Mädchen gilt in der Regel das Gegenteil. Das Risiko zuzunehmen besteht hauptsächlich in der Pubertät, wenn sich der Körper verändert.

Der Organismus der Frau ist extrem empfindlich, und jede Veränderung im Hormonsystem (während der Pubertät, der Schwangerschaft oder den Wechseljahren) stellt einen Risikofaktor für das Gleichgewicht des Stoffwechsels dar.

Junge Mädchen und Frauen sind sich dessen völlig bewusst, machen aber ihrer „schlanken Linie" zuliebe leider Diäten, bei denen sie sich fast zu Tode hungern und die unweigerlich zu Depression oder zum Wechsel zwischen Magersucht und Bulimie führen.

Junge Mädchen, die in der Pubertät zunehmen, können ohne Einschränkung die Ernährungsprinzipien dieses Buches anwenden. Sie werden nicht nur ihre „schlanke Linie" halten können, sondern zusätzlich eine neue Vitalität entdecken, die ihnen in ihrem Drang, die Welt zu „erobern", zugute kommen wird.

Müde Kinder

Ist es nicht erschreckend, dass immer mehr Kinder und Jugendliche ständig müde und träge sind?

Erinnern Sie sich daran, dass übermäßig viele schlechte Kohlenhydrate zum Frühstück gegen 11 Uhr Hypoglykämie hervorrufen, begleitet von Schläfrigkeit, Konzentrationsstörungen, Gähnen, Apathie oder Aggressivität, alles Symptome, die Lehrer häufig am späten Vormittag feststellen.

Diese Symptome können im Laufe des Tages wiederholt auftreten, wenn das Kind zum Mittagessen zu viel Pommes frites, Weißbrot oder süße Getränke zu sich nimmt.

Wenn die Zwischenmahlzeit am Nachmittag aus zuckerhaltigen Produkten mit Fetten besteht (Croissant, Schoko-Croissant) oder wenn das Kind Süßwaren knabbert, werden die Symptome verstärkt.

Kommt das Kind nach Hause, setzt es sich viel zu oft vor den Fernseher, was zum Knabbern von Süßigkeiten oder Keksen anregt. Dabei wäre der Sportplatz seiner Gesundheit sehr viel zuträglicher.

Mangelnde Abwechslung in der Ernährung löst bei Kindern oft schon früh einen Widerwillen gegenüber Ballaststoffen (Obst, Gemüse, Hülsenfrüchte) aus. Ballaststoffhaltige Nahrung ist jedoch reich an Vitaminen, Mineralsalzen und Spurenelementen und damit unerlässlich, um Asthenie (allgemeine Körperschwäche) vorzubeugen.

KAPITEL 11

ERNÄHRUNG UND SPORT

Sollten Sie einmal früh am Morgen in den Straßen New Yorks spazieren gehen, werden Sie schon ab fünf Uhr morgens zahllose Jogger im knappen Sportdress sehen, die sich mächtig ins Zeug legen.

Obwohl die Luft, die sie einatmen, stark verschmutzt ist, folgen diese Frühsportler einem amerikanischen Ritual. Von einigen Marathonläufern abgesehen, besteht das Gros dieser morgendlichen Jogger aus Leuten, die glauben, eine große körperliche Anstrengung am Tag reiche aus, um in Topform zu bleiben und um nicht so dick zu werden, wie es viele ihrer Landsleute bereits sind.

Ganz Amerika folgt diesem Trend. Obwohl das durchschnittliche Körpergewicht der Amerikaner kontinuierlich ansteigt, ist man nach wie vor davon überzeugt, die beste Art abzunehmen, bestünde darin, wenige Kalorien zu sich zu nehmen und viele zu verbrauchen.

Die Pariser scheinen dagegen viel vernünftiger zu sein: Sie begnügen sich damit, am Samstag morgen einige Runden um den See im Bois de Boulogne zu drehen, um einmal in der Woche Sauerstoff zu tanken und so die Energie wieder aufzutanken, die sie eventuell gar nicht verbraucht haben.

Eine 1989 von einem großen französischen Wochenmagazin durchgeführte Umfrage hat ergeben, dass 66 % der Franzosen der Meinung sind, Sport sei das beste Mittel, um abzunehmen.

Diese weit verbreitete Ansicht ist um so erstaunlicher, als alle diejenigen, die es mit Sport versucht haben, nur selten Erfolg hatten. Es ist völlig illusorisch zu glauben, durch körperliche Betätigung abnehmen zu können, ohne seine Ernährungsgewohnheiten umzustellen.

Zwar wird durch Sport mehr Energie verbraucht; allerdings ist der Verbrauch in Wahrheit viel geringer, als man im Allgemeinen glaubt.

kontinuierliche sportliche Betätigung	Zeit, in der man durch sportliche Betätigung 1 kg abnimmt	
	Männer (Stunden)	Frauen (Stunden)
Gehen	138	242
Laufen	63	96
Golf	30	47
Rad fahren	30	38
entspanntes Schwimmen	17	21
Jogging	14	18
Tennis	13	16
Squash	8	11

Quelle: Dr. de Mondenard

Arbeiten von Dr. de Mondenard haben gezeigt, dass man viele Stunden Sport treiben muss, um ein Kilo abzunehmen.

Wer innerhalb von vier Monaten fünf Kilo allein durch Sport abnehmen möchte, müsste demnach an fünf Tagen in der Woche anderthalb Stunden joggen.

Ausdauer zahlt sich aus!

Wer Sport treiben möchte, sollte wissen, dass nur dann eine Gewichtsabnahme erzielt wird, wenn die körperliche Betätigung kontinuierlich erfolgt. Es ist somit sinnvoller, eine Stunde lang Sport zu treiben, als dreimal dreißig Minuten an einem Tag.

In der Ruhepause verwendet der Organismus die im Blut zirkulierenden Fettsäuren sowie das ATP (Adenosintriphosphat) der Muskeln als Treibstoff.

Bei intensiver körperlicher Bewegung greift der Organismus auf das Glykogen der Muskeln zurück, das innerhalb von zwanzig Minuten aufgebraucht wäre, wenn es die einzige Versorgungsquelle wäre.

Nach einer fünfundzwanzigminütigen Anstrengung stammt die eine Hälfte der verbrauchten Energie von dem Glykogen und die andere Hälfte von der Umwandlung der Fettreserven (Lipolyse).

Nach vierzig Minuten dienen vor allem die Körperfette als Energielieferant, um den Restbestand an Glykogen zu erhalten. Es kommt also erst nach vierzig Minuten intensiver und kontinuierlicher körperlicher Betätigung zu einer Verringerung der Fettreserven.

Wenn man nun dreimal am Tag zwanzig Minuten Sport treibt, um sich zu entspannen, wird ausschließlich Glykogen als Treibstoff verwendet, das über die zugeführte Nahrung immer wieder neu gebildet werden kann.

Um überzeugende Ergebnisse zu erzielen, muss man sich also für eine Ausdauersportart (Rad fahren, Joggen, Schwimmen...) entscheiden und diese mindestens dreimal pro Woche mindestens vierzig Minuten lang ausüben. Sämtliche Erfolge werden im Übrigen durch eine dreitägige Pause zunichte gemacht.

Es ist wichtig, dass der Sportler seine Ernährungsgewohnheiten nach den Prinzipien dieses Buches ausrichtet, insbesondere um das Risiko von Hypoglykämie auszuschalten.[1]

Außerdem sollte man die sportliche Leistung allmählich steigern und die Dauer der körperlichen Anstrengung nicht plötzlich ohne entsprechendes Training verlängern. Der Organismus muss sich Schritt für Schritt daran gewöhnen, seine physiologischen Funktionen zu ändern.

Sport kann vorteilhaft sein

Sport kann vorteilhaft sein, wenn er hauptsächlich auf einen gesünderen Lebensstil und eine bessere Sauerstoffversorgung abzielt.

Man könnte fast sagen, dass der menschliche Körper (und all seine Funktionen) „sich nur dann wirklich abnutzt, wenn man ihn nicht benutzt".

Körperliche Betätigung sorgt also für eine ständige Regeneration des Körpers und führt zu einer Verbesserung der Herz- und Lungenfunktion, was den Alterungsprozess verzögert.

Auch wenn keine Gewichtsabnahme zu verzeichnen ist, wirkt man schlanker, da durch den Aufbau der Muskeln das Fett allmählich verschwindet.

Sportliche Aktivität kann zudem ein wirksames Mittel sein, um den Organismus zu stärken, worauf auch unsere Empfehlungen im Ernährungsbereich abzielen. Außerdem kommt es zu einer Verbesserung der Glucoseverträglichkeit und einer erheblichen Verringerung von Hyperinsulinismus (Ursache von Hypoglykämie und Übergewicht).

Bei Bluthochdruck und Hypercholesterinämie sind ebenfalls deutliche Verbesserungen festzustellen.[2]

---

1 Da die Ernährung der Leistungssportler viel komplexer ist und für jede Sportart andere Ernährungsrichtlinien gelten, wird in diesem Buch nicht näher darauf eingegangen.
2 Männer von über vierzig Jahren sollten vor der sportlichen Betätigung die Herztätigkeit überprüfen lassen (mit Belastungs-EKG).

Sich keine falschen Ziele setzen

Manche Zeitgenossen legen beim Sport leider ein etwas zu extremes Verhalten an den Tag. Zwischen den rauchenden und Alkohol trinkenden Pseudosportlern, die einen Großteil ihrer Zeit und die dritte Halbzeit an der Theke oder vor dem Fernseher verbringen und denjenigen, die den Berufssportlern nacheifern, um ewig jung zu bleiben, gibt es ein vernünftiges Mittelmaß, das jeder für sich herausfinden sollte.

Die Arbeitsausfälle am Montagmorgen sind nicht nur auf übermäßigen Alkoholkonsum oder Essgelage am Wochenende zurückzuführen, sondern auch auf die Unvernunft vieler, die ohne Training und ausreichende Wasserzufuhr in der Begeisterung ihre tatsächlichen Kapazitäten überschätzt haben.

Eine ausgewogene Ernährung sowie regelmäßige und vernünftige körperliche Bewegung bilden die Grundlage, um mit Gelassenheit und jugendlichem Optimismus das Altern zu akzeptieren. Es ist aber auch Ausdruck einer gewissen Geisteshaltung.

Ich kann nur Mitleid empfinden, wenn ich sehe, wie manche Leute fünf Minuten auf den Fahrstuhl warten, um in den ersten Stock zu gelangen, oder mit dem Auto um die Ecke fahren, um Zigaretten zu holen, bzw. sich nur von Hamburgern und Cola ernähren.

KAPITEL 12

DAS IDEALGEWICHT

Was wird eigentlich gemessen, wenn man sich auf eine Waage stellt?

Das Gesamtgewicht eines Körpers, der sich aus Knochen, Muskeln, Fettmasse, Organen, Eingeweiden, Nerven und Wasser zusammensetzt. Die Fettmasse beträgt beim Mann 15 % des Körpergewichts, bei der Frau 22 %.

Von Fettleibigkeit wird gesprochen, wenn der Anteil der Fettmasse 20 % über diesen Mittelwerten liegt. Wie kann man nun aber den genauen Anteil der Fettmasse am Körpergewicht bestimmen? Das Messen der Dicke des Unterhautfettgewebes ist eine Möglichkeit, die Genauigkeit dieser Methode lässt allerdings zu wünschen übrig. Fettleibigkeit und Übergewicht hängen zusammen, selbst wenn die Waage nicht das Verhältnis zwischen der Fettmasse und der aktiven Masse (Muskeln, Organe, usw.) angibt.

Statt Gewichtstabellen zu Rate zu ziehen, die von amerikanischen Versicherungsgesellschaften nach strengen Richtlinien erstellt wurden, sollte man die Lorentz-Formel (die Körpergröße wird in cm und das Gewicht in kg angegeben) anwenden, wenn man sein Idealgewicht kennen möchte:

Beim Mann: $\text{Gewicht} = (\text{Größe in cm} - 100) - \dfrac{(\text{Größe} - 150)}{4}$

Bei der Frau: $\text{Gewicht} = (\text{Größe in cm} - 100) - \dfrac{(\text{Größe} - 140)}{2}$

Diese Art der Berechnung berücksichtigt jedoch weder das Alter noch das Knochengewicht und ist für kleine Frauen (1,50 m) ungeeignet. Man sollte eher das Gewicht berücksichtigen, mit dem man sich am wohlsten fühlt.

Heutzutage verwendet man den international anerkannten Quetelet-Index oder BMI (Body Mass Index = Körpermasseindex), der das Verhältnis zwischen dem Gewicht und der Größe im Quadrat angibt.

$\text{BMI} = \dfrac{\text{Gewicht (kg)}}{\text{Größe x Größe (m)}}$

Der Normalwert liegt beim Mann bei 20-25 und bei der Frau bei 19-24. Bis zu einem BMI-Wert von 29 spricht man von Übergewicht, ab einem Wert von 30 von Fettleibigkeit und wenn der Wert 40 übersteigt, liegt eine schwerwiegende Fettleibigkeit vor, die aus medizinischer Sicht bedenklich ist.

Dieser Index ist mehr für medizinische Zwecke als für ästhetische Betrachtungen geeignet, hat aber den Vorteil, dass er gut mit dem Wert der Fettmasse korreliert.

Heutzutage gibt es Spezialwaagen, mit denen beim Wiegen auch die Fettmasse des Körpers bestimmt wird.

Es ist sehr nützlich, wenn man die fortschreitende Abnahme der Fettmasse verfolgen kann. Denn beim Abnehmen kann man entweder Gewicht verlieren oder Fettreserven abbauen.

Mit folgender Skala kann man den Index auf einfache Art und Weise bestimmen:

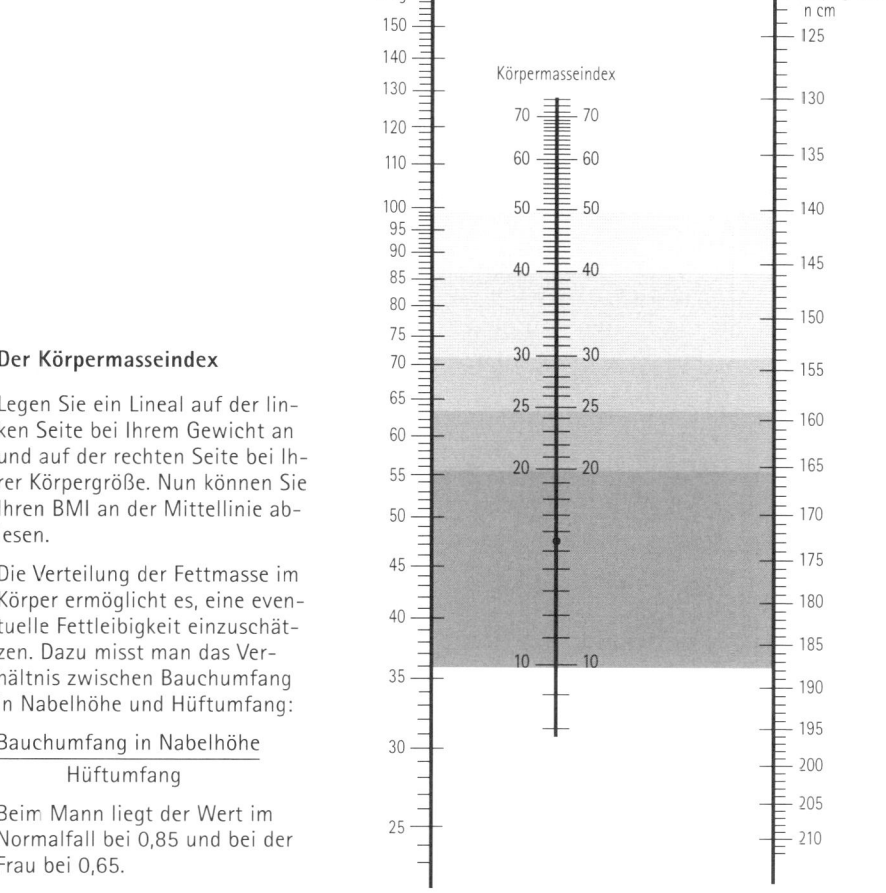

Der Körpermasseindex

Legen Sie ein Lineal auf der linken Seite bei Ihrem Gewicht an und auf der rechten Seite bei Ihrer Körpergröße. Nun können Sie Ihren BMI an der Mittellinie ablesen.

Die Verteilung der Fettmasse im Körper ermöglicht es, eine eventuelle Fettleibigkeit einzuschätzen. Dazu misst man das Verhältnis zwischen Bauchumfang in Nabelhöhe und Hüftumfang:

$$\frac{\text{Bauchumfang in Nabelhöhe}}{\text{Hüftumfang}}$$

Beim Mann liegt der Wert im Normalfall bei 0,85 und bei der Frau bei 0,65.

(Wenn Sie einen genauen BMI errechnen möchten, benutzen Sie die Formel).
Oben stehende Tabelle gibt nur einen ungefähren Wert an.

Bei *männlicher* Adipositas sammelt sich das Fett vor allem in der oberen Körperhälfte (Gesicht, Hals, und Bauch oberhalb des Bauchnabels). Der Wert liegt
somit immer über 1. Dieses Übergewicht führt häufig zu bestimmten Kompli-
kationen: Diabetes, Hypercholesterinämie, Bluthochdruck, Herz-Kreislauf-Erkrankungen.

Wenn die Fettmasse vor allem in der unteren Körperhälfte vorherrscht (Hüf-
ten, Po, Schenkel und Unterleib), spricht man von *weiblicher* Adipositas. Diese
Verteilung des Fettes ist durch die Beschaffenheit des weiblichen Körpers be-
dingt. Das Krankheitsrisiko ist geringer, die Beeinträchtigung ist eher ästheti-
scher Natur, zumal bei den betroffenen Frauen häufig noch Zellulitis hinzu-
kommt.

Über medizinische Berechnungen hinaus, die versuchen, einen eher ästheti-
schen Eindruck oder ein Unwohlsein in wissenschaftliche Formeln zu fassen,
sollte der Patient das Gewicht bestimmen, das er gerne wiedererlangen möchte. Letztendlich geht es darum, das Gewicht zu erreichen, mit dem man sich
wohl fühlt.

Manchmal liegt dieses Gewicht leicht über den theoretischen Normen, aber
warum sollte jemand strenger sein als der Fettleibige mit sich selbst? Wenn es
ihm möglich erscheint, ein bestimmtes Gewicht zu erreichen, so ist dies reali-
stischer als eine von Ärzten auferlegte theoretische Norm, die von Anfang an
entmutigend wirken kann, wenn sie nach zu strengen Maßstäben festgelegt
wird.

Umgekehrt sollten Frauen kritisch gegenüber den durch die Medien vermit-
telten Idealvorstellungen sein und nicht ein irreales Gewicht anstreben, das
aufgrund der vielfältigen Regelungsmechanismen des Organismus nicht erreicht werden kann.

Wenn es das Idealgewicht denn gibt, so sollten Fettleibige mit realistischem
Blick und unter Einbeziehung der kritischen Meinung ihres Arztes einschät-
zen, ob sie es erreichen können.

SCHLUSSBETRACHTUNG

Wie wir wissen, lebt der Mensch seit drei Millionen Jahren auf der Erde.

Der Homo erectus und der Homo sapiens lebten vorwiegend von der Jagd, dem Fischfang und der Sammelwirtschaft. Die Ernährung des Urmenschen war also reich an Proteinen und Fetten, aber auch an Kohlenhydraten in Form von Beeren (Frühling und Sommer) und Wurzeln (Herbst und Winter).

Die von Archäologen gefundenen menschlichen Überreste weisen voluminöse Exkremente auf, was auf ballaststoffreiche Nahrung schließen lässt. Die von den Urmenschen verzehrten Lebensmittel hatten also einen sehr niedrigen glykämischen Index.

In der Mittleren Steinzeit lernte der Mensch, Wildformen von Getreide zu domestizieren. Im Laufe mehrerer tausend Jahre wurde er sesshaft und widmete sich der Landwirtschaft.

So baute man in Ägypten Weizen und Linsen an. Höher im Norden kultivierten die Kelten und die Sachsen Gerste, Hirse, Dinkel, Roggen und Buchweizen.

All diese Getreide und Hülsenfrüchte wurden naturbelassen verzehrt und führten damit zu einer niedrigen Glykämie.

Der Speiseplan des Menschen wurde über einen langen Zeitraum von 10.000 bis 12.000 Jahren mit immer neuen Arten bereichert, abhängig von ihrer Domestizierung, aber auch von den Wanderbewegungen der Völker, von der Entwicklung der Hochkulturen und dem Völkergemisch.

Letztendlich wurde die Nahrung des Menschen zwar vielfältiger, aber ihr ernährungsphysiologischer Wert blieb sehr lange unverändert, da die verzehrten Kohlenhydrate kaum blutzuckersteigernd wirkten.

Seit Beginn des 19. Jahrhunderts und zum ersten Mal in der Geschichte der Menschheit entwickelten die Menschen vom traditionellen Ernährungsverhalten abweichende Ernährungsgewohnheiten: Sie verwendeten zunehmend neue bzw. industriell verarbeitete Nahrungsmittel, die katastrophale Auswirkungen auf den Stoffwechsel haben.

Hätte man am 1. Januar 1820 in einem westlichen Land das Experiment gemacht, einer repräsentativen Bevölkerungsgruppe ein Jahr lang Zucker, Kartoffeln und Weißmehl in den heute ungestraft verbrauchten Mengen zu verabreichen (also 50 bis 100-mal mehr Zucker als zur damaligen Zeit), bzw. mit den heute gängigen hyperglykämischen Zubereitungsmethoden (ballaststoffarmes Mehl, Pommes frites, Kartoffelgratin), dann wären nach Ablauf dieses

Zeitraums die gesundheitsschädlichen Nebenwirkungen offensichtlich gewesen. Die damals zuständigen Behörden hätten zweifellos die notwendigen Maßnahmen ergriffen, um die Herstellung und den Verbrauch dieser Produkte zu verbieten, und sich dabei auf den Schutz der Volksgesundheit berufen.

Da diese ungesunden Produkte aber nur schrittweise in den unterschiedlichen Gesellschaftsschichten eingeführt wurden, kamen die Auswirkungen auf den Stoffwechsel erst sehr viel später zum Vorschein. Woher hätte man mehr als ein Jahrhundert später, nämlich 1930, als man anfing, sich um die zunehmende Fettleibigkeit in den Vereinigten Staaten zu sorgen, wissen sollen, dass ein schleichender Prozess, der schon zu Beginn des vorhergehenden Jahrhunderts begonnen hatte, der Grund des Übels war?

Hätte Thérèse Desqueyroux im Roman von François Mauriac ihrem Gatten ein großes Glas Zyankali gegeben, nachdem sie beschlossen hatte, sich seiner zu entledigen, wäre dieser auf der Stelle gestorben, man hätte sofort nach Spuren von Vergiftung gefahndet und die Schuldige entlarvt.

Da die Täterin ihrem Mann das Gift jedoch über Monate hinweg in geringfügigen Dosen verabreichte, machte sie ihn nur zu einem kranken Mann, dessen Symptome für die damaligen Ärzte nicht aufschlussreich genug waren, um die Diagnose zu stellen. Das Verbrechen war also perfekt, da man keinen Kausalzusammenhang herstellen konnte.

Etwas Ähnliches hat sich hinsichtlich der Fettleibigkeit abgespielt. Es ist besonders dramatisch, heute feststellen zu müssen, dass, kurz nachdem vor fünfzig Jahren die Symptome einer schweren Krankheit (Fettleibigkeit) identifiziert wurden, die für den wahren Grund (Hyperinsulinismus) verantwortlichen Faktoren paradoxerweise verstärkt und weiterentwickelt wurden.

Im Juni 1944 landeten die Amerikaner in der Normandie, um Frankreich von der deutschen Besatzung zu befreien. In ihrem Gepäck hatten sie Tonnen von Nahrungsmitteln, die sie Monate zuvor hergestellt und verladen hatten. Um diese Nahrungsmittel zu konservieren, wurden entsprechende Verfahren entwickelt (industrielle Verarbeitung und Verpackung). Mehl wurde niedrig ausgemahlen, um es haltbarer zu machen, und Kartoffeln wurden getrocknet und zu Flocken verarbeitet, um Platz zu sparen, was man in der Vergangenheit nie gemacht hatte.

Damals wusste man nicht, dass all diese aus praktischen Gründen entwickelten Verfahren dazu führten, den glykämischen Index der Ausgangssubstanz stark zu erhöhen. Ebensowenig war bekannt, dass Kartoffelbrei anfangs ein „vorübergehender Ersatz" für den fehlenden Weizen war. Diese neuen Produkte wurden nach der Befreiung nicht im Magazin für Kriegszubehör gelagert, sondern vielmehr in den Alltag übernommen. Sie wurden sogar die Wegbereiter einer nicht enden wollenden Generation von stark weiterverarbeiteten Produkten, die wie ihre unsäglichen hyperglykämischen Vorgänger die bereits bei vielen Menschen vorliegende dramatische Stoffwechselstörung noch verschlimmerten.

Mit etwas Abstand erkennen wir, dass die Menschheit unbewusst seit ungefähr zwei Jahrhunderten ein Ernährungsverhalten entwickelt hat, das nicht mit dem Stoffwechsel kompatibel ist.

Drei Millionen Jahre lang wurde die Bauchspeicheldrüse der Menschen der Urgeschichte, der Vorgeschichte, des Mittelalters, der Renaissance und sogar noch der industriellen Revolution sehr wenig beansprucht. Das Organ musste im Übrigen keine übermäßigen Stimulierungen ertragen, da es keine hyperglykämischen Lebensmittel gab.

Die Bauchspeicheldrüse der heutigen Menschen ist also das Resultat der Millionen Jahre alten Funktionsgeschichte, die gewissermaßen unsere Stoffwechsel-Erbsubstanz bildet. So wenig es für einen Menschen möglich ist, direkt in die Sonne zu schauen, da seine Augen das nicht aushalten, so wenig ist es möglich, die Insulinsekretion unserer Bauchspeicheldrüse ungestraft über ihre natürlichen Grenzen hinaus zu stimulieren.

Gewichtszunahme führt also zu Übergewicht bzw. Fettleibigkeit, da ein Schlüsselorgan des Stoffwechsels übermäßig durch eine Ernährungsform belastet wird, für die der menschliche Organismus genetisch nicht programmiert wurde.

Wir begreifen jetzt also, dass der Einfluss einer langsamen, schleichenden Veränderung unserer westlichen Ernährungsgewohnheiten seit Beginn des 19. Jahrhunderts und vor allem seit den letzten fünfzig Jahren der Ursprung für die endemische Fettleibigkeit unserer Zeit ist.

Solange diese Bewusstwerdung nicht stattgefunden hat und die richtigen Empfehlungen nicht von amtlicher Seite verkündet werden, wird Hyperinsulinismus eine unserer Hauptkrankheiten bleiben und nicht nur zu einer Verbreitung von Fettleibigkeit, sondern auch von Diabetes und Herz-Kreislauf-Erkrankungen führen.

Dieses Buch hat den bescheidenen Anspruch, dem Leser zu vermitteln, dass es genügt, sich besser zu ernähren, indem man die richtigen Lebensmittel auswählt, um nicht nur abzunehmen und schlank zu bleiben, sondern auch und vor allem, um wieder fit zu werden und sich sein Leben lang bester Gesundheit zu erfreuen.

ANHANG

ANHANG I

KRITIK
AN DER MONTIGNAC-METHODE

Hier und da hört man kritische Stimmen, die sich zur Montignac-Methode äußern. Sie stammen hauptsächlich von Personen (Ernährungswissenschaftlern, Diätetikern oder Journalisten), die die Methode überhaupt nicht kennen. Sie haben sich nie die Mühe gemacht, sich ernsthaft mit dem Thema zu befassen (die meisten haben kein einziges der Bücher gelesen). Sie haben es entweder absichtlich so schematisch und karikiert vorgestellt, um den Autor dadurch zu diskreditieren, oder sich nur auf die erste Ausgabe des Buches von 1987 bezogen und sich geweigert, die konstante Entwicklung der Montignac-Methode zu berücksichtigen, die durch die sechs aufeinander folgenden Ausgaben belegt wird.

Deshalb ist es angebracht, hier auf die wesentlichen Behauptungen einzugehen, die in der Regel in diesem Zusammenhang geäußert werden.

Entspricht die Montignac-Methode den Trenn-Prinzipien?

Manche tendenziösen Ausführungen stellen die Montignac-Methode als Trenn-Prinzip dar. Nach der Erklärung von Professor Apfelbaum in seiner Abhandlung „Diätetik und Ernährungswissenschaft" besteht das Prinzip der Trennung darin, nur eine Sorte Lebensmittel am Tag zu verzehren, d.h. montags Hühnchen (zu allen drei Mahlzeiten), dienstags Teigwaren, mittwochs Käse, donnerstags Gemüse, freitags Fisch, usw.

All denjenigen, die das Buch „Ich esse, um abzunehmen" gelesen haben, ist klar, dass die Montignac-Methode nichts mit dieser Art von Spielerei gemeinsam hat.

Beruht die Montignac-Methode auf der Trennkost nach HAY?

Ziel der Montignac-Methode ist es, Übergewichtigen ein Mittel zur Hand zu geben, um beträchtlich und dauerhaft abzunehmen und um wieder eine bessere körperliche und geistige Verfassung zu erreichen.

Die wissenschaftlichen Grundlagen, auf denen sie aufbaut, resultieren aus Erkenntnissen, die in den 70er, 80er sowie 90er Jahren über den **Kohlenhy-**

drat- und Lipidstoffwechsel gewonnen wurden, und die Pathophysiologie ihrer Prinzipien ist mit sehr präzisen Ausdrücken wie Hyperinsulinismus, Hyperglykämie und der Einteilung der Kohlenhydrate nach ihrer glykämischen Amplitude genau benannt.

Die Trennkost nach HAY hingegen stützt sich auf Überzeugungen, die auf das Ende des 19. Jahrhunderts zurückgehen. Das Grundprinzip besteht darin, bestimmte Mischungen von Nahrungsmitteln zu vermeiden (z.B. Kohlenhydrate und Proteine), um einer mutmaßlichen Blutvergiftung vorzubeugen. Die HAY'sche Trennkost (deren Grundprinzip durch moderne wissenschaftliche Erkenntnisse widerlegt wurde) zielt zunächst darauf ab, Gelenkerkrankungen und Erkrankungen des Verdauungsapparates zu heilen oder zumindest zu verhüten.

Die Montignac-Methode lässt sich demnach nicht mit der HAY'schen Trennkost gleichsetzen.

Lehnt sich die Montignac-Methode an die ATKINS-Diät an?

Die ATKINS-Diät hat in den 60er und 70er Jahren für Furore gesorgt, nachdem ihr Begründer alle Nahrungsmittel, außer Kohlenhydrate, für gut befunden hat.

Damals schon hat er Insulin verdächtigt, der „Katalysator" für Gewichtszunahme zu sein. Da er aber davon ausging, dass alle Kohlenhydrate die gleiche Glykämie hervorrufen, empfahl Dr. Atkins in seiner Diät, sie völlig vom Speisezettel zu streichen.

Diese einseitige Diät verleitete ihre Anwender dazu, übermäßig viel Fett zu konsumieren, da es in dieser Hinsicht keinerlei Einschränkung gab.

Überdies kannte man zu diesem Zeitpunkt noch keinen Unterschied zwischen guten und schlechten Fetten. Es kam tatsächlich zu Herz-Kreislauf-Erkrankungen bei Menschen, die die ATKINS-Diät durchgeführt hatten, die man auch als „Freikarte für den Herzinfarkt" bezeichnete.

Die Montignac-Methode mit einer „gemäßigten ATKINS-Diät" gleichzusetzen zeigt, dass manche den Sinn nicht verstanden hatten.

Fakt ist, dass die Montignac-Methode empfiehlt, viele Kohlenhydrate zu sich zu nehmen, solange deren glykämischer Index niedrig ist, wie zum Beispiel bei Gemüse, Obst, Hülsenfrüchten, Vollkornprodukten, Spaghetti. Es werden auch genau die Fette aufgeführt, die in Hinsicht auf eine wirksame Vorbeugung verzehrt werden sollen (Kapitel VIII).

Birgt die Montignac-Methode
das Risiko von Herz-Kreislauf-Erkrankungen?

Der große Anklang, den die Montignac-Methode in der Bevölkerung findet, wird mitunter von manchen Berufsgruppen als eine Bedrohung empfunden. Sie kann in der Tat die Glaubwürdigkeit mancher Ernährungswissenschaftler in Frage stellen, die seit Jahren (und auch heute noch) ungenaue, wirkungslose und überholte Begriffe ins Feld führen, wie die Einschränkung der Kalorienzufuhr und die falsche Einteilung der Kohlenhydrate in schnell und langsam resorbierbare Zucker.

Eine in Holland veröffentlichte offizielle Untersuchung des GFK-Instituts zeigt, dass der Einfluss der Montignac-Methode 1997 in Holland den Zuckerverbrauch um 25 % und den Kartoffelkonsum um 14 % verringert hat.

Zudem hob die Studie hervor, dass der Verzehr von Vollkornprodukten, grünem Gemüse und Obst durch den Einfluss der Ernährungsprinzipien von Michel Montignac beträchtlich zugenommen hat. Eine andere Studie zeigte, dass „dank Montignac" die Holländer weniger Bier und dafür mehr Rotwein trinken.

Statistische Angaben dieser Art können manche Berufsgruppen durchaus beunruhigen. Deshalb ist es verständlich, dass in der Öffentlichkeit gezielt Gerüchte gestreut werden, sobald die Verbreitung der Montignac-Methode als eine Bedrohung der Interessen eines Berufsstandes wahrgenommen wird.

Dies war in allen Ländern der Fall, in denen die Methode landesweit bekannt wurde und für Aufsehen sorgte.

In den meisten Fällen zielt die Kritik an der Methode darauf ab, dem Ruf des Autors zu schaden. Man konnte übrigens die Verleumder mehrmals in flagranti bei der Bekundung ihrer Unaufrichtigkeit ertappen oder zumindest beweisen, dass sie zum Großteil die Methode überhaupt nicht kannten.

In einer bekannten belgischen Fernsehsendung („La Balle au Centre") wurde 1996 eine Ernährungswissenschaftlerin als Vertreterin der Montignac-Gegner eingeladen. Sie hatte größte Mühe, ihre vorgebrachte Kritik zu beweisen, nachdem die anderen Teilnehmer sie dazu aufgefordert hatten. Sie sah sich deshalb gezwungen, öffentlich zuzugeben, niemals ein Buch von Montignac gelesen zu haben, sondern nur die Meinung ihrer Kollegen wiederzugeben, die vorgaben, die Montignac-Methode gut zu kennen.

Die Kritiker können die Wirksamkeit der vorliegenden Methode nicht bestreiten, da die Gewichtsabnahme zweifelsohne beträchtlich und dauerhaft ist. Deshalb konzentrieren sich die kritischen Äußerungen auf die angeblich bestehenden Risiken von Herz-Kreislauf-Erkrankungen.

Die Kritiker behaupten außerdem (wie z.B. Dr. Jacques Fricker, Anführer der französischen Kritiker), dass die Montignac-Methode „zu fett" sei (da sie laut Kritiker den Verzehr von Kohlenhydraten untersagt…) und dadurch das Risiko von Herz-Kreislauf-Erkrankungen im Allgemeinen und den Cholesterinspiegel im Besonderen erhöht.

Zu behaupten, die Montignac-Methode sei „zu fett", ist natürlich völlig falsch, da zwei unabhängige Studien genau das Gegenteil bewiesen haben:

- Das *Centre d'Etudes et d'Information des Vitamines* (Studien- und Informationszentrum für Vitamine) in Frankreich hat 1994 nachgewiesen, dass Patienten, die die Montignac-Methode anwenden, 31,2 % Lipide verzehren.

- Die in Kanada durchgeführte Studie der Professoren Dumesnil und Tremblay (siehe Seite 189) erwähnte eine Aufnahme von 32 % Lipiden.

Der von „klassischen" Ernährungswissenschaftlern empfohlene Lipidanteil liegt bei 30 %. Tatsächlich beläuft er sich in Frankreich eher auf 40-42 %. Wie zuvor aufgezeigt wurde, ist weniger der Gesamtgehalt an Lipiden von Bedeutung als die Art der gewählten Fettsäuren.

Junge holländische Ärzte des Krankenhauses Eindhoven sind Anfang 1998 sogar so weit gegangen, das Gerücht zu streuen, Patienten, die die Montignac-Methode befolgten, hätten (leichte) Herzinfarkte erlitten.

Diese schwerwiegende Fehlinformation (natürlich nie geprüft und nie bestätigt) wurde hier und da durch nicht sehr gewissenhafte Journalisten weitergetragen, die zu verstehen gaben, es habe vielleicht sogar Todesfälle gegeben.

Einige Wochen später hatte das Gerücht die Ländergrenzen überschritten, und in einer großen katalanischen Zeitung in Barcelona war zu lesen, dass „in Holland mehrere Personen an einem Herzinfarkt gestorben seien, nachdem sie (laut gewissen Gerüchten) die Montignac-Methode befolgt hätten.

Obwohl diese Informationen erlogen und verleumderisch sind, verunsichern sie diejenigen, die uns schon vertrauten, und schrecken die Übrigen ab.

Wie sagte doch Beaumarchais im Barbier von Sevilla: „Verleumden Sie, verleumden Sie, es wird immer etwas bleiben"!

Selbst wenn man dieses Geschwätz mit Verachtung strafen sollte, ist es doch nützlich darauf zu reagieren, schon allein, um die verabscheuungswürdige Unaufrichtigkeit der Urheber zu zeigen. Journalisten, die ihren Beruf ehrlich ausüben, fragen uns regelmäßig: „Kann die Anwendung der Montignac-Methode das Risiko von Herz-Kreislauf-Erkrankungen verstärken und insbesondere eine Erhöhung des Cholesterinspiegels nach sich ziehen?"

Unsere Antwort auf diese Frage lautet folgendermaßen:

Zunächst weisen wir darauf hin, dass alle Bücher von Michel Montignac ein Vorwort von Professoren mit gutem Ruf und von Spezialisten im Bereich Herz-Kreislauf-Erkrankungen enthalten. Es handelt sich um:

- Professor Maurice Cloarec, Oberarzt der Kardiologie am *TENON*-Krankenhaus in Paris. Er hat in seinen Sprechstunden einen deutlichen Rückgang des Cholesterinspiegels bei Managern festgestellt, die die Empfehlungen des ersten Buches „Essen gehen und dabei abnehmen" beherzigt haben.

- Dr. Morrison Bethea, Chirurg und Spezialist von Herz-Kreislauf-Erkrankungen sowie Leiter der Abteilung für Herzchirurgie am Mercy-Baptist Hospital, New Orleans, USA, berichtet, dass bei seinen Patienten eine Reduzierung des Gesamtcholesterins von 30–40 % erreicht wurde.

- Professor Jean Dumesnil, Leiter des Institutes für Kardiologie am Krankenhaus Laval in Quebec. Er hat bei einem Versuch erkannt, dass die Anwendung der Montignac-Methode einen wesentlichen Faktor zur Vorbeugung von Herz-Kreislauf-Erkrankungen darstellen kann.

Dr. Hervé Robert, Leiter des *Institut Vitalité et Nutrition* (Französisches Institut für Ernährung) in Paris sammelt die Berichte Hunderter von Ärzten, die jeden Tag die Montignac-Methode verschreiben. Sie stellen parallel zum Gewichtsverlust eine konstante Verbesserung des Gesamtcholesterinspiegels, der LDL-Cholesterinkonzentration, des Triglyzeridspiegels, der Glykämie, der Insulinwerte usw. fest.

Darüber hinaus wurde in keinem der zahllosen Leserbriefe der letzten zehn Jahre eine Erhöhung des Cholesterinspiegels aufgrund der Anwendung der Methode erwähnt. Ganz im Gegenteil: Es kam in den meisten Fällen zu einer bedeutenden Verringerung des bisher erhöhten Cholesterinspiegels.

Im Übrigen wissen alle Ernährungswissenschaftler, dass jede Art der Gewichtsabnahme (unabhängig vom Prinzip) systematisch zu einer Senkung des Cholesterinspiegels führt.

Es ist also reine Böswilligkeit zu behaupten (vor allem seitens eines Arztes), dass die Montignac-Methode das Risiko birgt, den Cholesterinspiegel zu erhöhen, obwohl andererseits anerkannt wird, dass sie unbestreitbar zu einer Gewichtsabnahme führt.

Alle Kommentatoren der Methode, ob Gegner oder Befürworter, sind sich einig, dass ihr großes Verdienst darin besteht, die Ernährung mit löslichen

Ballaststoffen zu bereichern. Alle Studien über Cholesterin haben erwiesen, dass der Cholesterinspiegel deutlich zurückgeht, wenn mehr Ballaststoffe verzehrt werden.

Wiederum kommt Böswilligkeit ins Spiel, wenn man behauptet, dass „die Montignac-Methode den Cholesterinspiegel steigert", während andererseits unbestritten ist, dass die dort empfohlene Kost sehr ballaststoffreich ist.

In den Büchern von Michel Montignac wird an keiner Stelle erwähnt, dass man mehr Fett essen sollte, was häufig diejenigen behaupten, die noch nie eines der besagten Bücher gelesen haben.

Alle Bücher enthalten jedoch ein umfassendes Kapitel über die Vorbeugung von Herz-Kreislauf-Erkrankungen, das auch konkrete Ernährungsempfehlungen enthält, insbesondere:

- dass man so wenig wie möglich gesättigte Fettsäuren zu sich nehmen soll,

- dass man einfach ungesättigte Fettsäuren (Olivenöl, Gänse- und Entenschmalz) und mehrfach ungesättigte Fettsäuren, insbesondere Omega-3-Fettsäuren (Fischfette) bevorzugen soll.

Laut der amerikanischen Studie „Nurses' Health Study" kann man koronaren Herzerkrankungen **wirksamer** vorbeugen, wenn man bestimmte Fette durch andere ersetzt, als wenn die Fettzufuhr völlig gestrichen wird. Ausschlaggebend ist demnach nicht die Fettmenge, sondern die Fettart.

Professor Stampfer bestätigt dies im Übrigen am Beispiel der Kreter, deren Kalorienzufuhr zu 45 % aus Lipiden besteht. Die Fette stammen fast ausschließlich aus Olivenöl, weswegen Kreta den weltweit niedrigsten Prozentsatz von Herz-Kreislauf-Erkrankungen aufweist.

Im Übrigen wurde gezeigt, dass **Hyperinsulinismus** und Insulinresistenz zwei wesentliche Faktoren für Herz-Kreislauf-Erkrankungen und Bluthochdruck sind.

Jenkins und zahlreiche andere Forscher kamen zu dem Ergebnis, dass eine Reduzierung der Insulinämie (Insulinspiegel im Blut) das Risiko von Herz-Kreislauf-Erkrankungen mindert.

J. C. Brand Miller hat ihrerseits bewiesen, dass eine Diät, die aus Nahrungsmitteln mit niedrigem glykämischem Index besteht, den Cholesterinspiegel um 6 % und den Triglyzeridspiegel um 9 % reduziert. Sie hat auch nachgewiesen, dass der Verzehr von Zucker die Konzentration von schlechtem Cholesterin (LDL-Cholesterin) erhöht, die von gutem Cholesterin (HDL-Cholesterin) aber verringert.

Das Grundprinzip der Montignac-Methode besteht darin, auf Zucker (und andere schlechte Kohlenhydrate) zu verzichten und vornehmlich Nahrungsmittel mit niedrigem glykämischem Index (Salate, Gemüse, Hülsenfrüchte, Obst, Vollkornprodukte, Spaghetti...) zu verzehren, um die Insulinämie zu senken.

Im Hinblick auf Fette werden Fettsäuren sorgfältig ausgewählt, um Herz-Kreislauf-Erkrankungen optimal vorzubeugen.

Auch hier ist nicht verständlich, warum die Einhaltung der Montignac-Methode zu gegenteiligen Ergebnissen (erhöhtem Risiko von Herz-Kreislauf-Erkrankungen) führen sollte, wo doch alle Studien ergaben, dass ihre Prinzipen dieses Risiko reduzieren.

Behauptet man, dass die Montignac-Methode bei Patienten die Gefahr von Herz-Kreislauf-Erkrankungen erhöht, so ist das eine Unterstellung.

In Anbetracht der Vielzahl von Menschen, die in zahlreichen Ländern die Montignac-Methode anwenden, kann man nicht ausschließen, dass ein Mensch mit langjährigem Herz-Kreislauf-Risiko trotz Einhaltung der Montignac-Methode einen Herzinfarkt erleidet.

Die Montignac-Methode wurde kopiert!

Inspiriert durch meine Bücher, kopierten schon mehrere Autoren die Prinzipien der Montignac-Methode.

Bereits 1993 nahm z.B. ein amerikanischer Autor aus reinen Profitgründen Kontakt zu mir auf. Er zeigte sich begeistert von der Methode, mit der er überaus erfolgreich abgenommen hatte. Sein Arzt, Dr. Morrison Bethea, der das Vorwort für das Buch „Ich esse, um abzunehmen" schrieb, war überwältigt darüber, dass sich seine kritische Herz-Kreislauf-Situation verbessert hatte.

Heute kopiert dieser Autor die Methode in abgewandelter Form und vertreibt sie unter anderem Namen auch auf dem deutschen Buchmarkt. Dieser vereinfachten Form der Montignac-Methode fehlen jedoch viele entscheidende Hinweise, die z.B. zum Verständnis der Stoffwechselvorgänge sowie zur Gewichtsstabilisation von entscheidender Wichtigkeit sind.

ANHANG II

BESONDERE EMPFEHLUNGEN
FÜR VEGETARIER

Isst ein Vegetarier aus Liebe und Respekt zu den Tieren kein Fleisch, ist dies eine ehrenwerte Überzeugung. Das Argument jedoch, dass Fleisch für den Organismus schädliche „Toxine" enthalte, stammt aus der Begriffswelt der Physiologie des 19. Jahrhunderts, die heute überholt ist.

Diese angeblichen Toxine sind nichts anderes als Harnsäure und Harnstoff, die beim Verzehr jeglicher Art von Protein entstehen (sei es tierischer Herkunft oder nicht). Nun muss man aber wissen, dass diese Substanzen durch die Nierenfunktion vollständig ausgeschieden werden, wenn genug Flüssigkeit aufgenommen wird. Der Organismus ist darauf „programmiert", diese Stoffwechselprodukte unbeschadet auszuscheiden. Die „Verunreinigung", die manche ins Feld führen, entbehrt somit jeder Grundlage.

Vegetarier, die weder Fleisch noch Wurst, Geflügel oder Fisch verzehren, müssen jedoch für die Gewährleistung einer ausgewogenen Ernährung darauf achten, genügend tierische Nebenerzeugnisse zu sich zu nehmen. Deshalb sollten sie vorzugsweise Milchprodukte und Eier verzehren.

Um den Eiweißbedarf richtig zu decken, muss man über gute Kenntnisse der Ernährungswissenschaft verfügen und zum Beispiel wissen, dass tierische Eiweiße sich von pflanzlichen unterscheiden, oder manche Eiweiße nur teilweise assimiliert werden.

Pflanzliche Eiweiße haben nicht den gleichen Nährwert wie tierische. Die Wertigkeit von 10 g Eiweiß aus Linsen entspricht keinesfalls der von 10 g Eiweiß aus einem Ei. Dieses Wissen ist für diejenigen von großer Bedeutung, die auf eine ausreichende Eiweißzufuhr, d.h. 1 g pro Tag und Kilo Körpergewicht, achten möchten.

Vegetarier, die oft große Soja-Liebhaber sind, sollten wissen, dass sojahaltige Nahrungsmittel nicht unbedingt die gleiche Eiweißmenge beinhalten.

Anteil an Proteinen in verschiedenen sojahaltigen Nahrungsmitteln, pro 100 g:

- Sojamehl: 45 g
- Sojabohnen: 35 g
- Tofu: 13 g
- Sojakeime: 4 g
- Sojasprossen: 1,5 g

Wissenswert ist außerdem, dass der fälschlicherweise „Sojamilch" genannte Sojasaft mit 42 mg / 100 g im Vergleich zu Kuhmilch mit 120 mg / 100 g kalzium-arm ist, dass pflanzliche Eiweiße weniger essentielle Fettsäuren aufweisen (die der Körper nicht herstellen kann), dass es dem Getreide an Lysin mangelt und Hülsenfrüchten an Methionin. Aus diesem Grund ist es wichtig, täglich eine Mischung aus Vollkornprodukten, Hülsenfrüchten und Nüssen (Walnüssen, Haselnüssen, Mandeln...) zu verzehren.

Zahlreiche traditionelle exotische Gerichte enthalten diese Verbindung von Getreide und Hülsenfrüchten:

- Mais und rote Bohnen in mexikanischen Tortillas,
- Grieß und Kichererbsen im nordafrikanischen Couscous,
- Hirse und Erdnüsse in Schwarzafrika.

Einzig in Eiern besteht dagegen ein perfektes Gleichgewicht aus einer Vielfalt von Aminosäuren.

Vegetarier müssen besonders auf ihre Eisenzufuhr achten, da Eisen pflanzlichen Ursprungs fünfmal schlechter als das Eisen tierischen Ursprungs aufgenommen wird.

Um einem Mangel an Vitamin B12 vorzubeugen, sollten ausreichend Käse, Eier und Algen auf dem Speiseplan stehen.

Gut ausgewogene vegetarische Gerichte sind völlig akzeptabel und können sogar von Vorteil für die Vorbeugung von Herz-Kreislauf-Erkrankungen und mancher Krebsarten (insbesondere Dickdarm- und Mastdarmkrebs) sein. Kleinkinder in der Wachstumsphase, schwangere Frauen und alte Menschen sollten jedoch Abstand von rein vegetarischer Ernährung nehmen.

Für alle anderen ist die Montignac-Methode durchaus mit der vegetarischen Ernährungsweise vereinbar und empfiehlt die Aufnahme vieler Kohlenhydrate (mit niedrigem glykämischem Index):

- Vollkornbrot
- 100 % ausgemahlenes „echtes" Vollkornbrot,

- Naturreis,
- Vollkornteigwaren,
- Linsen,
- weiße und rote Bohnen,
- Erbsen,
- Vollkorngetreide und Vollkorngetreideflocken,
- frisches Obst und Ölsamen,
- Marmelade ohne Zuckerzusatz,
- Sojabohnen und Sojaprodukte,
- Schokolade mit hohem Kakaoanteil.

Die sieben Frühstücksvarianten der Woche können auf ballaststoffreichem Brot oder ungezuckertem Müsli mit fettarmen oder bei Bedarf schokoladehaltigen Milchprodukten basieren.

Die Methode empfiehlt mindestens dreimal pro Woche ein Abendessen mit guten Kohlenhydraten. Vegetarier können diesen Mahlzeittyp häufiger vorsehen.

Das Hauptgericht kann unter folgenden Vorschlägen ausgewählt werden:

- Naturreis mit Tomatensauce;
- Vollkornteigwaren mit Basilikum-Tomaten- oder Basilikum-Champignonsauce;
- Linsen mit Zwiebeln;
- Gemisch aus roten und weißen Bohnen;
- Erbsen;
- Kichererbsen;
- Couscous mit Vollkornweizengrieß ohne Fleisch;
- Sojaprodukte;
- Produkte auf Getreidebasis (Getreidewaffeln);
- Algen.

Man kann diese Gerichte mit einer Gemüsesuppe, unerhitzter Rohkost, Salat usw. ergänzen und mit einem entrahmten bzw. fettarmen Milchprodukt (Quark oder Joghurt) abschließen.

Es muss noch erwähnt werden, dass der **strenge Vegetarismus der Veganer,** der den Verzehr von Milchprodukten und Eiern ausschließt und lediglich rein pflanzliche Produkte zulässt, zu Mangelerscheinungen führt und daher **gefährlich** ist.

ANHANG III

FÜR FRAUEN, DIE NICHT ABNEHMEN

- Fragen Sie sich, ob Ihr aktuelles Gewicht nicht doch richtig ist. Manche Menschen streben ein Gewicht an, das im Vergleich zu ihrer Größe unverhältnismäßig niedrig ist. Das Gewicht, das Sie vor ein paar Jahren hatten, ist heute nicht mehr unbedingt eine Bezugsgröße. Setzen sie sich realistische Ziele!

- Vielleicht machen Sie Fehler bei Ihrer Ernährung:

  – Die Montignac-Methode empfiehlt jede Woche mindestens drei kohlenhydratreiche Mittag- und Abendessen mit Vollkornprodukten (Teigwaren, Reis, Grieß) oder Hülsenfrüchten (Linsen, weiße und rote Bohnen, Kichererbsen). Haben Sie diese Empfehlung beherzigt?

  - Eine ausreichende Menge Eiweiß (60–90 g/Tag, je nach Gewicht) ist nötig. Manche Menschen befolgen diese Anweisung nicht, was die Gewichtsabnahme beeinträchtigen kann.
  Verzehren Sie auch wirklich ein Milchprodukt zu allen drei Mahlzeiten? Milchprodukte gewährleisten eine gute Eiweißzufuhr (auch mit 0 % Fett).

- Vielleicht haben Sie noch zu sehr die kalorienreduzierten Diäten verinnerlicht und essen fast nichts? *Wenn man abnehmen möchte, geht es nicht darum, weniger zu essen, sondern besser zu essen!*

- Sie wählen für die Mahlzeiten die richtigen Nahrungsmittel aus, knabbern aber vielleicht weiterhin zwischen den Mahlzeiten oder trinken alkoholische Getränke. Auch das verhindert die Gewichtsabnahme.

- Die Ernährung ist nicht alles!

  Eine gute Nahrungsmittelzusammenstellung ist unerlässlich, wenn man Pfunde verlieren will, aber das reicht eventuell nicht aus! Andere Faktoren können eine Rolle spielen:

  – Eine Störung des hormonellen Gleichgewichts bei Frauen (Überschuss an Östrogenen) kann die Gewichtsabnahme behindern (fragen Sie Ihren Arzt um Rat).

– Stress kann den Gewichtsverlust beeinträchtigen. Wenn Sie nervös oder ängstlich sind, sondert der Körper chemische Substanzen ab, die der Gewichtsabnahme entgegenwirken.

Erlernen Sie Entspannungstechniken (Autogenes Training) oder Yoga, um Stress zu bewältigen.

– Eine unbefriedigende Gewichtsabnahme kann auch an einer Störung der Schilddrüsenfunktion (in der Vergangenheit) liegen. Selbst wenn Sie deswegen in Behandlung sind, ist das Abnehmen immer etwas mühsamer…

– Eine Vielzahl von Medikamenten kann die Gewichtsreduktion bremsen, wie zum Beispiel Beruhigungsmittel, angstlösende Mittel, Schlafmittel, manche Antidepressiva, Lithium, Cortison, Betablocker, zuckerhaltige Stärkungsmittel und manche schlecht eingestellten Hormonbehandlungen, die für die Wechseljahre verschrieben werden (fragen Sie Ihren Arzt um Rat).

• Verwechseln Sie Übergewicht nicht mit Zellulitis oder Wasseransammlungen im Gewebe,welche durch Hormonschwankungen, ungesunden Lebensstil (Stress) sowie eine erhöhte Salzzufuhr begünstigt werden. (Nähere Informationen finden Sie in dem Buch „Ich esse, um abzunehmen" speziell für Frauen.)

ANHANG IV

WIE KANN MAN EINE
AUSREICHENDE EIWEISSZUFUHR
GEWÄHRLEISTEN?

Ein gesunder, normalgewichtiger Mensch benötigt ca. 1 g Eiweiß pro Tag und pro Kilo Körpergewicht, um den durch die Erneuerung der Zellstrukturen hervorgerufenen Verlust auszugleichen und das Risiko von Muskelschwund zu verhindern. (Die Mindestmenge, unter der die Erneuerung nicht mehr vonstatten gehen kann, liegt offiziell bei 0,8 g).

Das bedeutet, dass die tägliche Eiweißzufuhr bei einem 70 kg schweren Menschen ca. 70 g betragen muss.

Wenn man eine Diät macht, muss die Eiweißzufuhr erhöht werden (1,3 bis 1,5 g pro Tag und pro Kilo Körpergewicht). Dafür gibt es zwei Gründe:

- Jede Gewichtsabnahme zieht einen relativen Muskelschwund nach sich. Um diesen Verlust zu begrenzen und die Schwächung des Organismus zu vermeiden (was bei kalorienreduzierten Diäten auftritt), muss die Eiweißzufuhr über dem Bedarf für die Erneuerung der Zellstrukturen liegen.

- Es wurde bewiesen, dass eine höhere Eiweißzufuhr den Gewichtsverlust fördert.

Zum einen rufen Proteine ein besseres Sättigungsgefühl hervor und führen so auf natürliche Weise zu einer verringerten Nahrungsaufnahme. Zum anderen verbraucht das Verdauen von Proteinen mehr Energie (Wärmebildung).

Um aber die Abfallprodukte des Eiweißstoffwechsels auszuscheiden, muss die tägliche Flüssigkeitszufuhr bei 1,5 – 2 Litern liegen.

Erhöht man demnach den Anteil an verzehrtem Eiweiß, verbessert man zusätzlich die Erfolgsaussichten der Schlankheitskur.

Menschen, die an Niereninsuffizienz leiden, sollten jedoch die Eiweißmenge nicht erhöhen, ohne ihren Arzt zu Rate zu ziehen.

Falls es zu keinem Gewichtsverlust kommt, sollte man prüfen, ob die Tagesration Eiweiß ausreicht.

Folgende Tabelle kann Ihnen dabei behilflich sein:

PROTEINMENGE IN 100 G NAHRUNGSMITTEL

Tierisches Eiweiß		Pflanzliches Eiweiß	
Rind	20 g	Sojabohnen	35 g
Kalb	20 g	Weizenkeime	25 g
Schwein	17 g	Haferflocken	13 g
Hammel	15 g	Roggenkeimlinge	13 g
Kochschinken	18 g	Weizenkeimlinge	12 g
roher Schinken	15 g	Gerstenkeimlinge	10 g
Blutwurst	24 g	Mais	9 g
Trockenwurst (Salami)	25 g	Vollkornbrot	9 g
Hähnchen	20 g	Vollkornteigwaren	8 g
1 Ei	6 g	weiße Trockenbohnen	8 g
Fisch	20 g	Linsen	8 g
Edamer-Käse	35 g	Kichererbsen	8 g
Emmentaler	35 g	rote Bohnen	8 g
Brie	20 g	Weißbrot	7 g
Camembert	20 g	Weizengrieß	5 g
Quark	9 g	weiße Teigwaren	3 g
Joghurt	5 g	Naturreis	7 g
Milch	3,5 g	Weißreis	6 g
Sahnequark	9 g	Müsli	9 g
Miesmuscheln	20 g	Tofu	13 g
Shrimps	25 g	Sojamehl	45 g
		Sojamilch	4 g
		Sojasprossen	1,5 g
		Sojakeime	4 g

ANHANG V

BERICHTE ÜBER DIE WIRKSAMKEIT
DER MONTIGNAC-METHODE:
DURCHGEFÜHRTE STUDIEN

Seit 1986/87 die ersten Bücher über die Montignac-Methode veröffentlicht wurden und bevor wissenschaftliche Studien von aufgeschlossenen Ärzten und Ernährungswissenschaftlern durchgeführt wurden, um zu prüfen, ob unsere Prinzipien wohl begründet sind, konnten Tausende Leser dank der Methode dauerhaft ihr Gewichtsproblem lösen.

Die sehr umfangreiche Leserpost aus Frankreich und anderen Ländern sowie die positiven Berichte von Ärzten, die die Methode verschrieben, haben uns immer dazu ermutigt, unsere Forschungen fortzuführen.

Betrachtet man sämtliche Berichte, so kommt man zu folgendem Schluss: Ungefähr 85 % der Menschen, die sich nach der Methode ernähren, verzeichnen wesentliche und dauerhafte Ergebnisse. Nur bei einer Minderheit kommt es aus bestimmten Gründen, die wir in Anhang III erläutert haben, zu keiner Gewichtsabnahme.

Die Anwender bezeugen, dass die Methode unkompliziert, leicht und angenehm anzuwenden ist und man mit ihr die Freude am Essen wieder entdeckt. Sie haben verstanden, dass es sich dabei nicht um eine Diät, sondern vielmehr um eine neue Ernährungsphilosophie handelt. Manche Menschen fühlen sich im Übrigen in Phase I so wohl, dass sie kein Bedürfnis verspüren, zu Phase II überzugehen.

In allen Berichten findet man die gleiche Aussage wieder: Über den leicht zu stabilisierenden Gewichtsverlust hinaus führt die Umstellung der Ernährungsgewohnheiten entsprechend der Methode:

- zur Behebung mancher Magen-Darm-Beschwerden;
- zu besserer körperlicher und geistiger Verfassung (keine Müdigkeit, vor allem keine Tiefpunkte mehr);
- zu kürzerem und erholsamerem Schlaf;
- zu erhöhter Widerstandskraft gegen Krankheiten durch die an Mikronährstoffen (Vitamine, Mineralsalze und Spurenelemente) reichere Ernährung.

WISSENSCHAFTLICHE STUDIEN
ÜBER DIE METHODE

Die 1994 durchgeführte französische Studie des CEIV – Centre d'Etudes et d'Information des Vitamines (Studien- und Informationszentrums für Vitamine) sollte nicht die Wirksamkeit der Montignac-Methode untersuchen, sondern vielmehr ihre Nährstoffzusammensetzung und ihren Vitamingehalt.

Die Prüfung der Speisepläne der Montignac-Patienten und der in den Büchern vorgeschlagenen Menüs haben zu folgender Nährstoffzusammensetzung einer Durchschnittsmahlzeit geführt:

Proteine	29,3 %	
Kohlenhydrate	39,5 %	
Fette	31,2 %	davon 332 mg/Tag Cholesterin
Ballaststoffe	24,4 g/Tag	
Phosphor	1 431 mg/Tag	
Magnesium	447	
Kalzium	1 110	
Eisen	18,6	
Natrium	1 643	
Kalium	3 465	
Vitamin C	198 mg	
B1	2,6 mg	
B2	3,1 mg	
Vitamin B6	1,8	
PP	24	
E	10,1	
Vitamin D	1,4 Mikro-g	
A	2 080 Mikro-g oder 6939 UI	
B	9 509 Mikro-g	
Beta-Carotin	6 400 Mikro-g	

Zusammenfassend kann man feststellen, dass unter den Methoden zur Gewichtsreduktion die Montignac-Methode die beste Zufuhr an Mikronährstoffen (Vitamine, Mineralsalze) gewährleistet.

Entgegen den unwahren Behauptungen ihrer Kritiker (namentlich Dr. Jacques Fricker) führt diese Methode nicht zu einem übermäßigen Fettkonsum, denn mit einem Anteil von 31,2 % Lipiden entspricht sie den offiziellen ernährungswissenschaftlichen Empfehlungen.

Studien der Doktoren CAUPIN und ROBERT

1994 haben diese zwei Ärzte des *Institut Vitalité et Nutrition* (Französisches Institut für Ernährung) eine Studie mit 150 ambulant behandelten Frauen im Alter von 18 bis 68 Jahren durchgeführt. Die Frauen wurden entsprechend ihres BMI [1] in drei Gruppen eingeteilt:

32 Frauen hatten einen BMI unter 24.

80 Frauen hatten einen BMI zwischen 24 und 29.

38 Frauen hatten einen BMI über 29.

Alle Frauen kannten die Prinzipien der Montignac-Methode entweder durch Lektüre der Bücher oder über ihren Arzt.

ERGEBNISSE NACH 4 MONATEN:

BMI	Durchschnittlicher Gewichtsverlust	Anteil des verlorenen Gewichts	Abnahme des BMI	Prozentsatz der BMI-Abnahme
< 24	– 5,47 kg	– 8,81 %	– 2,11	– 9,2 %
24 bis 29	– 8,71 kg	– 11,86 %	– 3,24	– 11,85 %
30 bis 40	– 13,37 kg	– 14,42 %	– 5,09	– 14,55 %

ERGEBNISSE NACH 1 JAHR:

BMI	Durchschnittlicher Gewichtsverlust	Anteil des verlorenen Gewichts	Abnahme des BMI	Prozentsatz der BMI-Abnahme
< 24	– 4,38 kg	– 6,74 %	– 1,76	– 7,9 %
24 bis 29	– 8,14 kg	– 10,41 %	– 3,00	– 10,9 %
30 bis 40	– 18,46 kg	– 19,77 %	– 6,96	– 20,22 %

Anmerkungen:

• Bei der Gruppe mit einem BMI von unter 24, was dem Normalgewicht entspricht, (z.B. Körpergröße von 1,65 m und Körpergewicht von 60 kg, BMI von 22), konnte festgestellt werden: Einige Frauen mit diesem normalen BMI wollten trotz der Vorbehalte des Arztes abnehmen. Die oben aufgeführten Tabellen zeigen, dass nach 4 Monaten ein durchschnittlicher Ge-

---

1 Zum BMI (Body Mass Index) siehe Kapitel 12

wichtsverlust von 5,5 kg erreicht wurde. Nach einem Jahr hatte der Organismus wieder ungefähr 1 kg zugenommen, wahrscheinlich weil das erreichte Gewicht zu niedrig war. Der Gewichtsverlust pendelte sich auf ungefähr 4,5 kg ein.

- Bei der Gruppe mit einem BMI zwischen 24 und 29, was einem Übergewicht von einigen Kilo entspricht (z.B. eine Körpergröße von 1,65 m und einem Körpergewicht von 70 kg, BMI von 27), beobachtete man folgendes Ergebnis: Die betroffenen Frauen nahmen im Durchschnitt in 4 Monaten 8,7 kg ab, d.h. sie erreichten ihr Idealgewicht.

  Nach einem Jahr nahmen sie weniger als 600 g zu. Durch die Montignac-Methode konnten sie ihr Gewicht also stabilisieren.

- Bei der Gruppe mit einem BMI zwischen 30 und 40, also deutlichem Übergewicht, stellte man fest: Nach 4 Monaten hatten die übergewichtigen Frauen im Durchschnitt 13,4 kg abgenommen. Nach einem Jahr lag die Gewichtsabnahme im Schnitt bei 18,5 kg.

Demnach kann festgehalten werden, dass die Gewichtsabnahme fortschreitet, selbst wenn sie bei Annäherung an das Idealgewicht langsamer vonstatten geht.

März 1999

Eine Studie der Abteilung für Medizin an der amerikanischen Tufts Universität in Boston, durchgeführt an 12 fettleibigen männlichen Teenagern, belegt, dass die Aufnahme von Kohlenhydraten mit hohem glykämischem Index den Appetit auf eben solche schlechte Nahrungsmittel wesentlich (um 81%) erhöht. Außerdem stiegen der Blutzucker- und Insulinspiegel an.

Diese Ergebnisse belegen, warum herkömmliche Diäten solch schlechte Langzeit-Ergebnisse aufweisen. Kalorienreduzierte Diäten mit hohem glykämischem Index führen zu vermehrtem Hunger und möglichem Überessen. Im Gegensatz dazu führt eine Ernährungsumstellung, bestehend aus Kohlenhydraten mit niedrigem glykämischem Index, zu weniger Hunger und größerem Langzeit-Erfolg.

Hohe Insulinausschüttungen sind für die Gewichtszunahme verantwortlich. Meidet man dagegen „schlechte" Kohlenhydrate, verbessern sich zu hohe Blutfettwerte.

Englische Studie von Professor G. Frost

Eine im *Lancet* von G. Frost u.a. aus London im März 1999 publizierte Studie belegt, dass Kohlenhydrate mit hohem glykämischem Index (GI) das „gute" HDL-Cholesterin senken, während solche mit niedrigem GI das HDL steigern können.

Frost u.a. analysierte Daten einer an 1 420 englischen Probanden durchgeführten Studie über den Zusammenhang zwischen Ernährung, Blutfetten und Arteriosklerose.

Amerikanische Studie von Professor Willet

Durch zwei 12-jährige epidemiologische amerikanische Mammutstudien mit über 120 000 Testpersonen (40 000 Männer, 88 000 Frauen), geleitet von dem bekannten amerikanischen Epidemiologen und Ernährungswissenschaftler, Prof. Walter Willet von der Harvard-Universität in Boston, steht die Ernährungswissenschaft vor einer Revolution!

Prof. Willet hat vor kurzem festgestellt, dass der wahre Grund für Herz-Kreislauf-Erkrankungen, Krebs, Diabetes und Fettleibigkeit die Aufnahme von zu vielen Nahrungsmitteln mit zu **hohem glykämischen Index** ist und nicht, wie irrtümlich vermutet, die Menge der zugeführten Fette.

Das Team der Harvard-Universität fand heraus, dass die **„schlechten" Kohlenhydrate** für die Gefäße genauso schädigend sind wie die überschüssigen Fette. Die Ergebnisse zeigen die entscheidende Rolle von Insulin: je „insulin-resistenter" eine Person ist, desto schädlicher sind die „schlechten" Kohlenhydrate.

Es wurde festgestellt, dass Personen, die Nahrungsmittel mit **hohem glykämischen Index** zu sich nehmen, ein erhöhtes Diabetesrisiko von 50 % haben. Die Studien haben auch gezeigt, dass die Ballaststoffe der Getreide ein schützendes Potential besitzen, welches das Diabetesrisiko um 30 % senkt. Sobald **„schlechte" Kohlenhydrate** aufgenommen wurden und *gleichzeitig* ein niedriger Ballaststoffkonsum beobachtet wurde, hat sich das Diabetesrisiko 2,7-mal bei Männern und 2,5-mal bei Frauen erhöht.

Endlich ist der Beweis erbracht, der die wissenschaftliche Grundlage der Montignac-Methode bestätigt!

Die Grundlagen der Montignac-Methode wissenschaftlich belegt! [1]

In der **Novemberausgabe 2001** des BRITISH JOURNAL OF NUTRITION, einer der renommiertesten internationalen wissenschaftlichen Zeitschriften, wurde eine kanadische Studie veröffentlicht, die die wissenschaftliche Grundlage der Montignac-Methode belegt.

Die Autoren dieser Studie sind herausragende Forscher an der Université du Québec. Der Leiter der Studie, Professor Jean Dumesnil, hat im Jahr 1996 nach Anwendung der Montignac-Methode 21 kg abgenommen.
  Von seiner eigenen Leistung beeindruckt, wollte er die wissenschaftlichen Geheimnisse der Methode beleuchten.

Die experimentelle Studie bestand darin, eine Testgruppe fettleibiger Männer nacheinander drei verschiedenen Diäten zu unterziehen:

- **Die erste Diät folgte der Empfehlung der** AHA, der American Heart Association (dem offiziellen amerikanischen Verband der Herzspezialisten). Den Probanden wurde erlaubt, ihnen angebotene Nahrungsmittel ad libitum (nach Belieben) zu verzehren;

- **die zweite Diät entsprach den Prinzipien der Montignac-Methode** (Kohlenhydrate mit niedrigem glykämischem Index). Auch hier durften die Probanden *ad libitum* verzehren;

- **bei der dritten Diät** wurde die gleiche Zusammensetzung an Makro-Nährstoffen wie bei der ersten Diät (AHA) verabreicht, die Energiezufuhr wurde jedoch auf die der Diät 2 (Montignac-Methode) begrenzt.

Folgende Ergebnisse wurden bei der Studie erzielt:

- **Der größte Gewichtsverlust wurde mit der Diät 2, der Montignac-Methode erwirkt.** (durchschnittlich 2,3 kg in 6 Tagen.) Die Diät 1 der AHA führte sogar zu einer leichten Gewichtszunahme.
- Mit der Montignac-Methode wurde der höchste Sättigungsgrad erreicht. Bei der Diät 1 (AHA) konnten die Probanden erst nach dem Verzehr von 2800 Kalorien ihr Hungergefühl stillen. Mit der Montignac-Methode hingegen wurde das Völlegefühl mit 2100 Kalorien erreicht. Bei der Diät 3, die

---

1 BRITISH JOURNAL OF NUTRITION (2001)
  86.557-568 JG DUMESNIL und *al* (Effect of a low-glycemic index diet ...)

absichtlich auf 2100 Kalorien begrenzt war, verspürten die Probanden noch Hunger. Die Nahrungsmittel-Zusammenstellung führte nicht zum Stillen des Hungers, obwohl sie den offiziellen Empfehlungen der Diätetik entsprach.

- Bei der Montignac-Methode war die Abnahme des Taillenumfangs der Probanden am bedeutendsten. Unter Anwendung der Diät 1 hat er sogar zugenommen.

- Nach Anwendung der Montignac-Methode konnte der beste Blutfettspiegel festgestellt werden.

Cholesterin:

- Bei der Montignac-Methode stabilisierte sich der Cholesterinspiegel und man stellte eine Zunahme des Durchmessers der LDL-Cholesterinteilchen fest. Das bedeutet eine Verringerung des kardiovaskulären Risikos.

- Bei den Diäten 1 und 3 hingegen kam es zu keiner Veränderung des Durchmessers der LDL-Cholesterinteilchen. Das Verhältnis Gesamt-Cholesterin/ HDL-Cholesterin hat sich erhöht, was eine Zunahme des kardiovaskulären Risikos bedeutet.

Triglyzeride:

- Die Studie belegt eine Verringerung der Triglyzeride um 35 % nach nur 6 Tagen mit der Ernährung nach der Montignac-Methode (Diät 2). Laut Professor Dumesnil ist derzeit im amtlichen Arzneibuch kein Molekül verzeichnet, das in solch einem kurzen Zeitraum ein Ergebnis dieser Art erzielt.

- Diese Tatsache ist um so außergewöhnlicher, als die anderen beiden Diäten keinerlei Auswirkung auf diesen Parameter zeigten (die Diät 1 führte sogar zu einer Verschlimmerung).

- Schließlich wurde **mit der Montignac-Methode der niedrigste Insulinspiegel** erreicht. Dies gilt für den nüchternen Zustand wie auch über 24 Stunden hinweg, ebenso für eine künstlich hervorgerufene Hyperglykämie. Darüber hinaus wurden die niedrigsten Glykämiespiegel festgestellt. Die Begrenzung dieser beiden Parameter jedoch gilt als Präventionsfaktor gegen Insulinresistenz, die insbesondere die Entwicklung von Diabetes Typ II fördert.

Die Studie kommt zu dem Schluss, dass im Vergleich zu den üblichen diätetischen Empfehlungen, denen die Diäten 1 und 3 entsprechen, **die Diät 2, Montignac-Methode, zu den besten Ergebnissen führt,** nicht nur in Bezug auf Gewichtsabnahme (einhergehend mit optimalem Sättigungsgrad), sondern auch und insbesondere in Bezug auf die Verringerung des kardiovaskulären Risikos. Man kann überdies berechtigterweise feststellen, dass die Anwendung der Montignac-Methode dazu beiträgt, der Entwicklung von Diabetes vorzubeugen.[2]

---

2 Nichtinsulinpflichtiger Diabetes oder Diabetes des Typs II

ANHANG VI

SPEISENZUBEREITUNG
UND REZEPTE

Wir wollen Ihnen in diesem Buch keine lange Liste von Rezepten vorlegen, die den Prinzipien der Methode entsprechen, da bereits zahlreiche Montignac-Rezeptbücher veröffentlicht wurden, die Sie im Buchhandel erwerben können.

Wenn Sie aber die Grundprinzipien der Ernährungsmethode verstanden haben, die Sie von nun an anwenden sollten, um Ihr Ziel zu erreichen, so können Sie eigene Rezepte erfinden oder die Ihnen bekannten dementsprechend anpassen.

So befolgen Sie die Prinzipien der Montignac-Methode sowohl im kulinarischen Bereich als auch bei der Auswahl der Nahrungsmittel:

1. Verzicht auf alle kohlenhydrathaltigen Nahrungsmittel (Zucker, stärkehaltige Nahrungsmittel...) mit negativem Ernährungspotential (hohem glykämischem Index), insbesondere:

- Zucker (Saccharose),
- Weißmehl,
- Kartoffeln,
- gekochte Karotten,
- moderne Maisarten,
- Weißreis (mit Ausnahme von Basmatireis),
- Teigwaren (aus Weißmehl), Makkaroni, Ravioli,
- usw.

2. Bevorzugung aller Kohlenhydrate mit hohem Ballaststoffgehalt und positivem Ernährungspotential, insbesondere:

- Linsen,
- Trockenbohnen,
- Erbsen,
- Kichererbsen,
- alle grünen Gemüse (Salate, Brokkoli, Kohl, grüne Bohnen, Spinat, sowie Zucchini, Auberginen, Paprika, Tomaten ...),
- alle Vollkornprodukte (Mehl mit hohem Ballaststoffgehalt),
- Obst.

3. Verzicht auf schlechte Fette zugunsten der guten

Vermeiden Sie:

- erhitzte Butter einschließlich geklärter Butter,
- raffiniertes Öl,
- Palmöl,
- Schweineschmalz,
- Margarine.

Verwenden Sie bevorzugt:

- Olivenöl,
- Gänseschmalz,
- Entenschmalz,
- Sonnenblumenöl,
- Walnuss- oder Rapsöl.

4. Vorzugsweise (fetten) Fisch statt Fleisch (außer Geflügel) verzehren

5. Garen bei hohen Temperaturen und Fritieren vermeiden

Diese Ernährungsprinzipien lassen sich kulinarisch folgendermaßen umsetzen:

Vorspeisen: Verzichten Sie auf alle Speisen, die auf der Basis von Weißmehl und Butter hergestellt werden: Blätterteigpasteten, Quiches, Pfannkuchen, Blinis, Kuchenteig, Toasts, Croûtons…

Hauptgerichte:
- Verwenden Sie zum Panieren keine Semmelbrösel. Ersetzen Sie diese bei Bedarf durch Parmesan.
- Verwenden Sie keine Saucen, die Butter und vor allem Weizenmehl enthalten.
- Linsen- und Kichererbsenmehl sind zu bevorzugen.
- Beilagen zu Fisch, Fleisch und Geflügel sollten Punkt 1 und 2 entsprechen. Käse (frische und fermentierte) sind in allen Varianten willkommen, ebenso Joghurt und Magerquark.

Nachspeisen: Sie sollten weder Mehl noch Butter noch Zucker beinhalten und aus Obstmus, Eiern, Frischkäse, Mandelmehl, Haselnüssen, Bitterschokolade mit mehr als 70 % Kakaogehalt sowie aus Fructose zubereitet werden (siehe Rezepte).
Wein kann für die Zubereitung von Speisen verwendet werden.

REZEPTE MIT SCHOKOLADE

MOUSSE AU CHOCOLAT

ZUTATEN FÜR 6-8 PERSONEN:

400 g	Bitterschokolade (2 Tafeln) mit 70 % Kakaoanteil
8	Eier
1/2 Glas	Rum (7cl)
1	unbehandelte Orange
4 gestrichene Teelöffel	löslicher Kaffee
1	Prise Salz

BENÖTIGTE KÜCHENUTENSILIEN:

1	elektrisches Rührgerät
1	großer Kochtopf
1	Reibe
2	große Schüsseln
1	Teigschaber

Schokolade in Stücke brechen und in den Kochtopf geben. Eine halbe Tasse sehr starken Kaffee zubereiten und mit dem Rum zur Schokolade gießen. Die Schokolade unter Rühren im heißen Wasserbad oder bei schwacher Hitze zum Schmelzen bringen. Sollte die Masse zu fest sein, etwas Wasser zugeben. Wenn die Schokolade geschmolzen ist und eine cremige Masse bildet, den Topf vom Herd nehmen.

Die Schale der Orange abreiben (nur die oberste Schicht der Orangenschale verwenden). Die Hälfte der abgeriebenen Orangenschale in den Topf geben und umrühren. Eier trennen, Eigelb in die eine, Eiweiß in die andere Schüssel geben. Das Eiweiß mit einer kleinen Prise Salz sehr steif schlagen.

Die Schokolade zum Eigelb gießen, zu einer homogenen Masse verrühren. Dann auf das geschlagene Eiweiß geben und mit dem Teigschaber vorsichtig und sorgfältig unterheben.

Die Mousse in der Schüssel lassen und Ränder abwischen oder in eine Schale bzw. in kleine Schälchen umfüllen.

Mit der restlichen abgeriebenen Orangenschale bestreuen und mindestens 6 Stunden in den Kühlschrank stellen. Am besten am Vortag zubereiten.

FONDANT MIT BITTERSCHOKOLADE

ZUTATEN:

400 g	Bitterschokolade (2 Tafeln) mit 70 % Kakaoanteil
5 – 7 cl	Cognac
8	Eier
4 gestrichene Teelöffel	löslicher Kaffee

BENÖTIGTE KÜCHENUTENSILIEN:

1	elektrisches Rührgerät
1	großer Kochtopf
1	runde flache Kuchenform (Randhöhe mind. 3 cm)
1	Reibe
1	Teigschaber
2	Schüsseln

Schokolade in Stücke brechen und in den Kochtopf geben. Eine halbe Tasse sehr starken Kaffee zubereiten und mit dem Cognac zur Schokolade gießen. Im heißen Wasserbad oder bei schwacher Hitze die Schokolade zum Schmelzen bringen, dabei mit dem Teigschaber zu einer sehr cremigen Masse rühren. Den Topf vom Herd nehmen.

Eier trennen, Eiweiß mit einer Prise Salz steif schlagen.

Die Schokolade zum Eigelb gießen, zu einer homogenen Masse verrühren. Dann auf das geschlagene Eiweiß geben und mit dem Teigschaber vorsichtig und sorgfältig unterheben. Auch diese Masse muss völlig homogen sein.

Die Masse in die gefettete oder mit Backpapier ausgelegte Form gießen. Im vorgeheizten Ofen bei 250°C 8 Minuten backen, damit der Kuchen innen weich bleibt.

Die Kuchenstücke eventuell mit Vanillecreme oder einer Kugel Vanilleeis servieren.

NATURREIS MIT TOMATE

ZUTATEN FÜR 4 PERSONEN:

1 kg	Tomaten
	(oder 1 große Dose geschälte Tomaten)
3 – 4	große Zwiebeln
250 g	Naturreis
•	Olivenöl
•	Salz, Pfeffer, Cayennepfeffer

Zwiebeln fein schneiden und in Olivenöl dünsten. Tomaten klein schneiden und in einer großen Pfanne einkochen lassen.

Wenn die Zwiebeln goldbraun gebraten sind, mit den Tomaten mischen. Bei schwacher Hitze weiter einkochen lassen. Die Sauce mit Salz, Pfeffer und Cayennepfeffer abschmecken.

Reis nach Packungsangabe in Salzwasser kochen.

Getrennt oder zusammen servieren.

Dieses Naturreisgericht ist eine vollständige Mahlzeit. Zuvor kann eine Gemüsesuppe gereicht werden.

AUBERGINENAUFLAUF

ZUTATEN FÜR 6 PERSONEN:

4 bis 5	große Auberginen
500 g	Wurstbrät
500 g	Tomaten
200 g	geriebener Greyerzer
•	Olivenöl
•	Estragon

Auberginen in kleine Würfel schneiden, in Olivenöl bei schwacher Hitze in einer großen Pfanne unter ständigem Rühren kurz dünsten (die Auberginen können auch gedämpft werden).

Wenn die Auberginen sich verfärben, salzen, pfeffern und in eine Auflaufform geben. Bei 150°C ca. 40 Minuten backen.

In der Zwischenzeit die Tomaten klein schneiden und in einer Pfanne einkochen lassen. Das Wurstbrät anbraten.

Wenn die Auberginen fast gar sind, Wurstbrät und Tomatensauce untermischen. Den geriebenen Käse gleichmäßig auf der Masse verteilen und mit Estragon bestreuen.

Bei mittlerer Hitze weitere 15 Minuten im Ofen überbacken.

Der Auberginenauflauf kann als Hauptgericht gereicht werden.

Die folgenden zwei Rezepte sind etwas raffinierter, aber trotzdem auch leicht zuzubereiten. Sie gehören zu den Gerichten der „Nouvelle cuisine", die man leicht zu Hause kochen kann. Sie können als Vorspeise bei einem besonderen Anlass (Empfang, Familienfest ...) serviert werden.

THUNFISCHFLAN MIT LAUCHCREME

ZUTATEN FÜR 4-6 PERSONEN:

200 g	Thunfisch aus der Dose (im eigenen Saft)
200 g	fettarme Crème fraîche
4	Eier
2 Esslöffel	gehackte Petersilie

FÜR DIE CREME:

4 Stangen	Lauch (nur den unteren weißen Teil)
200 g	fettarme Crème fraîche
•	Olivenöl, Salz, Pfeffer

Eine Kastenform fetten.

Thunfisch mit dem Mixer pürieren, Eier schlagen und zusammen mit Crème fraîche, Salz, Pfeffer und Petersilie unter den Thunfisch mischen.

Backofen auf 180°C (Stufe 6) vorheizen.

Die Masse in die Kastenform füllen und 35 Minuten im Wasserbad im Ofen backen.

ZUBEREITUNG DER LAUCHCREME:

Lauch waschen, in Olivenöl mit Salz und Pfeffer bei schwacher Hitze bedeckt 20 Minuten dünsten lassen. Mit dem Mixer pürieren, Crème fraîche hinzufügen und vor dem Servieren vorsichtig auf der Herdplatte aufwärmen.

Den Flan stürzen und warm mit der Lauchcreme servieren.

 TIPP:

Der Thunfisch kann auch durch Lachs ersetzt werden.

SEETEUFELTERRINE

ZUTATEN FÜR 5 PERSONEN:

1 kg	Seeteufel (200 g pro Person)
6	Eier
1 kleine Dose	Tomatenmark
2	unbehandelte Zitronen
•	Fischsud

Seeteufel in Fischsud kochen. Seeteufel erst in den Sud geben, kurz bevor dieser zu kochen beginnt. Bei schwacher Hitze ca. 20 Minuten kochen lassen. Den Saft und die Schale der Zitronen nach halber Kochzeit hinzufügen. Seeteufel abtropfen lassen und gut ausdrücken, damit möglichst wenig Wasser zurückbleibt. Die Mittelgräte entfernen.

In eine gut gefettete Kasten- oder Auflaufform legen. Eier schlagen, Tomatenmark, Salz und Pfeffer hinzufügen und über den Fisch geben.

Bei 150°C (Stufe 5–6) 30 Minuten backen.

Stürzen und kalt mit Mayonnaise servieren. Die Mayonnaise kann mit geschlagenem Eiweiß gestreckt werden.

Dieses Gericht kann am Vortag zubereitet werden und sollte mindestens einen halben Tag im Kühlschrank ruhen.

KÄSESOUFFLÉ OHNE MEHL

ZUTATEN FÜR 4 – 5 PERSONEN:

300 g	Magerquark
150 g	geriebener Greyerzer
4	Eier
•	Salz, Pfeffer

Eier trennen. Den Quark, den geriebenen Käse und die Eigelbe mischen. Salzen, pfeffern.

Eiweiß steif schlagen, vorsichtig unter die Käsemasse heben und in eine gefettete Auflaufform (mind. 20 cm Durchmesser) füllen.

Bei 220 °C (Stufe 7) 30 – 40 Minuten backen.

Sofort servieren!

Variante: Der Käsemasse können auch 100 g pürierter magerer Schinken oder 115 g pürierte Champignons zugegeben werden.

TOMATENAUFLAUF
(Rezept auch für Auberginen, Zucchini, Paprika usw. geeignet)

ZUTATEN FÜR 4-5 PERSONEN:

6	große Tomaten
400 g	gewürztes Hackfleisch
300 g	Champignons
1	Zwiebel
2 Esslöffel	Magerquark
•	Salz, Pfeffer
•	nach Geschmack Knoblauch und Petersilie

Hackfleisch in einer Pfanne anbraten. Zwiebel klein schneiden und mit dem Mixer weiter zerkleinern.

Champignons waschen, klein schneiden und pürieren.

Mit der Zwiebel mischen und bei schwacher Hitze in einer Pfanne mit wenig Olivenöl andünsten, leicht salzen.

Tomaten halbieren. In eine mit Olivenöl geölte Bratpfanne legen.
Im heißen Ofen 30 Minuten backen.

Das Hackfleisch mit dem Quark und 2/3 der Champignons mischen. Gleichmäßig auf den Tomaten verteilen. Den Rest des Champignonpürees statt Paniermehl über die Tomaten geben. Gegebenenfalls fein gehackten Knoblauch und Petersilie hinzufügen.

Bei 180°C (Stufe 6) im Ofen 30-40 Minuten backen. Kann auch unter dem Bratrost überbacken werden.

MOUSSAKA

ZUTATEN FÜR 6 PERSONEN:

2 kg	mittelgroße Auberginen
1	große Zwiebel
1 kg	Hackfleisch (Rind oder Hammel)
1/2 Glas	Weißwein
1 kg	Tomaten
•	gehackte Petersilie
•	Olivenöl
•	geriebener Käse

Die Auberginen in feine Scheiben schneiden, mit Salz bestreuen und 1 Stunde ziehen lassen.

Die Zwiebel in feine Scheiben schneiden, in einer Pfanne in 2 Esslöffel Olivenöl glasig werden lassen, das Hackfleisch dazugeben, anbraten. Das Hackfleisch mit der Gabel zerpflücken.

Tomaten mit heißem Wasser übergießen, schälen und klein schneiden. Wein und Petersilie untermischen. Salzen und pfeffern. Ungefähr 45 Minuten bei schwacher Hitze kochen lassen. Auberginen abspülen und abtrocknen. In einer Pfanne in Olivenöl auf beiden Seiten goldbraun anbraten (die Auberginen können auch gedämpft werden). Auflaufform fetten, Auberginen und Fleischmasse abwechselnd in Schichten einfüllen. Mit geriebenem Käse bestreuen.

Im Ofen bei mittlerer Hitze 45 Minuten backen.

THUNFISCHMOUSSE IN GELEE

ZUTATEN FÜR 6-8 PERSONEN:

100 g	Magerquark
1 Dose	Thunfisch im eigenen Saft, Nettoeinwaage 400 g
1 Päckchen	gemahlene Gelatine (oder Agar-Agar)
250 ml	Weißwein
1 Esslöffel	Olivenöl
1 Esslöffel	Essig
1 Esslöffel	gehackte Petersilie
1 gestrichener Teelöffel	Salz
•	Pfeffer
•	Senf

ZUM DEKORIEREN:

1	hart gekochtes Ei, in Scheiben geschnitten
•	Tomatenscheiben
•	Salat, Petersilie

Gelee nach Packungsanleitung zubereiten, Wasser durch Weißwein ersetzen. Thunfisch abtropfen lassen und in kleine Stücke zerpflücken.

Thunfisch, Senf, Olivenöl, Petersilie, Salz, Pfeffer und Essig mischen.

Wenn das Gelee auf Zimmertemperatur abgekühlt ist (ca. 1/2 Stunde), Thunfisch und Quark hinzufügen und umrühren.

In eine mit Olivenöl gefettete Kastenform füllen. 2–3 Stunden im Kühlschrank ruhen lassen.

Stürzen, auf Salatblättern anrichten, mit Tomaten, Eierscheiben und Petersilie dekorieren.

Mit einer Sauce Ihrer Wahl servieren (Mayonnaisesauce mit Kräutern oder Mayonnaise).

GURKENTERRINE

ZUTATEN FÜR 8 PERSONEN:

2	Gurken à 500 g
750 g	Magerquark, gut abgetropft
10 Blatt	Gelatine
	(oder entsprechende Menge Agar-Agar)
•	Saft einer halben Zitrone
500 ml	Wasser
1	Zwiebel
1/4	Knoblauchzehe
•	Salz, Pfeffer, Koriander
•	Tomatenscheiben,
	Salatblätter zum Dekorieren

Die Gurken fein reiben, 1/4 einer Gurke zum Dekorieren aufbewahren. Salzen, in einem Sieb 40 Minuten ziehen lassen, abtropfen und mit Papiertüchern leicht trockentupfen. Die Zwiebel sehr fein reiben oder mit dem Mixer zerkleinern. Knoblauch ebenfalls sehr fein reiben.

Gelatine in kaltem Wasser einweichen, in 500 ml warmem Wasser auflösen.

Quark, Gurken, Gelatine, Zwiebel, Zitrone, Knoblauch und Gewürze mischen. Eine große Kastenform mit Olivenöl leicht fetten. Mit sehr feinen Gurkenscheiben auskleiden. Gurkenmasse einfüllen, mit den restlichen Scheiben bedecken. Mindestens 2 1/2 Stunden an einem kühlen Ort ruhen lassen.

Terrine vorsichtig stürzen und mit Tomatenscheiben, Salatblättern usw. dekorieren.

Je nach Geschmack mit einer mehr oder weniger pikanten Sauce servieren.

BLUMENKOHLTERRINE

ZUTATEN FÜR 8-10 PERSONEN:

1	großer Blumenkohl
100 g	Magerquark
1/2 Glas	Milchpulver
6	Eier
•	Salz, Pfeffer

TOMATENSAUCE:

1 kg	Tomaten
	(oder 1 große Dose geschälte Tomaten)
3 – 4	große Zwiebeln
250 g	Naturreis
•	Olivenöl
•	Salz, Pfeffer, Cayennepfeffer

Den Blumenkohl klein schneiden, in Essigwasser waschen und abtropfen lassen. In kochendem Salzwasser 5 Minuten kochen. Herausnehmen, abtropfen lassen, zu Püree zerdrücken (eventuell den Mixer benutzen).

Milchpulver mit etwas Wasser zu einer cremigen bis teigigen, homogenen Masse vermischen.

Zerdrückten Blumenkohl mit dem Quark, der Milchmasse, den Eiern, Salz und Pfeffer mischen. Gut durchkneten und in eine gefettete Kastenform geben.

Im Ofen ungefähr 1 Stunde im Wasserbad bei 200°C (Stufe 6-7) backen.

Herausnehmen, 1/4 Stunde abkühlen lassen und aus der Form nehmen. Mit einer Tomatensauce reichen.

Dieses Gericht kann warm oder kalt (Zimmertemperatur) gereicht werden.

ZUBEREITUNG DER SAUCE:

Zwiebeln fein schneiden und in Olivenöl dünsten. Tomaten häuten und klein schneiden, in einer großen Pfanne einkochen lassen.

Wenn die Zwiebeln goldbraun gebraten sind, mit den Tomaten mischen. Bei schwacher Hitze weiter eindicken lassen. Die Sauce mit Salz, Pfeffer und Cayennepfeffer abschmecken.

GEEISTE ERDBEERCREME MIT SAUCE

ZUTATEN FÜR 8-10 PERSONEN:

500 g	Erdbeeren
100 g	Magerquark
5	Eiweiße
2 Esslöffel	Zitronensaft
5-6 Teelöffel	Süßstoff in Pulverform
	oder 3 Esslöffel Fructose

FÜR DIE SAUCE:

300 g	Erdbeeren
2 Esslöffel	Süßstoff in Pulverform
•	Saft einer halben Zitrone

Einige Erdbeeren zum Dekorieren zurückbehalten. Restliche Erdbeeren pürieren. Eiweiß steif schlagen.

Das Erdbeerpüree mit dem Quark und dem Süßstoff mischen, Eiweiße unterheben und zu einer homogenen Masse verarbeiten.

Zitronensaft hinzufügen und die Masse in eine gefettete Form geben.

Ungefähr 6-7 Stunden im Tiefkühlfach gefrieren. 1/2 Stunde vor dem Verzehr herausnehmen.

Die Form unter warmes Wasser halten, stürzen.

Mit halbierten Erdbeeren dekorieren und mit der Sauce servieren.

ZUBEREITUNG DER SAUCE:

300 g Erdbeeren mit Süßstoff und Zitronensaft pürieren.

HIMBEERCREME MIT HIMBEERSAUCE

ZUTATEN FÜR 5-6 PERSONEN:

500 g	Himbeeren
4	Eigelbe
300 ml	Milch
6 Teelöffel	Süßstoff in Pulverform
	oder 3 Esslöffel Fructose
3 Blatt	Gelatine
	(oder entsprechende Menge Agar-Agar)

FÜR DIE SAUCE:

300 g	Himbeeren
•	Saft einer Zitrone
1 gestrichener Teelöffel	Süßstoff-Pulver

Gelatine in kaltem Wasser einweichen.

In einem Topf die Eigelbe schlagen und die Milch dazugießen. Bei schwacher Hitze eindicken lassen. Vom Herd nehmen.

Die Himbeeren pürieren, den Süßstoff dazugeben. Gelatine abtropfen lassen und in der warmen Eiercreme auflösen. Himbeeren unter die Creme mischen. Die Creme in eine leicht gefettete Auflaufform gießen und mindestens 12 Stunden im Kühlschrank fest werden lassen.

ZUBEREITUNG DER SAUCE:

300 g Himbeeren mit dem Zitronensaft und dem Süßstoff pürieren.

Himbeercreme gekühlt mit der Himbeersauce servieren.

ANHANG VII

MICHEL MONTIGNAC-PRODUKTE*

„Für eine ausgewogene Esskultur"

Die Produktreihe umfasst mehr als 120 Produkte für eine gesunde Ernährung und tägliche Gaumenfreuden.

Michel Montignac hat eine exklusive Reihe von Nahrungsmitteln nach den Prinzipien seiner Methode entwickelt. Es handelt sich dabei um ballaststoffreiche Produkte ohne Zuckerzusatz, die mit Bio-Vollkornmehl hergestellt werden und alle einen niedrigen glykämischen Index haben. Darüber hinaus werden bei ihrer Herstellung weder Farbstoffe noch Zusatzstoffe oder modifizierte Stärke verwendet.

Zu den Produkten zählen Spezialitäten aus 100 % Frucht, Kräcker, geröstetes Vollkornbrot, Sandgebäck, Schokolade mit hohem Kakaogehalt (72 % und 85 %), Teigwaren, Kompotte und Saucen.

„Meine Rezepte aus der Provence"

Diese über 40 Produkte ermöglichen ein aromatisches und ausgewogenes Kochen: Fertiggerichte, Saucen, Essig, Öl, Senf, Aperitifspezialitäten, usw.
    Michel Montignac-Produkte werden in mehr als 600 Läden in Frankreich verkauft, insbesondere in Feinkostgeschäften, Reformhäusern und Bioläden.

---

*   Eine Liste der Läden, die von Michel Montignac empfohlene Produkte im deutschsprachigen Raum verkaufen, erhalten Sie bei Naturgie (siehe Werbeseiten).

Register

A

Abendessen 61, 68, 78ff., 89,
   97f., 153

Adipositas 41

Alkohol 61ff., 136, 139

Alkoholische Getränke 61

Alkoholismus 120

Alterungsprozess 136

Aminosäuren 27f., 143, 178

Antioxidantienzufuhr 136

Aperitif 62

Apfel 74, 81, 111

Aprikosen 74, 81

Arteriosklerose 37, 135, 188

Artischocken 72

Aspartam 143

Auberginen 73, 80, 149

B

Baguette 32

Ballaststoffe 23, 27, 32, 37f.,
   40, 45, 55, 57f., 60f., 67f., 87,
   136, 151, 185

Bandnudeln 59

Basmatireis 56, 149, 153

Bauchspeicheldrüse 31, 42f., 46, 48, 88,
   114, 119, 167

Bethea, Dr. M. 174, 176

Bier 29, 63, 75, 89, 104

Birne 74, 81, 111

Blumenkohl 35, 72f., 80, 111

Blutfettwerte 10f.

Bluthochdruck 160, 164, 175

Blutzuckerspiegel 119, 121f., 155

BMI (Body Mass Index) 51, 162f., 186f.

Bohnen 29, 35, 40, 72f., 81, 101, 110f., 153, 179f.

Brokkoli 35, 73, 80, 107, 111

Brombeeren 61

Brot 32, 53f., 68ff., 107, 148

Butter 35f., 69, 73f., 78, 82, 89

C

Champagner 62

Chicorée 40, 72, 80

Chips 107

Cholesterin 10, 36, 85, 98, 131ff., 188

Cholesterinspiegel 36f., 40, 70, 72f., 80, 85, 90, 131ff., 174f.

Chrom 128

Cloarec, Prof. M. 174

Cola 48, 149

Colagetränke 66

Cornflakes 32, 45, 47, 49, 57, 69, 100

Crème fraîche 35, 72f.

D

Darm 23, 37, 60, 87, 89, 128, 144, 145

Darmkrebs 38

Diabetes 9, 11, 15, 44ff., 49, 52, 164

Diabetesrisiko 188

Diabetiker 15

Diät 17, 19, 86

Dickdarmkrebs 37

Digestif 62f.

Dumesnil, Prof. J. 11, 189

E

Eier 27f., 35f., 40, 70f., 74, 79, 83, 133f., 177ff.

Eisen 128, 185

Eiweiß 23, 28, 68, 81, 177, 180, 182

Eiweiß-Fett-Mahlzeit 68, 94f.

Energie 20, 28, 35, 41, 43, 60, 155, 158f.

Enzyme 63, 128

Erbsen 29, 54, 136, 149, 153, 179

Erdbeeren 61

Erfrischungsgetränke 65, 149

Ernährung 28, 47f., 52, 70, 81, 87, 90, 123, 128, 132ff., 144, 146ff., 153, 155

F

Fertiggerichte 48f.

Fette 23, 36, 82, 87, 129f., 141, 164, 175, 185

Fettreserven 20f.

Fettsäuren 35f., 40, 56, 125, 131, 133ff., 145, 154, 159, 175f., 178

Filterkaffee 65

Fisch 27, 35f., 40, 61f., 68, 71ff., 79, 81, 104, 112, 134, 138, 155, 193

Fleisch 27, 35f., 40, 55, 60, 62, 68, 71ff., 78f., 81f., 89, 133

Freie Radikale 136

Fricker, Dr. J. 25

Frost, Prof. G. 188

Fruchtaufstrich 69

Früchte 35, 40

Fruchtsäfte 48, 67, 149

Fructose 29, 60, 71, 74, 145

Frühstück 60, 67ff., 89, 91ff., 152f., 156

Frühstücksgetränke 70

Frühstücksspeck 70

G

Galactose 29

Gänseleberpastete 35

Gefäßerkrankungen 134

Geflügel 36, 71f., 81, 134, 193

Gemüse 35, 37f., 40, 47, 55, 68, 72f., 77ff., 86f., 101, 105, 108, 110, 122ff., 128, 136, 149, 154, 157

Getreide 29, 37, 40, 53, 124, 152, 178f., 188

Gewürze 96

GI-Tabelle 34

Glasnudeln 59

Glucagon 31, 42

Glucose 28ff., 35, 40, 42, 53, 60, 78, 88f., 119

Glucosemangel 53

Glykämie 31, 35, 37f., 42, 45, 54, 57, 67, 80, 90, 105, 108, 110, 112, 119, 128, 150, 174

glykämisches Resultat 45, 48, 55, 100f. 106, 109

glykämischer Index 11, 31ff., 45ff., 52, 54f., 57, 68, 82, 106ff., 135, 145

Glykogen 159f.

H

Haferflocken 136

Hamburger 48, 154

Harnsäure 28

Hartwurst 83

Heidelbeeren 61

Hemizellulose 37

Herz-Kreislauf-Beschwerden 70

Herz-Kreislauf-Erkrankungen 9, 11, 36f., 63, 70ff., 130ff., 137f., 151, 164, 178

Herzerkrankungen 52, 141, 175

Herzinfarkt 63, 131f., 176

High Densitiy Lipoprotein (HDL) 131

Himbeeren 61

Honig 29f., 40, 69, 91, 139, 152

Honigmelone 109

Hormone 28, 36, 128, 130

Hormonschwankungen 85

Hot dogs 48

Hülsenfrüchte 27, 35, 37f., 40, 53, 81, 136, 148, 157, 178, 180

Hypercholesterinämie 11, 85, 130, 133, 138, 160, 164

Hyperglykämie 32f., 43ff., 55f., 90, 100, 111, 128, 132, 135, 141, 144, 171

Hyperinsulinismus 41ff., 48, 55, 65, 84, 90, 119, 132, 135, 141, 144, 151, 160, 166f., 171, 175

Hypertriglyzeridämie 141

Hypoglykämie 42, 63, 119ff., 122, 144, 156, 160

I

Imbiss 83f.

Instant-Kartoffelzubereitungen 32

Insulin 10f., 31, 38, 42f., 65, 68, 78, 101, 119, 188

Insulinausschüttung 121, 151

Insulinresistenz 43, 128, 175

Insulinspiegel 175

Insulinwerte 174

J

Joghurt 66, 69, 71, 74, 80f., 83f., 86, 150ff., 154, 179

Johannisbeeren 61

K

Kaffee 64f., 70, 89, 121

Kalium 128, 185

Kalorien 10f., 13, 19f., 87

Kalorienparadoxon 21

Kalorienzufuhr 21

Kalzium 23, 66, 128, 148, 185

Kalziummangel 66

Karies 52

Karotten 45, 56, 80, 107ff., 112, 153

Kartoffelauflauf 55

Kartoffeln 29, 33, 45, 47, 54ff., 59, 71, 79f., 84, 86, 90, 100f., 105, 107ff., 119, 121, 135, 153f.

Kartoffelpüree 55

Käse 23, 27, 35f., 60, 62, 70ff., 80, 83, 112, 133f., 155, 178

Kekse 48, 84

Ketchup 48

Kichererbsen 29, 47, 59, 68, 72, 81, 101, 110, 136, 153, 178ff.

Kobalt 128

Kohl 35, 72, 79, 105, 149

Kohlenhydrat-Protein-Mahlzeit 68

Kohlenhydratabsorption 37

Kohlenhydrate 10f., 23, 27, 29ff., 35, 37, 40, 42, 44ff., 52, 54ff., 60, 64, 66, 68, 70f., 73f., 78ff., 81f., 84ff., 89f., 101, 104ff., 120ff., 130, 135, 141, 143f., 148, 151ff., 176, 178, 185, 187ff., 192

Kohlenhydratkonzentration 108f., 116ff.

Kräcker 48

Kritik (an der Montignac-Methode) 170ff.

Künstliche Süßstoffe 142

Kupfer 136

Kürbis 109

L

Lachs 36, 72

Lactose 66, 70, 74

Langkornreis 57

Langusten 72

Lasagne 59

Lauch 35, 40, 72, 79f., 86, 154

Leber 27, 31, 131

Limonade 48, 65, 149

Linolsäure 36, 135

Linsen 29, 35, 45, 47, 54, 59, 68, 72f., 80f., 90, 101, 105ff., 110f., 136, 153, 177, 179f., 192

Lipide 10, 27, 35ff., 40, 70f., 89, 136

Lipogenese 101

Lipolyse 101, 159

Lipoproteine 131

Low Density Lipoprotein (LDL) 131

M

Magen 30, 60ff.

Magen-Darm-Beschwerden 17, 184

Magerquark 66, 69

Magnesium 54, 121, 128, 148, 185

Mais 29, 32f., 49, 57f., 119, 178

Maiskeimöl 36

Makkaroni 45, 59

Makrelen 36, 80

Makronährstoff 10

Maltodextrin 49

Mandeln 27

Mangelernährung 125

Mangelerscheinungen 37

Margarine 35, 69

Mehl 40, 47, 53f., 86, 100

Mikronährstoffe 27, 86, 122, 128, 185

Milch 35, 66

Milchprodukte 27f., 40, 71, 74, 79f., 148, 152, 154, 177, 179f.

Mineralsalze 27, 37, 69, 122ff., 128

Mittagessen 67, 71, 89, 99, 153

Mondenard, Dr. 159

Müdigkeit 52, 63, 120ff., 127, 142, 148, 150, 184
Muskeln 27, 31, 60, 87, 142
Muskelschwund 28
Müsli 69, 179

N

Nachmittagsimbiss 84
Nachspeise 74
Naturreis 32, 35, 47, 57, 80f., 179
Natrium 128, 185
Neurotransmitter 28
Nukleinsäure 28
Nüsse 27, 83

O

Obst 29f., 37, 40, 47, 53, 60f., 67f., 70, 81, 83, 101, 123, 125, 136, 149, 157, 179, 192
Öle 36, 40
Ölfrüchte 35, 40
Olivenöl 35, 40, 71f., 89, 105, 135
Omega-3-Fettsäuren 23, 175

P

Palmöl 36, 40, 133
Pektin 37, 60, 69, 136
Pellkartoffeln 106f., 153
Pfirsiche 74, 81
Phase I 51ff., 62ff., 67, 69ff., 74f., 78, 84, 87f., 94ff., 101
Phase II 56, 69, 88, 100f., 103ff., 111f., 184
Phosphor 66, 128, 185
Phosphorsäure 66
Pilze 72

Polyalkohole 145
Polyphenole 136f.
Pommes frites 55f., 107, 112, 153
Popcorn 45, 49, 57, 84
Proteine 27f., 40, 66, 69ff., 89, 178, 185
Proteinzufuhr 28
Puffreis 47, 49, 57, 69

Q

Quark 66, 74, 86, 150, 179
Quinoa 29, 110f.

R

Radieschen 72
Ravioli 45, 59
Reis 29, 56, 121
Reispudding 57
Reissorten 45
Robert, Dr. H. 186
Rohkost 111
Rote Bete 72, 109
Ruasse, Dr. J.P. 26

S

Saccharin 142
Saccharose 29f., 60
Sahne 35
Salat 35, 40, 71ff., 77, 110f.
Salzkartoffeln 32, 55
Sandwiches 48, 83
Sardinen 36, 72, 80
Saubohnen 29
Schalentiere 35f.
Schilddrüsenunterfunktion 85
Schinken 70, 83

Schnellkochreis 57

Schokolade 40, 74, 179

Schokoladenriegel 47

Schwedenbrötchen 69

Schwefel 128

Schweineschmalz 36

Selen 128, 136

Sellerie 79, 154

Senf 48

Soja 27, 29

Sojabohnen 110, 178

Sojakeime 178

Sojamehl 178

Sojaprodukte 40

Sojasprossen 178

Sonnenblumenöl 35, 89, 193

Spaghetti 45, 54, 58f., 80, 101, 110, 148

Spargel 72

Spinat 40, 80

Spurenelemente 27, 37, 69, 122ff., 128

Stärke (modifizierte) 47, 49

Stoffwechsel 28f., 43, 119

Stoffwechselkrankheiten 49

Stoffwechselstörung 19

Stoffwechselvorgänge 42

Studien (wissenschaftliche) 185ff.

Süßigkeiten 150

Süßstoff 142 ff.

T

Tagliatelle 59, 148

Tee 70, 75

Teigwaren 58f., 192

Thrombose 36, 134, 137

Thunfisch 36, 72

Tofu 178

Tomaten 72f., 80, 83, 86, 149, 154, 179

Tomé, Prof. D. 28

Topinambur 29

Trennkost 170f.

Triglyzeridspiegel 36, 134

Trockenbohnen 35, 47, 59

Trockenerbsen 47

Trockenfrüchte 83f.

V

Veganer 28, 179

Vegetarier 177

Verstopfung 37

Vitamine 27, 37, 67, 69, 122ff.

Vitaminmangel 124f.

Vollkorngetreideflocken 69

Vollkornbrot 32, 47, 53f., 68ff., 74, 83,
    111, 148, 152, 178

Vollkorngetreide 27, 47, 136, 179

Vollkornkräcker 69

Vollkornmehl 32, 54

Vollkornprodukte 40, 53

Vollkornteigwaren 179

Vollmilch 66

Vollmilchprodukte 35f., 40, 89

Vollwertprodukte 37

W

Walnussöl 35, 40

Wassermelone 109

Wein 61, 63, 89, 104, 111, 137

Weißbrot 32, 119, 121

Weißmehl 33, 47f., 58, 68, 135

Weißreis 32f., 47, 49, 192

Weizen 29

Wildreis 57

Willet, Prof. W. 188

Wurst 62, 72

Wurstwaren 35f., 40, 81, 89, 133

Y
Yamswurzel 29

Z
Zellulose 37
Zink 128, 136f.
Zitrone 61, 81
Zucchini 73, 80, 149
Zucker 29f., 47f., 52f., 86, 100,
    107, 121, 135, 139ff., 150f.
Zyklamate 142
Zysteinmangel 28

Bibliographie

Proteine:
- APFELBAUM M., FORRAT C., NILLUS P.: Diététique et nutrition. Ed. Masson. 1989.
- BOURRE J.M.: De l'animal à l'assiette. Ed. Odile Jacob. 1993.
- BRINGER J., RICHARD J.L, MIROUZE J.: Evaluation de l'état nutritionnel protéique, in Rev. Prat. 1985, 35, 3, 17-22.
- CHELTIEL J.C.: Protéines alimentaires. Ed. Tech et Doc Lavoisier. 1985.
- RUASSE J.P.: Les composants de la matière vivante. Ed. L'indispensable en nutrition. 1988.
- RUASSE J.P.: Des protides, pourquoi, combien? Ed. L'indispensable en nutrition. 1987.

Kohlenhydrate:
- ANDERSON J.W.: Hypocholesterolemic effects of oat and bean products, in Am. J. Clin. Nutr., 1988, 48, 749-753.
- ANDERSON J.W.: Serum lipid response of hypercholesterolemic men to single and divided doses of canned beans, in Eur. J. Clin. Nutr., 1990, 51, 1013-1019.
- AUBERT C.: L'assiette aux céréales. Ed. Terre vivante. 1991.
- BANTLE J.P., LAINE D.C.: Post prandial glucose and insulin responses to meals containing different carbohydrates in normal and diabetic subjets, in New Engl. J. Med., 1983, 309, 7-12.
- BORNET F.: Place des glucides simples et des produits amylacés dans l'alimentation des diabétiques en 1985. Fondation RONAC. Paris.
- BROWN: Coronary heart disease and the consumption of diet high in wheat and other grains, in Am. J. Clin. Nutr., 1985, 41, 1163-1171.
- CALET C.: Les légumes secs, apport protidique, in Cah. Nutr. Diet., 1992, XXVII, 2, 99-108.
- CHEW I.: Application of glycemic index to mixed meals, in Am. J. Clin- Nutr. 1988, 47, 53-56.
- CRAPO P.A.: Plasma glucose and insulin responses to orally administered simple and complex carbohydrates, in Diabetes, 1976, 25, 741-747.
- CRAPO P.A.: Post prandial plasma glucose and insulin response to different complex carbohydrates, in Diabetes, 1977, 26, 1178-1183.
- CRAPO P.A.: Comparaison of serum glucose-insulin and glucagon responses to different types of carbohydrates in non insulin dependant diabetic patients, in Am J. Clin. Nutr., 1981, 34, 84-90.
- DANQUECHIN-DORVAL E.: Rôle de la phase gastrique de la digestion sur la biodisponibilité des hydrates de carbone et leurs effets métaboliques. Journées de diabétologie de l'Hôtel-Dieu., 1975.
- DESJEUX J.F.: Glycémie, insuline et acides gras dans le plasma d'adolescents sains après ingestion de bananes, in Med. et Nutr., 1982, 18, 2, 127-130.
- FEWKES D.W.: Sucrose, in Science Progres, 1971, 59. 25, 39.
- FITZ-HENRY A.: In vitro and in vivo rates of carbohydrate digestion in Arboriginal bushfoods and contemporary Western foods. Colloque, 1982 de l'Université de Sydney.
- GABREAU T., LEBLANC H.: Les modifications de la vitesse d'absorption des glucides, in Med. et Nutr., 1983, XIX, 6, 447-449.
- GUILLAUSSEAU P.J., GUILLAUSSEAU-SCHOLER C.: Effet hyperglycémiant des aliments, in Gaz. Med. Fr., 1989, 96, 30, 61-63.
- HEATON K.W.: Particule size of wheat, maize and oat test meals : effects on plasma glucose and insulin responses and on the rate of starch digestion in vitro, in Am. J. Clin. Nutr., 1988, 47, 675-682.
- HODORA D.: Glucides simples, glucides complexes et glucides indigestibles, in Gaz. Med. Fr., 1981, 88, 37, 5, 255-259.

BIBLIOGRAPHIE

- JENKINS D.J.A.: Glycemic index of foods: a physiological basis for carbohydrates exchange, in Am. J. Clin. Nutr., 1981, 34, 362-366.
- JENKINS D.J.A.: Dietary carbohydrates and their glycemic responses, in J.A.M.A., 1984, 2, 388-391.
- JENKINS D.J.A.: Wholemeal versus wholegrain breads: proportion of whole or cracked grains and the glycemic response, in Br. Med. J., 1988, 297, 958-960.
- JIAN R.: La vidange d'un repas ordinaire chez l'homme : étude par la méthode radio-isotopique, in Nouv. Presse Med., 1979, 8, 667-671.
- KERIN O'DEA: Physical factor influencing post prandial glucose and insulin responses to starch, in Am. J. Clin. Nutr., 1980, 33, 760-765.
- MESSING B.: Sucre et nutrition. Ed. Doin., 1992.
- NOUROT J.: Relationship between the rate of gastric emptying and glucose insulin responses to starchy food in young healty adults, in Am. J. Clin. Nutr., 1988, 48, 1035-1040.
- NATHAN D.: Ice-cream in the diet of insulin-dependant diabetic patients, in J.A.M.A., 1984, 251, 21, 2825-2827.
- NICOLAIDIS S.: Mode d'action des substances de goût sucré sur le métabolisme et sur la prise alimentaire. Les sucres dans l'alimentation. Cool. Sc. Fond. Fr. Nutr., 1981.
- O'DONNEL L.J.D.: Size of flour particles and its relation to glycemia, imulinaemia and caloric disease, in Br. Med., J., 17 June 1984, 298, 115-116.
- PICHARD P.: Les céréales énergétiques. Ed. M. A., 1992.
- PIVETAUD J., PACCALIN J.: Mais mangez donc des légumineuses! In Diététique et Médecine, 1993, n°4, 149-153.
- REAVEN C.: Effects of source of dietary carbohydrates on plasma glucose and insulin to test meals in normal subjects, in Am. J. Clin. Nutr., 1980, 33, 1279-1283.
- ROUX E.: Index glycémique, in Gaz. Med. Fr., 1988, 95, 18, 77-78.
- RUASSE J.P.: Des glucides, pourquoi, comment? Collection «L'indispensable en nutrition».
  CHLIENGER J.L.: Signification d'une courbe d'hyperglycémie orale plate, comparaison avec un repas d'épreuve, in Nouv. Pr. Med., 1982, 52, 3856-3857.
- SCHWEITZER T.F.: Nutrients excreted in ileostomy effluents after consumption of mixed diet with beans and potatoes, in Eur. J. Clin. Nutr., 1990, 44, 567-575.
- SLAMA G.: Correlation between the nature of amount of carbohydrates in intake and insulin delivery by the artificiel pancreas in 24 insulino-dependant, in Diabetics, 1981, 30, 101-105.
- SLAMA G.: Sucrose taken during mixed meal has no additional hyperglyceamic action over isocaloric amounts of starch in well-controlled diabetics, in Lancet, 1984,122-124.
- SPRING B.: Psychological effects of carbohydrates, in J. Clin. Psychiatry, 1989, 50-5, suppl., 27-33.
- STACH J.K.: Contribution à l'étude d'une diététique rationnelle du diabétique: rythme circadien de la tolérance au glucose, intérêt pain complet, intérêt du sorbitol. Thèse pour le doctorat en Médecine. Caen, 1974.
- TORSDOTTIR I.: Gastric emptying and glycemic response following ingestion of mashed bean or potato flakes in composite meals, in Am. J. Clin. Nutr. Diet, 1990 (sous presse en 1990, cité par Bornet in Cah. Nutr. Diet., 1990, XXV, 4, 254-264).
- THORBURN A.W.: The glyceemic index of food, in Med. J. Austr., May 26 th 1988, 144, 580-582.
- VAGUE P.: Influence comparée des différents glucides alimentaires sur la sécrétion hormonale. Les sucres dans l'alimentation. Collection Scientifique de la Fondation Française pour la Nutrition.

Lipide:
- BOURRE J.M., DURAND G.: The importance of dietary linoleic acid in composition of nervous membranes. Diet and life style, new technology. De M.F. Mayol, 1988. John Libbey Eurotext Ldt p. 477-481.

- BOURRE J.M.: Les bonnes graisses. Ed. Odile Jacob. 1991.
- DREON D.M.: The effects of polyinsatured fat versus monoinsatured fat on plasma lipoproteins, in J.A.M.A., 1990, 263, 2462-2466.
- DYERBERG J.: Linolenic acid and eicosapentaenoic acid, in Lancet, January 26th 1980, p. 199.
- GUERGUEN L.: Interactions lipides-calcium alimentaires et biodisponibilité du calcium du fromage, in Cah. Nutr. Diet., 1992, XXVII, 5, 311-314.
- JACOTOT B.: Olive oil and the lipoprotein metabolism, in Rev. Fr. des Corps Gras, 1988, 2, 51-55.
- JACOTOT B.: L'huile d'olive, de la santé à la gastronomie. Ed. Artulen. 1993.
- KUSHI: Diet and 20 years mortality from coronary heart disease. The Ireland-Boston Diet-Heart study, in New England J. of Medecine, 1985, 312, 811-818.
- LOUHERANTA A.M.: Linoleic acid intake and susceptibility of VLDL and LDL to oxidation in men, in Am. J. Clin. Nutr., 1996, 63, 698-703.
- LOUIS-SYLVESTRE J.A.: A propos de la consommation actuelle de lipides. Diétécom, 1996.
- MAILLARD C.: Graisses grises, in Gazette Med. de Fr., 1989, 96, n° 22.
- MENSIK R.P.: Effect of dietary fatty acids on high density and low-density lipoprotein cholesterol levels in healthy.
- ODENT M.: Les acides gras essentiels. Ed. Jacques Ligier. 1990.
- RUASSE J.P.: Des lipides, pourquoi, comment? Coll. L'Indispensable en Nutrition.
- SAN JUAN P.M.F.: Study of isomeric trans-fatty acids content in the commercial Spanish foods, in Int. J. of food Sc. & Nutr. 1996, 47, 399-403.
- TROISI R.: Trans-fatty acid intake in relation to serum lipid concentrations in adult men, in Am. J. Clin. Nutr., 1992, 56, 1019-1024.
- VLES R.O.: Connaissances récentes sur les effets physiologiques des margarines riches en acide linoléique, in Rev. Fr. des Corps Gras, 1980, 3, 115-120.
- WILLETT W.C.: Intake of trans fatty acids and risk of coronary heart disease among women, in Lancet, 1993, 341, 581-585.

Ballaststoffe:
- «Concil Scientific Affairs» Fibres alimentaires et santé, in J.A.M.A., 1984, 14, 190, 1037-1046.
- ANDERSON J.W.: Dietary fiber : diabetes and obesity, in Am. J. Gastroenterology, 1986, 81, 898-906.
- BERNIER J.J.: Fibres alimentaires, motricité et absorption intestinale. Effets sur l'hperglycémie post-prandiale. Journée de Diabétologie Hotel-Dieu, 1979, 269-273.
- HABER G.B.: Depletion and disruption of dietary fibre. Effects on satiety plasma glucose and serum insulin, in Lancet. 1977, 2, 679-682.
- HEATON K.W.: Food fiber as an obstacle to energy intake, in Lancet, 1973, 2, 1418-1421.
- HEATON K.W.: Dietary fiber in perspective, in Human Clin. Nutr., 1983, 37c, 151-170.
- HOLT S.: Effect of gel fibre on gastric emptying and absorption of glucose and paracetamol, in Lancet, 1979, March 24, 636-639.
- JENKINS D.J.A.: Decrease in post-prandial insulin and glucose concentration by guar an pectin, in Ann. Int. Med., 1977, 86, 20-33.
- JENKINS D.J.A.: Dietary fiber, fibre analogues and glucose-tolérance: importance of viscosity, in Br. Med. J., 1978, 1, 1392-1394.
- LAURENT B.: Etudes récentes concernant les fibres alimentaires, in Med. et Nutr., 1983, XIX, 2, 95-122.
- MONNIER L.: Effets des fibres sur le métabolisme glucidique Cah. Nutr. Diet, 1983, XVIII, 89-93.
- NAUSS K.M.: Dietary fat and fiber: relationship to caloric intake body growth and colon carcinogenesis, in Am. J. Clin. Nutr., 1987, 45, 243-251.
- SAUTIER C.: Valeur alimentaire des algues spirulines chez l'homme, in Ann. Nutr. Alim, 1975. 29, 517.
- SAUTIER C.: Les algues en alimentation humaine, in Cah. Nutr. Diet., 1987, 6, 469-472.

BIBLIOGRAPHIE

Allgemeines zum Cholesterin:

- BASDEVANT A., TRAYNARD P.Y.: Hypercholestérolémie, in Symptômes, 1988, n° 12.
- BRUCKERT E.: Les dyslipidémies Impact Médecin, in Dossier du Praticien n° 20,1989.
- LUC G., DOUSTE-BLAZY P., FRUCHART J.C.: Le cholestérol, d'ou vient-il? Comment Circule-t-il? Ou va t-il? In Rev. Prat., 1989, 39, 12, 1011-1017.
- POLONOWSKI J.: Régulation de l'absorption intestinale du cholestérol, in Cahiers Nutr. Diet., 1989, 1, 19-25.

Lipide und Cholesterin:

- Consensus: Conference on lowering blood cholesterol to prevent heart disease, in J.A.M.A., 1985, 253, 2080-2090.
- BETTERIDGE D.J.: High density lipoprotein and coronary heart disease, in Brit. Med. J., 15 Avril 1989, 974-975.
- DURAND G. and all: Effets comparés d'huiles végétales et d'huiles de poisson sur le cholestérol du rat, in Med. et Nutr., 1985, XXI, N° 6, 391-406.
- DYERBERG J. and all: Eicosapentaenoic acid and prevention of thrombosis and atherosclerosis, in Lancet, 1978, 2, 117-119.
- ERNST E., LE MIGNON D.: Les acides gras omega 3 et l'artériosclérose, in CR de Ther., 1987, V, N° 56, 22-25.
- FIELD C.: The influence of eggs upon plasma cholesterol levels, in Nutr. Rev., 1983, 41, N° 9, 242-244.
- FOSSATI P., FERMON C.: Huiles de poisson, intérêt nutritionnel et prévention de l'athéromatose, in Nouv. Presse. Med., 1988, VIII, 1-7.
- de GENNES J.L., TURPING TREFERT J.: Correction thérapeutique des hyperlipidémies idiopathiques héréditaires. Bilan d'une consultation. Consultation de diététique standardisée, in Nouv. Presse Med., 1973, 2, 2457-2464.
- GRUNDY M.A.: Comparaison of monosatured fatty acids and carbohydrates for lowering plasma cholesterol, in N. Engl. J. Med., 1986, 314, 745-749.
- HAY C.R.M.: Effect of fish oil on platelet kinetics in patients with ischaemic heart disease, in Lancet, June 5th 1982, 1269-1272
- KRUMHOUT D., BOSSCHIETER E.B., LEZENNE-COULANDER C.: The inverse relation between fish consumption and 20 year mortality from coronary heart disease, in New. Engl. J. Med., 1985, 312, 1205-1209.
- LEAF A., WEBER P.C.: Cardiovascular effects of n-3 fatty acides, in New Engl. J. Med., 1988, 318, 549-557.
- LEMARCHAL P.: Les acides gras polyinsaturés en Oméga 3, in Cah. Nutr. Diet., 1985, XX, 2, 97-102.
- MARINIER E.: Place des acides gras polyinsaturés de la famille n-3 dans le traitement des dysloprotéinémies, in Med. Dig. Nutr., 1986, 53, 14-16.
- MARWICK C.: What to do about dietary saturated fats? In J.A.M.A., 1989, 262, 453.
- PHILLIPSON: Reduction of plasma lipids, lipoproteins and apoproteins by dietary fish oils in patients with hypertriglyceridemia, in New Engl. J. Med., 1985, 312, 1210-1216.
- PICLET G.: Le poisson, aliment, composition, intérêt nutritionnel, in Cah. Nutr. Diet 1987, XXII 317-336.
- THORNGREN M.: Effects of 11 week increase in dietary eicosapentaenoic acid on bleeding time, lipids and platelet aggregation, in Lancet, Nov. 28th 1981, 1190-11.
- TURPIN G.: Régimes et médicaments abaissant la cholestérolémie, in Rev. du Prat., 1989, 39, 12, 1024-1029.
- VLES R.O.: Les acides gras essentiels en physiologie cardio-vasculaire, in Ann. Nutr. Alim., 1980, 34, 255-264.
- WOODCOCK B.E.: Beneficial effect of fish oil on blood viscosity in peripheral vascular disease, in Br. Med. J., Vol 288, Februar 25th 1984, p. 592-594.

Ballaststoffe und Hypercholesterinämie:
- ANDERSON J.W.: Dietary fiber lipids and atherosclerosis, in Am. J. Cardiol. 1987, 60, 17-22.
- GIRAULT A.: Effets bénéfiques de la consommation de pommes sur le métabolisme lipidique chez l'homme. Entretiens de Bichat. 28 Septembre 1988.
- LEMONNIER D., DOUCET C., FLAMENT C.: Effet du son et de la pectine sur les lipides sériques du rat, in Cah. Nutr. Diet., 1983. XVII, 2, 97.
- RAUTUREAU J., COSTE T., KARSENTI P.: Effets des fibres alimentaires sur le métabolisme du cholestérol, in Cah. Nutr. Diet., 1983, XVIII, 2, 84-88.
- SABLE-AMPLIS R., SICART R., BARON A.: Influence des fibres de pomme sur le taux d'esters de cholestérol du foie, de l'intestin et de l'aorte, in Cah. Nutr. Diet., 1983 XVII, 2, 97.
- TAGLIAFFERRO V. and all: Moderate guar-gum addition to usual diet improves peripheral sensibility to insulin and lipaemic profile in NIDDM, in Diabète et Métabolisme, 1985, 11, 380-385.
- TOGNARELLI M.: Guar-pasta: a new diet for obese subjects, in Acta Diabet. Lat., 1986, 23, 77.
- TROWELL H.: Dietary fiber and coronary heart disease Europ. J. Clin. Biol. Res., 1972, 17, 345.
- VAHOUNY G.U.: Dietary fiber lipid metabolism and atherosclerosis, in Fed. Proc., 1982, 41, 2801-2806.
- ZAVOLAL J.H.: Effets hypolipémiques d'aliments contenant du caroube in Am. J. Clin. Nutr., 1983, 38, 285-294.

Vitamine, Spurenelemente und Hypercholesterinämie:

1. Vitamin «E»
- CAREW T.E.: Antiatherogenic effect of probucol unrelated to its hypocholesterolemic effect, in P.N.A.S., USA, June 1984, Vol. 84 p, 7725-7729.
- FRUCHART J.C.: Influence de la qualité des LDL sur leur métabolisme et leur arthérogénicité (inédit).
- JURGENS G.: Modification of human serum LDL by oxydation, in Chemistry and Physics of lipids, 1987, 45, 315-336.
- STREINBRECHER V.P.: Modifications of LDL by endothelial cells involves lipid peroxydation, in P.NA.S., USA, June 1984, Vol. 81, 3883-3887.

2. Selen
- LUOMA P.V.: Serum selenium, glutathione peroxidase, lipids, and human liver microsomal enzyme activity, in Biological Trace Element Research, 1985, 8, 2, 113-121.
- MITCINSON M.J.: Possible role of deficiency of selenium and vitamin E in atherosclerosis, in J. Clin. Pathol., 1984, 37, 7-837.
- SALONEN J.T.: Serum fatty acids, apolipoproteins, selenium and vitamin antioxydants and risk of death from coronary artery disease, in Am. J. Cardiol., 1985, 56, 4, 226-231.

3. Chrom
- ABRAHAM A.S.: The effect of chromium established atherosclerotic plaques in rabbits, in Am. J. Clin. Nutr., 1980, 33, 2294-2298.
- GORDON T.: High density lipoprotein as a protective factor against coronary heart disease. The Framingham study, in Am. J. Med., 1977, 62, 707.
- OFFENBACHER E.G.: Effect of chromium-rich yeast on glucose tolerance and blood lipids in elderly subjects, in Diabetes, 1980, 29, 919-925.

BIBLIOGRAPHIE

Kaffee und Hypercholesterinämie:
- ARNESEN E.: Coffee and serum cholesterol, in Br. Med. J., 1984, 288, 1960.
- HERBERT P.N.: Caffeine does not affect lipoprotein metabolism, in Clin. Res., 1987, 35, 578A.
- HILL C.: Coffee consumption and cholesterol concentration Letter to editor, in Br. Med. J., 1985, 290, 1590.
- THELLE D.S.: Coffee and cholesterol in epidemiological and experimental studies in Atherosclerosis, 1987, 67, 97-103.
- THELLE D.S.: The Tromso Heart Study. Does coffee raise serum cholesterol? In N. Engl. J. Med., 1983, 308, 1454-1457.

Allgemeines zur Fettleibigkeit
- ADRIAN F.: Divergent trends in obesity and fat intake pattern: the American paradox, in Am. J. Med., 1997, 102, 259-264.
- ASTIER-DUMAS M.: Densité calorique, densité nutritionnelle, repères pour le choix des aliments, in Med. Nutr., 1984, XX, 4, 229-234.
- BOUCHARD C.: Génétique et métabolisme énergétique chez l'homme. In Forum Lavoisier, Paris. 1989.
- BELLISLE F.: Obesity and food intake in children : evidence for a role of metabolic and/or behavioral daily rythms, in Appetite, 1988, 11, 111-118.
- BROWNELL K.D.: The effects of repeated cycles of weight loss and regain in rats, in Phys. Behaviour, 1986, 38, 459-464.
- FRICKER J., APFELBAUM M.: Le métabolisme de l'obésité, in La Recherche, 1989, 20, 207, 200-208.
- HERAUD G.: Densité nutritionnelle des aliments, in Gaz. Med. Fr., 1988, 95, 13, 39-42.
- HILLS A.P., WAHLQUIST M.L.: Exercice and obesity. Ed. Smith-Gordon, 1994.
- LEIBEL R.J.: Diminished energy requirements in reduced obese persons, in Metabolism, 1984, 33,164-170.
- LOUIS-SYLVESTRE J.: Consommation d'un plat allégé et répercussion sur la prise alimentaire totale, in Le Généraliste, 1979, 1083.
- RIETVELD W.J.: L'horloge biologique, Revue de nutrition, Diétécom, 1991, 80.
- ROLLAND-CACHERA M.F., BELLISLE F.: No correlation beetween adiposity and food intake: why are working class children fatter? In Am. J. Clin. Nutr., 1986, 44, 779-787.
- ROLAND-CACHERA M.F., DEHEEGER M.: Adiposity and food intake in young children : the environmental challenge to individual susceptibility, in Br. Med. J., 1988, 296, 1037-1038.
- ROLLAND-CACHERA M.F.: La France est-elle privilégiée par rapport aux autres pays développés? 1ère journées alimentation, kilos, santé, 1997.
- RUASSE J.P.: Des calories, pourquoi? Combien? Coll.: L'indispensable en Nutrition, 1987.
- RUASSE J.P.: L'approche homéopathique du traitement des obésités. Paris, 1988.
- SPITZER L., RODIN J.: Human eating behavior: a critical review of stud in normal weight and overweight individuals, in Appetite, 1981, 2, 293.
- LOUIS-SYLVESTRE J.: Poids accordéon : de plus en plus difficile à perdre, in Le Gén., 1989, 1087, 18-20.

Essverhalten:
- HERCBERG S.: Apports nutritionnels d'un échantillon représentatif de la population du Val de Marne, in Rev. Epidem. et Santé Publ., 1991, 39.
- MARCOCCHIN N.: Comportement alimentaire en Lorraine, in Précis de nutrition et diététique, fasc.10, Pub. Ardix Médical.
- RIGAUD D. et coll.: Enquête de consommation alimentaire I - Energie et macronutriments, in Cah. Nutr. Diet., 1997, 32, 6, 379-389.

Insulin:
- BASDEVANT A.: Influence de la distribution de la masse grasse sur le risque vasculaire, in La Presse Médicale, 1987, 16, 4.
- CLARK M.G.: Obesity with insulin resistance. Experimental insights, in Lancet, 1983, 2, 1236-1240.
- DANGUIR J.: Infusion of insulin causes relative increase of slow wave sleep in rats, in Brain Research, 1984, 306, 97-103.
- FROMAN L.A.: Effect of vagotomy and vagal stimulation on insulin secretion, in Diabetes, 1967, 16, 443-448.
- GROSS P.: De l'obésité au diabète L'actualité diabétologique. N° 13, P. 1-9.
- GUY-GRAND B.: Variation des acides gras libres plasmatiques au cours des hyperglycémies provoquées par voie orale. Journées de Diabétologie de l'Hôtel-Dieu, 1968, p 319.
- GUY-GRAND B.: Rôle éventuel du tissu adipeux dans l'insulino-résistance. Journées de Diabétologie de l'Hôtel-Dieu, 1972, 81-92.
- JEANRENAUD B.: Dysfonctionnement du système nerveux. Obésité et résistance à l'insuline, in M/S Médecine-Science, 1987, 3, 403-410.
- JEANRENAUD B.: Insulin and obesity, in Diabetologia, 1979, 17, 135-138.
- KOLTERMAN O.G.: Mechanisms of insulin resistance in human obesity. Evidence for receptor and post-receptor effects, in J. Clin. Invest., 1980, 65, 1272-1284.
- LAMBERT A.F.: Enhancement by caffeine of glucagon-inducet and tolbutamide induced insulin release trom isolated foetal pancreatic tissue, in Lancet, 1967, 1, 1-19, 819-820.
- LAMBERT A.E.: Organocultures de pancréas foetal de rat: étude morphologique et libération d'insuline in vitro. Journées de Diabétologie de l'Hôtel-Dieu, 1969, 115-129.
- LARSON B.: Abdominal adipose tissue distribution, obesity and risk of cardio-vascular disease and death, in Br. Med. J., 1984, 288, 1401-1404.
- LE MARCHAND-BRUSTEL Y.: Résistance à l'insuline dans l'obésité M/S, in Médecine-Sciences 1987, 3, 394-402.
- LINQUETTE C.: Précis d'endocrinologie. Ed. Masson, 1973, P 658-666.
- LOUIS-SYLVESTRE J.: La phase céphalique de sécrétion d'insuline, in Diabète et métabolisme, 1987, 13, 63-73.
- MARKS V.: Action de différents stimuli sur l'insulinosécrétion humaine : influence du tractus gastro-intestinal. Journées de Diabétologie de l'Hôtel-Dieu, 1969, 179-190.
- MARLISSE E.B.: Système nerveux central et glycorégulation. Journées de Diabétologie de l'Hôtel-Dieu, 1975, 7-21.
- MEYLAN M.: Metabolic factors in insulin resistance in human obesity, in Metabolism, 1987, 36, 256-261.
- WOODS S.C.: Interaction entre l'insulinosécrétion et le système nerveux central. Journées de Diabétologie de l'Hôtel-Dieu, 1983.

Diabetes:
- American Diabetes Association: Clinical practice recommendations, in Diabetes Care, 1995, 18, suppl.1, 16-19.
- ANDERSEN E.: Effect of rice-rich versus a potato-rich diet on glucose, lipoprotein and cholesterol metabolism in noninsulindependent diabetics, in Am. J. Clin. Nutr., 1984, 39, 598-606.
- BORNET F.: Insulinemic and glycemic indexes of six starch-rich foods taken alone and in a mixed meal by type 2 diabetic, in Am. J. Clin. Nutr., 1987, 45, 588-595.
- BORNET F. Technologie des amidons, digestibilité et effets métaboliques, in Cah. Nutr. Diet., 1992, 27, 170-178.
- BRAND-MILLER J.C.: Importance of glycemic index in diabetes, in Am. J Clin. Nutr., 1994, 59 suppl., 747 S-752 S.

- BRANDMILLER J.C.: The G.I. factor: the glycaemic index solution. The scientific answer to weight reduction and blood sugar control. A Holder & Stroughton Book. Australia, 1997.
- FONTVIEILLE A.M.: A moderate switch from high to low glycaemic-index foods for 3 weeks improves the metabolic control of type I diabetic subjects, in Diab. Nutr. Metab., 1988, 1, 139-143.
- JENKINS D.J.A.: Glycemic index of foods: a physiological basis for carbohydrate exchange, in Am. J. Clin. Nutr., 1981, 34, 362-366.
- JENKINS D.J.A.: Metabolic effects of low-glycemic index diet, in Am. J. Clin. Nutr., 1987, 46, 968-975.
- JENKINS D.J.A.: Low glycemic index; lente carbohydrates and physiological effects of altered food frequency, in Am. J. Clin. Nutr., 1994, 56 (suppl), 706 S-709 S.
- LORMEAU B., VALENSI P.: L'alimentation du diabétique, in Cah. Nutr. Diet. 1997, 32. 6, 394-400.
- MONNIER L., SLAMA G.: Recommandations ALFEDIAM. Diabetes Metabolism, 1995, 21, 201-217. Nutritional recommendations and principles for individuals with diabetes mellitus, in Diabetes care, 1990, 13, suppl I, 18-25.
- O'DEA K.: Physical factors influency post-prandial glucose and insulin responses to starch , in Am. J. Clin. Nutr., 1980, 33, 760-765.
- SIMPSON H.C.R.: A high carbohydrate leguminous fibre diet improves all aspects of diabetic control, in Lancet, 1981, 1, 1-5.
- SLAMA G.: Diabete: conseils nutritionnels, in Impact Médecin Hebdo, 13 Juin 1997, N° 370, 51-53.

Körperliche Betätigung und Sport:
- BLAIR D.: Habitual daily energy expenditure and activity levels of lean and adult-onset and child-onset obese women, in Am. J. Clin. Nutr., 1987, 45, 540-550.
- BLAIR S.N.: Evidence for success of exercise in weight loss and control, in Annals of Int. Med., 1993, 119, 7, 2; 702-706.
- DESPRES J.P.: Obésité abdominale et lipoprotéines: effets de l'exercice, in Science et Sports, 1991, 6, 265-273.
- DESPRES J.P.: L'exercice physique dans le traitement de l'obésité, in Cah. Nutr. Diet. 1994, XXIX, 5, 299-304.
- GUEZENNEC C.Y.: Place de l'entraînement dans le traitement des maladies métaboliques, in Cah. Nutr. Diet. 1994, XXIX, 1, 28-37.
- KEMPEN K.P.G.: Energy balance during an 8-weeks energy-restricted diet with and without exercice in obese women, in Am. J. Clin. Nutr., 1995, 62, 722-729.
- LOUIS SYLVESTRE J.: Insuline et exercice physique, in Diabète et Métabolisme, 1987, 13, 152-156.
- MONDENARD de J.P.: Poids et sport. Précis de Nutrition et Diététique, Fasc. 17, Ardix Médical, 1989.
- MARCONNET P.: Effort musculaire et substrats énergétiques, in Cah. Nutr. Diet. 1986, XXI, 2, 109-122.
- TREMBLAY A.: Exercice et obésité, in Science et Sports, 1991, 6, 257-264.
- WOLF L.M.: Contribution de l'exercice physique au traitement de l'obésité, in Cah. Nutr. Diet. 1986, XXI, 2, 137-141.
- WOOD P.D.: The effects on plasma lipoproteins of a prudent weight-reducing diet, with or without exercise, in overweight men and women, in N. Engl. J. Med., 1991, 325, 461-466.

Hyperglykämie:
- CAHILL G.F.: A non editorial on non hypoglycemia, in N. Engl. J. Med., 1974, 291, 905-906.
- CATHELINEAU G.: Effect of calcium infusion on post reactive hypoglycemia, in Horm. Metab. Res., 1981, 13, 646-647.
- CHILES R.: Excessive serum insulin response to oral glucose in obesity and mild diabets, in Diabetes, 1970, 19. 458.
- CRAPO P.A.: The effects of oral fructose, sucrose and glucose in subjects with reactive hypoglycemia, in Diabetes care, 1982, 5, 512-517.
- DORNER M.: Les hypoglycémies fonctionnelles, in Rev. Prat., 1972, 22, 25, 3427-3446.
- FAJANS S.S.: Fasting hypoglycemia in adults, in New Engl. J. Med., 1976, 294, 766-772.
- FARRYKANT M.: The problem of fonctional hyperinsulinism or fonctional hypoglycemia attributed to nervous causes, in Metabolism 1971, 20, 6, 428-434.
- FIELD J.B.: Studies on the mechanisms of ethanol induced hypoglycemia, in J. Clin. Invest. 1963, 42, 497-506.
- FREINKEL N.: Alcohol hypoglycemia, in J. Clin. Invest, 1963, 42, 1112-1133.
- HARRIS S.: Hyperinsulinism and dysinsulinism, in J.A.M.A., 1924, 83, 729-733.
- HAUTECOUVERTURE M.: Les hypoglycémies fonctionnelles, in Rev. Prat., 1985, 35, 31, 1901-1907.
- HOFELDT F.D.: Reactive hypoglycemia, in Metab., 1975, 24, 1193-1208.
- HOFELDT F.D.: Are abnormalities in insulin secretion responsable for reactive hypoglycemia? In Diabetes, 1974, 23, 589-596.
- JENKINS D.J.A.: Decrease in post-prandial insulin and glucose concentrations by guar and pectin, in Ann. Intern. Med., 1977, 86, 20-23.
- JOHNSON D.D.: Réactive hypoglycemia, in J.A.M.A., 1980, 243, 1151-1155.
- JUNG Y.: Reactive hypoglycemia in women, in Diabetes, 1971, 20, 428-434.
- LEFEBVRE P.: Statement on post-prandial hypoglycemia, in Diabetes care, 1988, 11, 439-440.
- LEFEBVRE P.: Le syndrome d'hypoglycémie réactionnelle, mythe ou réalité? Journées Annuelles de l'Hôtel-Dieu, 1983, 111-118.
- LEICHTER S.B.: Alimentary hypoglycemia: a new appraisal, in Amer. J. Nutr., 1979, 32, 2104-2114.
- LEV-RAN A.: The diagnosis of post-prandial hypoglycemia, in Diabetes, 1981, 30, 996-999.
- LUBETZKI J.: Physiopathologie des hypoglycémies, in Rev. Prat., 1972, 22, 25, 3331-3347.
- LUYCKY A.S.: Plasma insulin in reactive hypoglycemia, in Diabetes, 1971, 20, 435-442.
- MONNIER L.H.: Restored synergistic entero-hormonal response after addition dietary fibre to patients with impaired glucose tolerance and reactive hypoglycemia, in Diab. Metab., 1982, 8. 217-222.
- O'KEEFE S.J.D.: Lunch time gin and tonic: a cause of reactive hypoglycemia, in Lancet, 1977, 1, June 18, 1286-1288.
- PERRAULT M.: Le régime de fond des hypoglycémies fonctionnelles de l'adulte, in Rev. Prat., 1963, 13, 4025-4030.
- SENG G.: Mécanismes et conséquences des hypoglycémies, in Rev. Prat., 1985, 35, 31, 1859-1866.
- SERVICE J.F.: Hypoglycemia and the post-prandial syndrom, in New Eng. J. Med., 1989, 321, 1472.
- SUSSMAN K.E.: Plasma insulin levels during reactive hypoglycemia, in Diabetes. 1966, 15, 1-14.
- TAMBURRANO G.: Increased insulin sensitivity in patients with idiopathic reactive hypoglycemia, in J. Clin. Endocr. Metab., 1989, 69, 885.
- TAYLOR S.I.: Hypoglycemia associated with antibodies to the insulin receptor, in New. Engl. J. Med., 1982, 307. 1422-1426.
- YALOW R.S.: Dynamics of insulin secretion in hypoglycemia, in Diabetes 1965, 14, 341-350.

WEITERE INFORMATIONEN

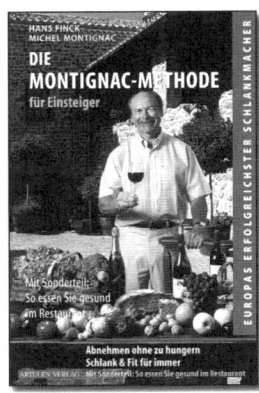

HANS FINCK / MICHEL MONTIGNAC

DIE MONTIGNAC–METHODE FÜR EINSTEIGER

ABNEHMEN OHNE ZU HUNGERN
SCHLANK UND FIT FÜR IMMER

Vor über zehn Jahren entdeckte der französische Ernährungsfachmann Michel Montignac den Zusammenhang zwischen moderner Ernährung, Blutzuckerspiegel, Insulin und Gewichtszunahme. In seinen Ernährungsratgebern, die europaweit bereits über 15 Millionen Mal verkauft wurden, beschreibt er den Ausweg aus der Ernährungsfalle, die so viele Menschen in aller Welt scheinbar unaufhaltsam übergewichtig werden lässt.

Zunächst wurde Michel Montignac nicht ernst genommen. Mittlerweile ist seine Methode jedoch durch viele Studien wissenschaftlich bewiesen. Unzählige Diätverdrossene sind mit Michel Montignacs Hilfe schlank geworden und schlank geblieben.

In dieser Kurzeinführung fasst der deutsche Medizinjournalist und Fachautor Hans Finck zusammen mit Michel Montignac noch einmal alle wesentlichen Elemente der Methode in knapper, klarer und übersichtlicher Form zusammen. So können Sie sich rasch informieren und sich sofort am eigenen Leib von der Wirksamkeit der Montignac-Methode überzeugen.

Die wissenschaftlich bewiesene Methode zur Gewichtsreduktion mit Langzeiterfolg sowie zur Cholesterinspiegelsenkung

ISBN: 3-930989-13-1
Preis: [D] € 12,80 [A] € 13,20 sFr 21,80

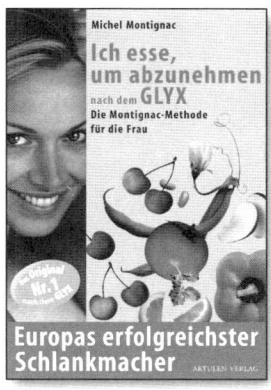

MICHEL MONTIGNAC

ICH ESSE,
UM ABZUNEHMEN NACH DEM GLYX

DIE MONTIGNAC-METHODE
FÜR DIE FRAU

Eine Studie im British Journal of Nutrition belegt eindeutig: Die Montignac-Methode ist im Vergleich zu anderen Diäten **die beste.**

Michel Montignac zählt seit 20 Jahren zu den führenden Köpfen in der Diätetikszene, die sich durch jahrzehntelange irrtümliche und widersprüchliche Empfehlungen im Umbruch befindet.

Er war **der** Erste dieser Ernährungsrevolution, der den Zusammenhang zwischen glykämischem Index (GI/GLYX) und Übergewicht erkannte und veröffentlichte.

International bedeutende Ärzte unterstützten ihn bei seinem Vorhaben, das Grundprinzip der herkömmlichen kalorienreduzierten Diäten zu widerlegen, die letztendlich einer Gewichtsabnahme entgegenwirken.
Ständige Forschung sowie zahlreiche Studien bilden die Grundlage zur Weiterentwicklung und laufenden Überarbeitung der Montignac-Methode.

Montignac beweist: Eine Umstellung der Ernährung reicht aus,
- um Übergewicht zu verlieren
- den Cholesterinspiegel zu senken
- Diabetes Typ II vorzubeugen

Die wissenschaftlich bewiesene Methode,
die europaweit Millionen Diätverdrossene begeistert.

Abnehmen ohne zu hungern
Schlank & fit für immer

ISBN: 3-930989-17-4
Preis: [D] € 16,80 [A] € 17,30 sFr 28,80
völlig neu gestaltet, komplett 4-farbig

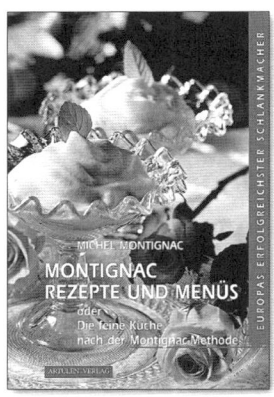

MICHEL MONTIGNAC

MONTIGNAC
REZEPTE UND MENÜS
ODER
DIE FEINE KÜCHE NACH DER
MONTIGNAC-METHODE

Mit einer revolutionären Ernährungsmethode, die nunmehr seinen Namen trägt, hat Michel MONTIGNAC in den letzten Jahren die Welt der herkömmlichen Diätetik erschüttert.

Er hat die Wirkungslosigkeit und die Gefahren restriktiver kalorienreduzierter Diäten angeprangert und aufgezeigt, dass eine einfache Umstellung der Ernährungsgewohnheiten das beste Mittel darstellt, um zu einer Gewichtsabnahme und einer größeren Vitalität zu gelangen.

Dieses Buch „*Rezepte und Menüs*" ist somit eine notwendige Ergänzung der Werke „*Ich esse, um abzunehmen*" und „*Essen gehen und dabei abnehmen*", die zu internationalen Bestsellern wurden, sowie „*Die MONTIGNAC-METHODE für Einsteiger*".

Die Leser werden erstaunt sein, ein Kochbuch vorzufinden, das nicht nur auf die regionale Kochkunst Wert legt und vom guten und genießerischen Essen handelt, sondern auch die Gesundheit mit einbezieht.

Außerdem werden Sie zu Ihrer Verwunderung erfahren, dass Wein, Schokolade, und Käse aus Rohmilch so außergewöhnliche Ernährungseigenschaften besitzen, dass sie nunmehr zum Verzehr empfohlen werden, um eine Senkung des Cholesterinspiegels zu erreichen.

Das Original Kochbuch zur MONTIGNAC-METHODE
Die wissenschaftlich bewiesene Methode, die europaweit
Millionen Diätverdrossene begeistert.

Zahlreiche Farbabbildungen

ISBN: 3-930989-00-X
Preis: [D] € 17,80 [A] € 18,30 sFr 29,80

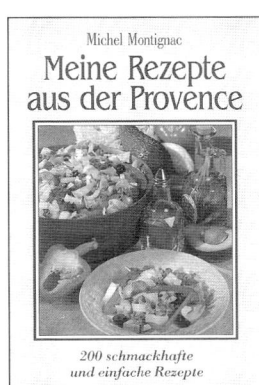

MICHEL MONTIGNAC

MEINE REZEPTE
AUS DER PROVENCE

200 SCHMACKHAFTE
UND EINFACHE REZEPTE

Seit Michel Montignac vor mehr als zehn Jahren den Grundstein für eine neue Ernährungsphilosophie legte, zeigt er uns, dass die Ernährung ein entscheidender Faktor für die Gesundheit ist. Durch eine einfache Umstellung der Ernährungsgewohnheiten lässt sich nicht nur ein ideales Körpergewicht erreichen bzw. aufrechterhalten, sondern auch den meisten Zivilisationskrankheiten vorbeugen.

Dieses zweite Kochbuch ist – wie das erste – eine notwendige Ergänzung für alle Anhänger der MONTIGNAC-METHODE, die die Prinzipien der „ernährungsbewussten feinen Küche" bereits anwenden. Es richtet sich an all diejenigen, denen für die Zubereitung von Mahlzeiten (einschließlich Festtagsessen) nur wenig Zeit zur Verfügung steht und die trotzdem auf eine gesunde, schmackhafte und auch feine Küche Wert legen.

Die zweihundert Rezeptvorschläge sind hauptsächlich von der mediterranen Ernährungsweise beeinflusst, die heute offiziell als die gesündeste der Welt gilt. Die Rezepte zeichnen sich dadurch aus, dass sie einfach, schnell und praktisch sind und bis auf ein oder zwei Ausnahmen aus gängigen und preiswerten Zutaten hergestellt werden können. Viele Rezepte sind auch für Vegetarier geeignet.

Zahlreiche Farbabbildungen

ISBN: 3-930989-04-2

Preis: [D] € 17,80 [A] € 18,30 sFr 29,80

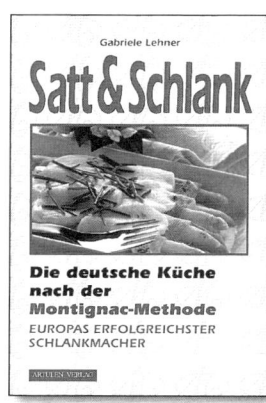

GABRIELE LEHNER

SATT & SCHLANK

DIE DEUTSCHE KÜCHE
NACH DER MONTIGNAC-METHODE

Solange Gabriele Lehner zurückdenken kann, haben Essen, Kochen, Backen und Diäten in ihrem Leben eine große Rolle gespielt.

Noch zu Hause bei Eltern und Großmutter lernte sie die traditionelle, oftmals kalorienreiche fränkische Küche kennen und übte sich bereits früh im Kochen und Backen. Später verwöhnte sie ihre eigene Familie mit ihrem Hobby, und ein gutes gemeinsames Essen wurde zu einem wichtigen Bestandteil des Familienlebens. Leider blieben diese Gaumenfreuden nicht ungestraft, so dass zwangsläufig immer wieder neue Diäten von ihr und ihrem Mann ausprobiert wurden. Der Erfolg dieser Abmagerungskuren war jedoch meist nur von kurzer Dauer.

Wie viele andere Anhänger der MONTIGNAC-METHODE haben auch Gabriele Lehner und ihre Familie den Tipp, es mal mit Montignac zu probieren, von Freunden bekommen. Innerhalb eines Vierteljahres (Phase I) bestätigte sich der Erfolg der Methode: Ihr Mann hatte 16 kg abgenommen, ihre Mutter 17 kg. Sie selbst kann seit dieser Zeit ihr Wohlfühlgewicht problemlos halten.

Auf den Geschmack gekommen, sich „bewusst" zu ernähren, aber auch angeregt durch die Kritik ihrer damals 13-jährigen Tochter, reifte in ihr der Gedanke, ihre deutsche Küche „montignac-fähig" zu machen.

Das Ergebnis ist dieses Buch, das sowohl für Neulinge als auch für „alte Hasen" der MONTIGNAC-METHODE gleichermaßen geeignet ist. Sie finden in diesem Buch zweihundert wohlschmeckende Rezepte, für jeden Anlass, oft einfach und schnell zubereitet, dem deutschen Alltagsleben angepasst, mit gängigen Zutaten aus dem Supermarkt, dem Reformhaus oder dem Bioladen.

Überzeugen Sie sich einfach selbst von der deutschen Küche nach der MONTIGNAC-METHODE!

Zahlreiche Farbabbildungen

ISBN: 3-930989-10-7
Preis: [D] € 17,80 [A] € 18,30 sFr 29,80

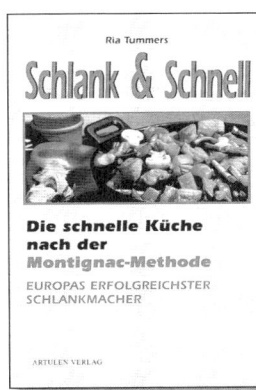

RIA TUMMERS

SCHLANK & SCHNELL

DIE SCHNELLE KÜCHE NACH DER
MONTIGNAC-METHODE

Ria Tummers hat sich beruflich wie auch privat dem leckeren Essen und Trinken verschrieben. In den letzten Jahren hat sie sich in den Niederlanden als Autorin von Fachbüchern für die Gastronomieausbildung einen Namen gemacht. Kulinarische und didaktische Beratung ist ihr Spezialgebiet.

Rias liebstes Hobby war schon immer das Kochen und vor allem das gesellige Tafeln mit Gästen. Und nach dem guten Essen kam immer die Diät. Aber das Thema ist inzwischen passé, denn von Freunden bekam sie den Geheimtipp: die Montignac-Methode.

Nach sechs Wochen MONTIGNAC-METHODE (Phase I) hatten Ria und auch ihr Mann 12 Kilo abgenommen. Danach (in Phase II) gelang es ihnen, ihr Gewicht zu halten, sehr zum Erstaunen der beiden Diäterfahrenen, die nach den früher unternommenen Abmagerungskuren immer wieder zugenommen hatten. Dank des unkomplizierten Ernährungsprinzips von Montignac war die Umstellung auch im normalen Tagesablauf mit Leichtigkeit zu meistern – denn gerade Berufstätige wissen, wie schwierig das manchmal sein kann.

Da ihr aber nur die bis dahin aus dem Französischen übersetzten Montignac-Rezepte zur Verfügung standen und die hiesige Küche doch andere Zutaten und Zubereitungsarten kennt, entstand der Gedanke, neue Rezepte zu entwickeln. Ria Tummers nahm diese Herausforderung an und schrieb ihre Rezepte auf: Haupt- und Zwischengerichte, Salate, Snacks und vieles mehr – alle schmackhaft, einfach und schnell in der Zubereitung.

Sie finden in diesem Buch mehr als 150 Rezepte, mit denen Sie im Handumdrehen große und kleine Menüs zusammenstellen können. Auch Ihre Gäste, die die Montignac-Methode noch nicht kennen, werden von Ihrer neuen „Diät" überrascht und begeistert sein.

Zahlreiche Farbabbildungen

ISBN: 3-930989-06-9

Preis: [D] € 17,80 [A] € 18,30 sFr 29,80

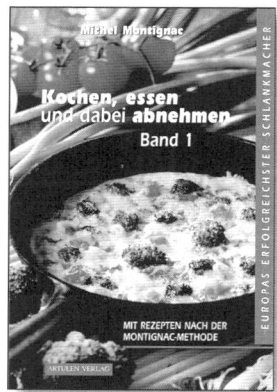

MICHEL MONTIGNAC

KOCHEN, ESSEN UND DABEI ABNEHMEN BAND 1

MIT REZEPTEN NACH DER
MONTIGNAC-METHODE

„Kochen, essen und dabei abnehmen" – ein Rezeptbuch der besonderen Art, denn alle Rezepte sind auf die von Michel Montignac begründete, nach ihm benannte und seit mehr als zehn Jahren bewährte Montignac-Methode abgestimmt. Die zahlreichen brillanten Farbabbildungen lassen dem Betrachter regelrecht „das Wasser im Munde zusammenlaufen".

Das ernährungswissenschaftliche Konzept der Montignac-Methode beruht auf einer einfachen langfristigen Umstellung der Essgewohnheiten, deren positive Wirkung bereits von mehreren Studien wissenschaftlich bewiesen wurde. Dabei handelt es sich nicht um eine Diät des radikalen Verzichts, sondern um eine gesundheitsfördernde Ernährungsumstellung, die uns, falls wir wie so viele, nach jahrelangen kalorienreduzierten Diäten völlig den Spaß am Essen verloren haben, wieder mit der Lust und Freude am Essen versöhnt.

In diesem Rezeptbuch finden Sie eine Fülle von Vorschlägen, die sich leicht nachkochen lassen und nicht nur zum Abnehmen geeignet sind, sondern auch einer Gewichtszunahme vorbeugen und sich positiv auf Ihre Gesundheit und Vitalität auswirken sowie das allgemeine Wohlbefinden steigern.

Wer die Montignac-Methode bereits kennt oder sie gerade neu entdeckt, wird anhand dieses Buches mit Begeisterung feststellen, dass Gesundheit, Ernährungswissenschaft und feine Kochkunst hervorragend zusammenpassen.

Zahlreiche Farbabbildungen

ISBN: 3-930989-15-8
Preis: [D] € 17,80 [A] € 18,30 sFr 29,80

MICHEL MONTIGNAC

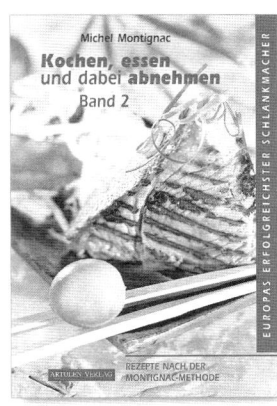

KOCHEN, ESSEN UND DABEI ABNEHMEN BAND 2

REZEPTE NACH DER
MONTIGNAC-METHODE

Wenn Sie Band 1 mögen, werden Sie Band 2 lieben!

„Kochen, essen und dabei abnehmen" Band 1 wurde zu einem Bestseller. Dieser zweite Band ist eine Fortsetzung der kulinarischen „Schlankküche" Michel Montignacs. Die Rezepte sind noch leichter und schneller zuzubereiten als die in Band 1. Der Autor berücksichtigte bei dieser Ausgabe außerdem in starkem Maße die Hinweise und Tipps seiner Leser.

Neu sind die Vorschläge für Frühstück, Zwischenmahlzeiten sowie Getränke.

Im 21. Jahrhundert werden der Ernährungswert sowie die Gesundheit und Freude, die von der regelmäßigen Anwendung Montignacs kulinarischer Vorschläge hervorgeht, weiter an Priorität gewinnen.

Alle Rezepte sind auf die von Michel Montignac entwickelte, nach ihm benannte und seit mehr als 10 Jahren bewährte Methode abgestimmt. Ein Menüplan für 15 Wochen erleichtert den Einstieg.

Der überwältigende Erfolg dieser Methode beruht einerseits auf der Tatsache, dass Übergewichtige innerhalb kurzer Zeit deutlich abnehmen und auch ihr Gewicht ohne zu hungern oder sich spürbar einzuschränken halten können. Andererseits beeinflusst die gesunde und ausgewogene Ernährung das Wohlbefinden, die Vitalität und auch die Leistungsfähigkeit äußerst positiv.

Zahlreiche Farbabbildungen

ISBN: 3-930989-16-6
Preis: [D] € 17,80 [A] € 18,30 sFr 29,80

Die Montignac-Produktpalette

Die erste Produktpalette der feinen Küche jetzt auch hierzulande im Handel

Michel Montignac hat eine Reihe von Produkten entwickelt, die speziell auf seine Methode abgestimmt sind, so dass die Grundprinzipien einer ausgewogenen Ernährung jeden Tag von denjenigen befolgt werden können, die sich einer gesunden Ernährungsweise verschrieben haben.

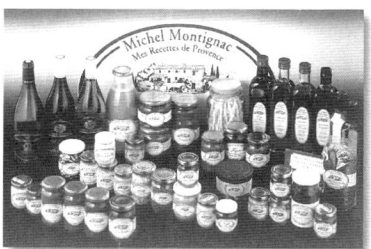

Diese erste Produktpalette der feinen Küche ist unter dem Namen „Michel Montignac" in etwa 400 Feinkostgeschäften, Diät- und Bioläden in verschiedenen Ländern erhältlich.

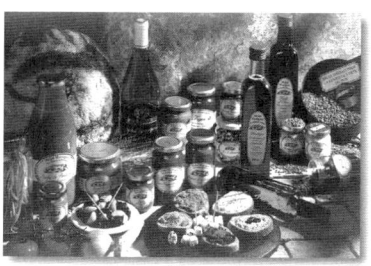

Diese Produktpalette, bei der ungesättigte Fette und der Verzicht auf Zucker im Vordergrund stehen, beruht auf der Wiederentdeckung des „vollen Korns".

Dabei sind folgende Produkte besonders zu erwähnen:

- Vollkornbrötchen aus der Bäckerei
- ungezuckerte Fruchtmarmelade aus 100 % Früchten
- Vollkornteigwaren aus Hartweizen aus biologischem Anbau
- Bitterschokolade mit einem hohen Kakaoanteil
- ballaststoffreiches, ungezuckertes Müsli
- Kompott, Püree, Fruchtsaft, Soja, Trockenfrüchte, Fruktose, Saucen, Gewürze ... unverfälscht hergestellt, ohne Zusatz von Konservierungsmitteln und Zucker

Verkaufsstellen-Information

NATURGIE S.A.
36, rue de l´Alma - BP 250
92602 Asniéres Cedex FRANCE
Telefon: 00 33 (0)1 47 93 59 59
Fax: 00 33 (0)1 47 93 92 44
E-Mail: export@naturgie.com